麻酔科学のルーツ

弘前大学名誉教授
〈 著 松木 明知 〉
MATSUKI Akitomo

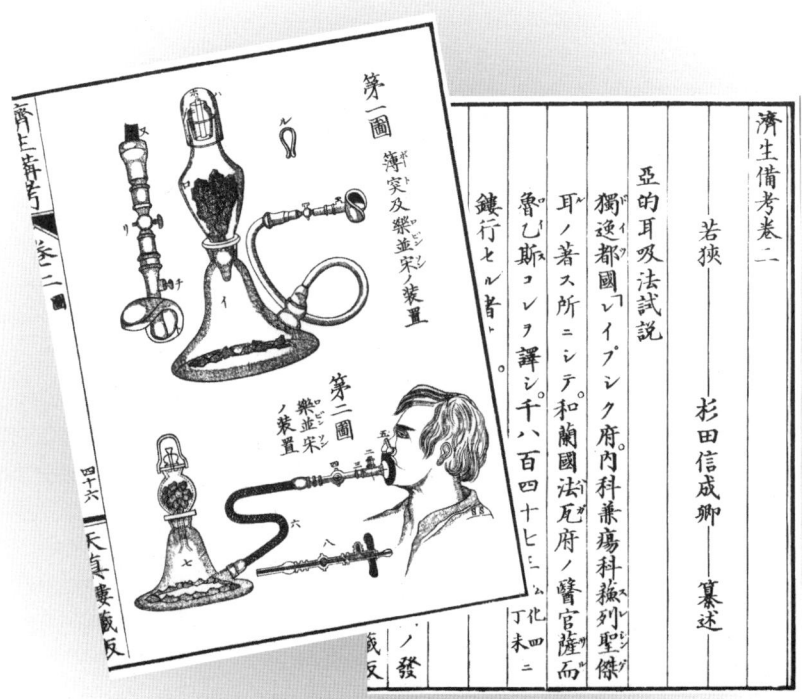

克誠堂出版

はじめに

　麻酔科学の歴史に関する著書「麻酔科学のパイオニアたち―麻酔科学史研究序説―」を上梓したのは1983年（昭和58）のことであった。出版以降も引き続き麻酔科学史の研究を続けたが、教室における麻酔科学の臨床、教育、研究に忙殺されて思うような史的研究はできなかった。さらに1989年（平成元）4月からは教室の主宰者となり、それまでの臨床、教育、研究に加えて教室の管理、運営にも多くの時間を割かなければならなかった。それにもかかわらず、麻酔科学史の研究を中断しなかったが、このため研究は連夜深更に及んだことも事実である。

　著者は2004年（平成16）3月までの間に麻酔科学史関係の書冊22冊、英国の麻酔科学の古典の覆刻版5冊、そのほか62冊を出版した。この間も寸暇を惜しんで麻酔科学史の論考を諸誌に発表したが、ここ20年間に発表した論文を纏めて一本にしたのが本書である。

　本書のⅠでは麻酔科学の歴史について通史的に執筆したものである。内容についての編集者からの要望や紙数の制限があって、決して著者の満足するものではないが、麻酔科学の歴史の概要を短時間で把握するには便利であろうと思う。とくに4の日本麻酔科学会創設時における東京大学第一外科学教授の清水健太郎教授の役割については従来指摘されてこなかったことである。

　Ⅱは琉球の高嶺徳明についての論考である。高嶺は華岡青洲よりも115年も前に中国の福建省から全身麻酔の秘術を伝達したと考えられてきた。著者は沖縄の歴史学者東恩納寛惇がこの見解を確たる証拠もなく提唱したものであることを指摘し、これを伝える秘伝書は鹿児島県で発見される可能性があると述べた。果たして著者が予想したとおり、鹿児島県川内市で高嶺の秘法を伝える秘伝書が発見されたが、それは麻酔法ではなく、手術法の秘伝書であった。つまり高嶺が伝えたのは全身麻酔の方法ではなくして、欠唇（兎唇）の手術法と創部に塗布する薬の秘伝であることを論証したのが本章である。今後、高嶺の伝授した医術についての論争は著者のこ

はじめに

の論考によって終止符を打つであろう。

　Ⅲは華岡青洲に関して 7 つの論文を収めた。10 数年前の論考から本書上梓の数カ月前のものまで含まれているが，本年が青洲の麻沸散投与による最初の乳癌手術敢行 200 周年にあたることを考慮すると，大きな意義があると思う。3 と 4 は重複している部分が多い。敢えてこのように配したのは，青洲研究の進捗の跡が辿れるからである。このようにすることによって著者の研究方法，思考の跡を容易に窺うことが可能となるからであり，後学の徒に些か参考になると思う。年代順に読んでくだされば有難い。

　Ⅳは主として麻酔科学の各分野におけるパイオニアを対象としたものである。中でも 4 の「わが国における脊椎麻酔の先駆者・朴蘭秀の事績」は，ぶどう糖を用いた高比重液による脊椎麻酔（新しい用語では脊髄くも膜下麻酔）を開発した朴蘭秀の生涯について記した論考であり，彼の妻林玉仁女史に直接電話で取材した結果をも記している。その後，林女史は逝去されたが，著者の調査があと数年遅れたら朴の生涯の詳細については永久に失われてしまったことであろう。このことをさらに広い立場から論考したのが 5 の「斎藤眞教授と脊椎麻酔」である。

　Ⅴは「麻酔」の語史についての論考である。2 と 3 は新しい論考であるが，これらを理解するためには，どうしても以前に執筆した論文を参照する必要があり，「麻酔科学のパイオニアたち」中の論考をも収めた。この 3 篇の論考によって著者がここ 30 年の長きにわたって「麻酔」の語史について研究していることを理解して下されば幸いである。この間，渉猟読破した文献は二千を下らない。学術用語の改訂には，これ位の準備と慎重さが必要であり，その任にあたる用語委員もこれ位の素養が求められると思う。

　Ⅵは麻酔薬や麻酔法の開発についてのエピソードなどに言及したものであり，中でも 4 は 1902 年 (明治 35) に歩兵第五連隊の将兵 210 人が八甲田山中で雪中行軍中遭難し，その被救助者 17 人中 11 名が四肢切断術を受けた際の麻酔方法に言及したものである。

　著者が史的研究を行っている最大の理由は将来の展望を確固として自己のものにしたいからである。先見的 (prospective) であるためには，回顧的 (retrospective) であることが必須条件である。先見的であり，回顧的であるからこそ俯瞰的 (perspective) となるのである。回顧的とは，ものごとを歴史的に観ることであろう。現在大きな社会問題ともなっている医療事故の多発にしても，過去の事故を集めてそれを綿密に解析し，最終的

にその結果を総合して考えるという史的研究手段を無視してきた結果である。史的手法を用いることによって先見的に医療事故の予防は可能であると著者は確信している。要は，このことを各自が意識して現場に応用するか否かであろう。

著者が長年の史的研究を通じて遭遇した最も大きい困難は史料の探索である。コンピュータの発達によって些かこの苦労は軽減されたというものの，依然として困難さは残っている。

本書に示したように関係する論考を一本に纏めて読者に提供すれば，後続の研究者や読者にとっても利用価値が大きいと考えている。

論考の中，二，三はすでに他の拙著にも収載したものであるが，それらは限定300部という少部数の出版で，一般の方々の眼には触れないと思うので，敢えて本書に収めた。ご了解いただきたい。

本書によって，麻酔科学を専攻する人たちが自分の専門分野についての理解を深め，そのことが取りも直さず日本の麻酔科学の発展と普及に資することと信じている。なお論考の発表雑誌が区々であるため，参考文献の表記が一定していないことを断っておきたい。しかし文献の検索には何の支障もないと思う。なお一部に古い麻酔科学用語を用いているが，ご了承いただきたい。

本書上梓に際して多くの方々のお世話になった。各々の論考の末尾に謝辞を記したので繰り返す煩を避ける。多忙な臨床，教育，研究にもかかわらず，このような研究を比較的円滑に行うことができたが，これも弘前大学医学部麻酔科石原弘規助教授，同・広田和美講師，同・村岡正敏講師のご協力のお蔭であり，心から深謝の意を表する。原稿のワープロ化，史料の探索にお手伝いいただいた弘前大学医学部麻酔科の三上コウさん，福山美雪さんにも感謝申し上げる。

2004年4月28日
庭前の満開のしだれ桜を眺めながら

松　木　明　知

麻酔科学のルーツ

目　次

はじめに ——————————————————————— iii

I　麻酔科学の歴史 ——————————————————— 1
　1　麻酔科学の歴史—古代から現代まで… *3*
　2　麻酔科学の歴史—近代から現代を中心に—… *15*
　3　日本麻酔科学前史—日本における江戸時代以前の
　　　麻酔科学史—… *39*
　4　清水健太郎教授と日本麻酔科学会の創立… *63*

II　高嶺徳明の事績 ——————————————————— 77
　1　高嶺徳明の事績に関する諸家の見解… *79*
　2　高嶺徳明の事績に関する基本的史料の再検討… *88*

III　華岡青洲のことなど ————————————————— 95
　1　華岡青洲に関する研究・最近の知見—麻沸散による全身麻酔下
　　　乳癌手術施行200周年を記念して—… *97*
　2　医史学研究の先取権を巡って—「華岡青洲の麻沸散」の
　　　実験的追試—… *104*
　3　華岡青洲の「乳巌治験録」の新研究… *116*
　4　「乳巌治験録」は青洲の自筆ではない… *132*
　5　華岡青洲のことなど—医学，医療における時間的概念の
　　　重要性について—… *145*
　6　華岡青洲… *151*
　7　大麻とケシの文化史—「麻沸散」の謎—… *154*

IV　麻酔科学史とパイオニアたち ————————————— 161
　1　「麻酔」誌1〜50巻に見られる麻酔科学史の論考… *163*
　2　"麻酔科学"の歴史—その意義とパイオニアたち—… *171*

vii

目 次

  3　Anesthesiology 誌に最初に論文を執筆した日本人は
   だれか…*178*
  4　わが国における脊椎麻酔の先駆者・朴蘭秀の事績…*188*
  5　斎藤眞教授と脊椎麻酔…*195*
  6　日本における脊椎麻酔死…*215*
  7　50年振りに真相が明らかにされたイギリスの脊麻事件…*224*

V　「麻酔」の語史について ──────────────── *235*
  1　「麻酔」の語史学的研究…*237*
  2　「麻酔」の語史学的研究―補遺―…*246*
  3　「麻酔」の語史…*252*

VI　麻酔薬開発と麻酔法の歩み ──────────────── *263*
  1　麻酔薬の発見と歴史的経緯…*265*
  2　コカインの局所麻酔作用…*275*
  3　産婦人科麻酔の歴史…*280*
  4　八甲田雪中行軍の被救助者はどんな麻酔法を受けたのか…*287*
  5　江戸時代における青森県の医療が全国に及ぼした影響
   ―とくに津軽の阿片を中心として―…*297*

VII　そのほか ──────────────── *311*
  1　第2回麻酔科学史国際シンポジウム印象記…*313*
  2　Book Review "Notable Names in Anaesthesia"
   Edited by J. Roger Maltby…*315*

索　　引 ──────────────── *319*

初出一覧 ──────────────── *329*

麻酔科学の歴史

I

民族とネイションの連続

1 麻酔科学の歴史―古代から現代まで―

✳✳✳✳✳✳✳✳✳

1．歴史的研究の意義と重要性

　歴史的研究の意義と重要性は多くの麻酔科医によって，ほとんど理解されていないのが現実であろう。しかし歴史的研究によって自分自身や自分の研究のその分野における座標を知ることができ，それ故に将来の展望も可能となる。ここにこそ歴史的研究の意義と重要性がある。理解しやすいように好例を示そう。現在医療事故が多発している。これらを分子生物学の知識と技術で予防できるだろうか。答えは否である。だからインシデント・リポート，アクシデント・リポートが重要なのである。インシデントにせよ，アクシデントにせよ，すでに起こった事象である。つまり過去である。過去のことを研究するのが歴史学であるから，事故予防のためには歴史学的手法を採用していることになる。またマクロ的に表現すると，人間は遺伝という現象に支配されているから，歴史は繰り返されるのであり，過去を研究することは将来の予測にも有用である。

2．近代の麻酔科学誕生まで

　古代ギリシャ時代，古代ローマ時代も外傷，骨折など外科を含めた手術的治療は行われたが，多くは無麻酔下に行われていた。有効的鎮痛手段としては阿片，ベラドンナ，マンドレーク，毒人参，さらにはアルコール飲料などの服用が主流を占めていた。

I 麻酔科学の歴史

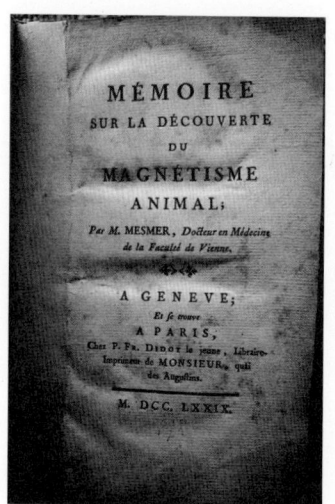

写真 1 A. Mesmer の著書「動物磁気発見の思い出」(1779年, パリ)

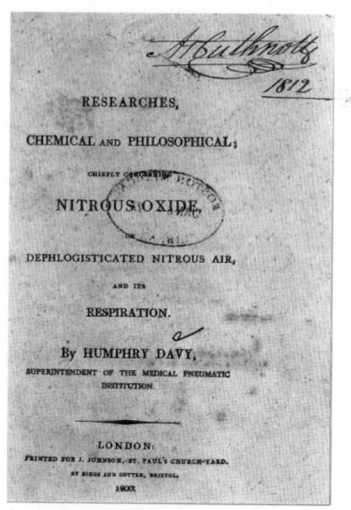

写真 2 Humphry Davy の著書「亜酸化窒素の化学的, 哲学的研究」(1800年, ロンドン)

18世紀の中頃フランスの Friedrich Anton Mesmer(1734〜1815)はいわゆる催眠術が除痛にも有効であると主張し, 19世紀中頃になると彼の信奉者はこれを多くの外科手術に応用した(写真1)。しかし一般的には麻酔法が発見されるまでの手術室は, あたかも地獄の様相を呈していたことは想像に難くない。

一方17世紀の後半からヨーロッパでは燃焼と呼吸に関する化学的研究に関心が集まった。つまり空気中の一成分は生命の維持やローソクの燃焼に不可欠であることが分かった。この頃, 可燃物の一部であり, 燃焼に際してそれから遊離する物質としてフロジストンの存在は有力な説であった。1774年, 英国の Joseph Priestley(1733〜1804)は酸素を発見し, 呼吸に必要で燃焼を助ける作用があると考えた。フロジストン説に固執した彼は, これを脱フロジストン空気と考えた。

しかし1799年フランスの Antoine Laboisier(1742〜1794)は Oxygen という言葉を作り, 呼吸や燃焼における酸素の消費や二酸化炭素の生成を明らかにした。なお二酸化炭素はオランダの Jean Baptiste van Helmont

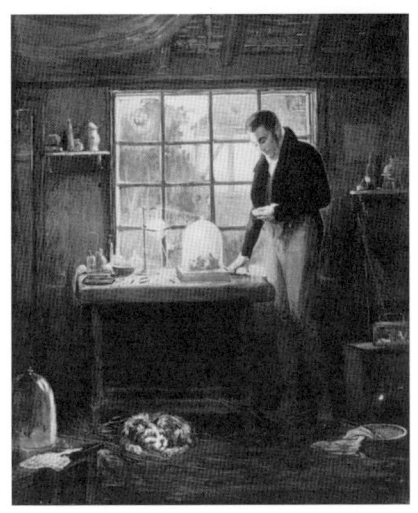

写真 3　Henry H. Hickman（Keys の著書から）

(1577〜1644)によって1754年に発見されていた。呼吸に関する基礎的研究は，ガスや蒸気の吸入が病気治療にも応用できるかもしれないという可能性を生み出した。

　Priestleyと交流のあったOxfordのThomas Beddoes(1760〜1808)は，Bristolの近郊のCliftonに気体研究所を設立した。初期の目的は気体による肺結核の治療であった。彼は弱冠20歳のHumphry Davy(1778〜1829)を招いて所長とした。Davyは亜酸化窒素を用いて種々の実験を行い，1800年に亜酸化窒素に関する著書を刊行した。この中で亜酸化窒素は鎮痛作用を有しており，外科手術に応用できるのではないかと述べている(写真2)。同じく英国のHenry Hill Hickman(1800〜1830，写真3)は，二酸化炭素を吸入して麻酔状態を作り出すことに成功した。彼はこの研究を続行するためフランスのChales X世に経済的援助を求めたが不成功に終わり，失意の内に故郷で没した。

　種々のガスを吸入することに対して一般の人たちの間でも関心が高まり，とくに若い人たちの間ではそれらの気体を吸入する遊びが流行し，この傾向はアメリカで顕著であった。そして，気体の吸入を手術時の痛みの除去に応用しようとする試みもアメリカで生まれた。

I 麻酔科学の歴史

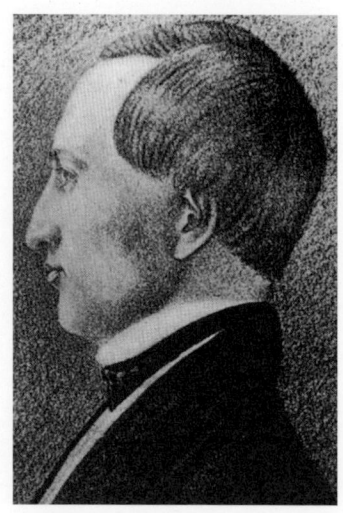

写真 4　Crawford W. Long
（Keys の著者から）

　1842年アメリカのジョージア州 Athens の Crawford W. Long（1815〜1878，写真4）は，1842年3月30日エーテル吸入下に James Venable の頸部腫瘍を切除したが，その結果を論文として発表しなかったため，しばらくの間，彼の業績は世間に知られなかった。最近アメリカで彼は改めて評価され，3月30日は医師の日（Physician's Day）とされている。
　アメリカの歯科医 Horace Wells（1815〜1848）は，巡回して人々に通俗科学の講演を行っていた Gardner Colton（1814〜1819）の亜酸化窒素吸入実験に触発されて，それを抜歯時の鎮痛に応用しようと考えた。自分自身の抜歯に亜酸化窒素吸入は有効であったが，マサチューセッツ総合病院の外科医 Warren の患者では失敗した。このため Wells は非難された。

3．近代麻酔科学の誕生

　この場に居合わせたのは歯科医 William Morton（1819〜1868）であった。Morton は一時 Wells とはパートナーであったが，Wells の亜酸化窒素実験の失敗を目撃しており，エーテルの方が有効ではないかと考えた。これは化学者，地質学者であった Charles Jackson（1805〜1850）に示唆されたことであった。このため後にエーテル麻酔の先取権に関して二人の間に

争いが生まれることになる。

　Mortonはボストンで歯科を開業していたが，前述したようにWellsの亜酸化窒素の実験が失敗したことを目の当たりに見たので，これに代わるものとしてエーテルの蒸気が有効であることを自身や助手に用いて観察していた。これを自分の患者数人に用いて有効であったので，権威のあるマサチューセッツ総合病院の外科医John Warrenに公開実験をしたいと申し出た。1846年10月16日，この病院でMortonはEdward Gilbert Abbottにエーテル蒸気を吸入させ，Warrenが下顎の血管腫を切除した。公開実験という手段でエーテル麻酔の有効性を証明したため，Mortonに麻酔法発見者・普及者としての名誉が与えられた。

4．吸入麻酔法の発達

　Mortonのエーテル麻酔公開実験のニュースは非常な勢いで全世界に伝えられ，わずか2カ月後には英国でエーテル麻酔が追試された。これに触発されて英国Edinburgh大学の産婦人科教授のJames Y. Simpson (1811〜1870)は，翌1847年にエーテルよりも速効性に富み，異臭のより少ないクロロフォルムの麻酔作用を発見して臨床に応用した。この速効性の故にクロロフォルムはエーテルを瞬く間に駆逐し，1950年代まで約1世紀にわたって全世界的に使用されたが，心毒性，遅発性肝毒性の故に使用されなくなった。

　アメリカの歯科医Wellsの公開実験によって，一時省みられなくなった亜酸化窒素は1860年代後半になると再び注目を集めたが，当初は100％の亜酸化窒素を吸入させる方法であり，しばしばチアノーゼが認められた。酸素を混合して用いる安全な方法は1887年英国のFrederick Hewitt (1857〜1916)が開発した。

　速効性に富み，より安全に吸入麻酔を求める努力がなされて，トリクロロエチレン(1911)，サイクロプロペイン(1929)の麻酔作用が発見されたが，前者は神経毒作用，後者は引火爆発性のため使用されなくなった。20世紀の後半に入るとハロゲン化麻酔薬が出現した。1956年のハロセン(肝毒性)，1960年のメトキシフルレン(腎毒性)，1966年のエンフルレン(痙攣性)であるが，各々括弧内に示した副作用のため，現在ではほとんど使用されていない。そして現在は1965年に開発されたイソフルレンと1965年に合成されたセボフルレンの時代に入っている。

I 麻酔科学の歴史

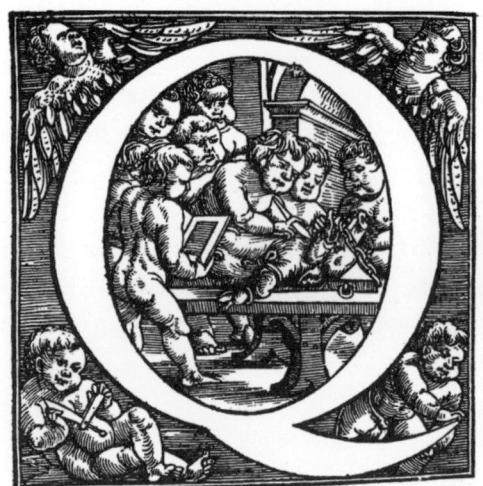

写真 5 Andreas Vesaliusの著書「ファブリカ」に示された気管切開（1543年，バーゼル）

5．気道確保の歴史

　Padua大学のAndreas Vesalius(1514〜1564)は，1543年に気道を確保して空気を吹き込めば動物の生命を維持するとができることを示した（写真5)が，現在われわれが考える形で気管にチューブを挿入し，気道を確保して麻酔を行ったのは20世紀に入ってからであった。とくに第一次世界大戦後の英国のEdgar Rowbotham(1890〜1979)とIvan Magill(1888〜1986)は，顔面頸部の手術時に気管挿管を多用した。彼らにより盲目的経鼻挿管法が確立された。現在用いられている気管チューブの開発や一側肺挿管法を確立したのもMagillであった。
　1932年Oxford大学のRobert Macintosh(1897〜1989)は，現在世界で広く使用されているマッキントッシュの喉頭鏡を開発したが，以来経口挿管が大いに普及した。
　20世紀後半の麻酔科学史上の大発明の一つは，ラリンジアルマスクの開発である。1983年Archie Brain(1942〜)は気管に入らずに喉頭部を覆う一種のエアウェイを開発した。挿管困難な患者にも使用可能であり，現在で

8

1 麻酔科学の歴史—古代から現代まで—

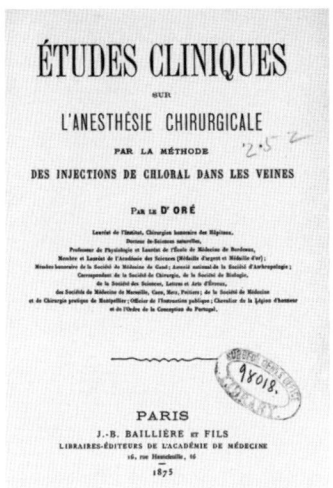

写真 6 P-C Ore の抱水クロラール静注による麻酔の臨床的研究の著書〔1875 年，パリ (Keys の著書から)〕

は改良を加えられ胃管も挿入可能なタイプがあり，ますます普及していくであろう。

6. 静脈麻酔

静注という概念が誕生したのは 17 世紀の後半である。つまり William Harvey (1578〜1657) が血液循環の原理を発見したため，末梢静脈に投与された薬物は全身作用を示すことが予想されたからである。しかし，静注が本格的に行われるためには 1853 年のイギリスの Alexander Wood (1817〜1874) による注射器の開発を待たなければならなかった。

1872 年フランスの Pierre-Cyprien Ore (1828〜1889) は，抱水クロラールを静注して麻酔を行った (写真 6) が，呼吸抑制などの危険のために使用は中止された。

ドイツの Adolf von Bayer (1835〜1917) によってバルビツレート酸が合成され，一連のバルビツレートの研究が始まった。1932 年ドイツの薬理学

者 Helmut Weese(1897～1954)はヘキソバルビトンを臨床に応用して，2年後に米国の John Lundy(1894～1973)はサイオペントンを臨床的に使用し，現代の静脈麻酔法の基礎を築いた。1943年の日本軍による真珠湾攻撃時，米軍負傷者はサイオペントン麻酔下に治療を受けたが，ショック状態が多発したのはサイオペントンのためといわれてきた。しかし，最近の研究で，このことは否定された。その後ハイドロキシジン(1955)，プロパニジット，ガンマハイドロキシ・ブチレート(1966)，アルテシン(1971)，エトミデート(1971)が登場したが，各々副作用のためその生命は短かった。現在は1977年に臨床に導入されたプロポフォールが世界的に広く普及している。

1964年に登場したケタミンは強力な鎮痛作用，鎮静作用，気管支拡張作用，血圧上昇作用など，その特異的作用の故に現在でも用いられている。NMDA受容体の拮抗作用を有する唯一の静脈麻酔薬であり，またニューロパシックペインの治療においても広く用いられている。

7．筋弛緩薬の応用

大きな手術侵襲時には随意筋の緊張が伴う。このため結果的に麻酔薬を大量に投与しなければならず，副作用も多かった。

クラーレはイギリスの旅行家 Charles Waterton(1782～1865)によって1812年にヨーロッパに持ち込まれた。クラーレは南米の原住民が矢毒として用いていた。1850年フランスの生理学者 Claude Bernard(1813～1878)は，クラーレが末梢神経筋接合部に作用することを発見した。まもなくクラーレがストリキニン毒の解毒剤であることが判り，初期には破傷風の治療に用いられた。

1942年カナダの Montreal の Harold Griffith(1894～1985)は，サイクロプロペイン麻酔下の虫垂切除術中にクラーレ(商品名イントコストリン)を静注した。これによって深麻酔下でなくても良好な筋弛緩が得られるようになった。以来，筋弛緩薬の薬理学的研究は大いに進み，1948年にデカメトニウム，1950年にスキサメトニウム，1967年にパンクロニウム，1979年にヴェクロニウム，1981年にアトラクリウムが臨床に応用された。現在はロクロニウムが治験中である。

筋弛緩薬の研究と開発によって，麻酔中の呼吸管理はもちろんのこと，集中治療における呼吸管理も格段に容易になった。

1 麻酔科学の歴史―古代から現代まで―

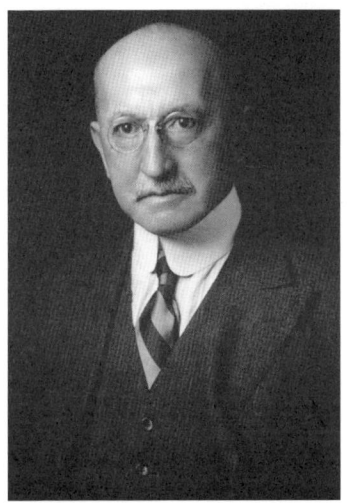

写真 7 Carl Koller (Keys の著書から)

8．局所麻酔法の発達

　寒冷や阻血による局所の麻酔は古くから知られているが，本格的局所麻酔が発展するには，第一に局所麻酔薬の発見が前提であった．加えて注射筒や注射針の開発も必要であった．これらの条件のため局所麻酔薬は全身麻酔法に比べて発達が遅れた．

　Wien の眼科医 Carl Koller(1857～1944，写真 7)は 1884 年，コカインの局所麻酔作用を発見した．後に精神分析で有名となった Sigmund Freud (1856～1939)は彼の友人で南米から輸入されたコカインを興奮薬，強精薬，モルヒネ耽溺の治療薬として使用していた．Koller は Freud を訪ねてコカインの情報を得，自身の舌に滴下して感覚がなくなることを経験し，眼科の手術に応用したのである．この後，薬理学者たちは競って局所麻酔作用を有する薬物の合成に必死に努力し，1904 年に Alfred Einhorn(1856～1917)はプロカインを合成した．

　プロカインは一連の局所麻酔薬の先駆となり，1947 年にストックホルムの Torsten Gordh(1907～)がリドカインを臨床に応用するまで約半世紀にわたって広く用いられた．一方，投与法の技術も徐々に発達したが，現

在使用されているような注射筒，注射針が普及したのは19世紀の終わりであった。

局所麻酔法の一つに脊髄くも膜下麻酔がある。ドイツ Kiel 大学の August Bier(1861～1949)は，それまでに神経学的検査法の一つとして確立していた腰椎検査法の応用を考え，それを1898年に麻酔法として試みて成功した。数人の患者で成功した後，自身にも試みたが頭痛が強く，Bier 自身は脊髄くも膜下麻酔を断念した。しかしフランスの Theodore Tuffier (1857～1929)，Jean Athanase Sicard(1872～1929)らの努力の結果が徐々に普及し，米国で Frederick Tait(1862～1918)や Rudolph Matas(1860～1957)が熱心に応用した。

米国の Arther Barker(1850～1916)は1906～7年に脊柱の彎曲に注目して麻酔高の調節に応用し，1927年英国の George Pitkin(1885～1943)は高比重液，低比重液の概念を普及させた。低比重法は手軽な方法であるということから欧米で大いに普及したが，事故が多発して一時的にすたれた。

1901年 Fernand Cathelin(1873～1945)と Jean Athanase Sicard (1872～1929)は，仙骨部硬膜外ブロックを行った。腰部硬膜外麻酔については，1885年の James Leonard Corning(1855～1928)の実験は硬膜外注射か硬膜内注射かはっきりしない。1921年 Fidel Pages(？～1924)が臨床的に行ったのが最初とされるが一時的に忘れられ，イタリアの Achille Dogliotti(1897～1966)が復活させた。

キューバの Curbelo が尿管カテーテルをチューイ針を通して硬膜外腔に挿入したのが持続硬膜外麻酔の最初であり，チューイ針，カテーテルともに格段の改良が加えられて，今日のような持続硬膜外麻酔法が完成した。

9．産科麻酔

Edinburgh 大学産婦人科の教授 James Y. Simpson(1811～1870)は，1847年1月にエーテルを用いて分娩時の鎮痛を企てた。産科麻酔の始まりである。しかし聖職者から産婦の除痛を試みることは聖書の記述に反すると非難されたが，Simpson は猛烈に反論した。ついで同年 Simpson はクロロフォルムの麻酔作用を発見し，早速それを産科領域に応用した。1853年の Victoria 女王の Leopord 王子の出産，1857年の Beatrice 王女の出産時に John Snow(1813～1858，写真8)がクロロフォルム麻酔を行ったこともあり，宗教的反対は徐々に消衰した。

1　麻酔科学の歴史―古代から現代まで―

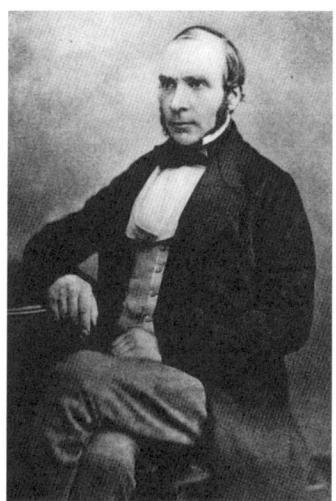

写真 8　Gohn Snow

　亜酸化窒素は1880年に産科麻酔に応用されたが,世界的に普及し始めたのは1915年頃である。しかし低酸素血症を起こす可能性があり,酸素との混合気(pre-mixed gas)として用いられるようになったのは1949年以降である。ルーマニアのEugen Bogdan(1899～1975)は1930年,分娩痛の求心路を解明したが,以来除痛のため脊髄くも膜下麻酔,サドルブロック,仙骨麻酔,傍脊椎麻酔ブロックなど行われるようになった。1949年にFlowersが持続硬膜外ブロックを報告して以来,この方法が普及して現在に至っている。なおNew YorkのVirginia Apgar(1909～1975)は,1953年に新生児の全身状態の評価法であるApgar Score法を提唱した。

参考文献

※松木明知：麻酔科学のパイオニアたち―麻酔科学史研究序説―．東京,克誠堂出版,1983
※Rushman GB, Davies NJH, Atkinson RS(松木明知監訳)：麻酔の歴史―150年の軌跡―(改訂第2版)．東京,克誠堂出版,1999
※Wolfe RJ：Tarnished Idol. William Thomas Green Morton and the Introduction of Surgical Anesthesia. A Chronicle of the Ether Controversy.

Novato, Norman Publishing, 2001
※Keys TE：The History of Surgical Anesthesia. New York, Schuman's, 1945

② 麻酔科学の歴史
―近代から現代を中心に―

❖◇❖◇❖◇❖◇❖◇❖◇❖

はじめに

　医学に限らず1つの発見・発明の蔭には，それに先行する幾多の先人の業績が潜んでいる。その経緯をたどり意義を考えることが科学史の研究であり，それが取りもなおさず新知見発見への原動力であり，最短の道でもある。経緯を知ることによって，その分野における自分の座標を知ることが可能となり，意義を考えることによって俯瞰的考えも生まれてくる。さらに医療事故の防止も，医史学的手法を用いないと不可能であることは，インシデント・リポート，アクシデント・リポートが不可欠であるとの最近の研究によって実証されている。

1. "麻酔"の語史

　Anesthesia の語源はギリシャ語で，An＝no と esthesia＝feeling の合成語，つまり absence of feeling を意味する。ギリシャの Platon は道徳的感覚の欠如，つまり"無神経""無頓着"という意味でこの語を使用した。

　1世紀の終わり頃 Pedarius Dioscorides はマンドレークに言及した論文の中で，Anesthesia を肉体的感覚の欠如の意味に使用している。現在われわれが用いている Anesthesia という語義は，米国の William T. G. Morton が公開実験に成功したエーテル麻酔の状態を表現するために，米国の医師であり，文人でもあった Oliver W. Holmes が1846年11月21日付の

Ⅰ　麻酔科学の歴史

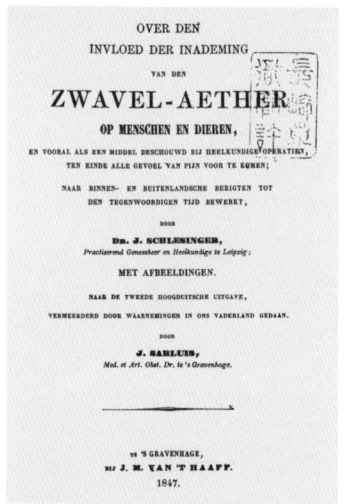

写真1　長崎に輸入されたSchlesingerの著書のオランダ語訳（国立国会図書館蔵）

Morton宛の書翰の中で提唱して生まれた。彼はこの書翰の中で「この状態は麻酔Anaesthesiaと呼ばれるべきであると考えている」と記しており，以来この言葉が普及した。20世紀初頭のアメリカでAnesthesiaと綴られ，1902年にアメリカのSeifertがAnesthesiologyという語を造った。

　日本では華岡青洲の口述した著書には「麻酔」という言葉は見えず，彼は「昏睡」という語を用いた。嘉永3年（1850）に発行された「済生備考」の中で江戸の蘭学者・杉田成卿がドイツのSchlesingerのエーテル麻酔（写真1）のオランダ訳を邦訳した際「麻酔」の訳語を用いており，これが現在用いられている意味としての「麻酔」の初出である。つまり「麻酔」という言葉は日本で生まれたのである。「麻」とはシビレル，つまり感覚の欠如を意味し，「酔」は薬（酒）によって意識が失われた状態を表現している。このことから麻酔を正確に英訳すればAnalgesia and (General) Anesthesiaということになる。

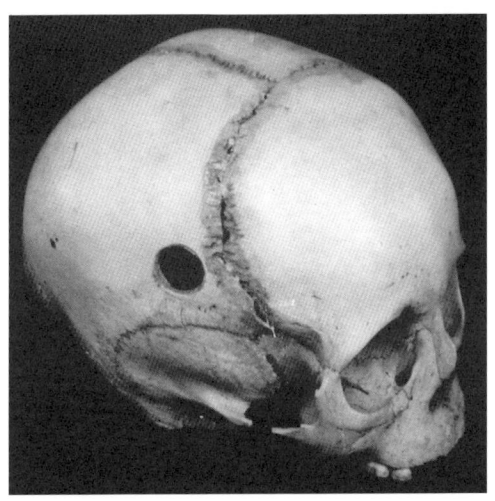

写真2　インカで行われた頭蓋の穿孔術

2．麻酔科学史総論

1）先史時代

　先史時代，痛みの原因となる種々の疾病は身体に悪魔が宿るためと考えられた。したがって痛みの除去，つまり疾病の治療は，身体から悪魔を追い払うことであり，このため祈祷などの種々の魔術的行為が行われた。それを行ったのが東アジアではいわゆるシャーマンと称された人で，アフリカなどでは巫医(magic doctor)と称される人であった。穿孔術（写真2）も宗教的な意味のほかに，1つは頭痛治療のために行われたといわれている。

2）エジプト・メソポタミア時代

　古代エジプトの医学の概要は第18王朝（1500 B.C.）頃に記されたエドウィン・スミス　パピルスやエーベルス　パピルスによって知られている（写真3）。それらによると古代エジプト人は多くの薬草を用いたが，その中にケシやヒヨスが含まれている。しかし包茎に対する環状切開などの手術を描いた壁画によれば患者は立位で意識があり，全身麻酔が行われた形跡は認められない。

　メソポタミアでも，エジプトと同様ケシから採取する阿片を用いていたが，全身麻酔などは行われなかったと考えられている。

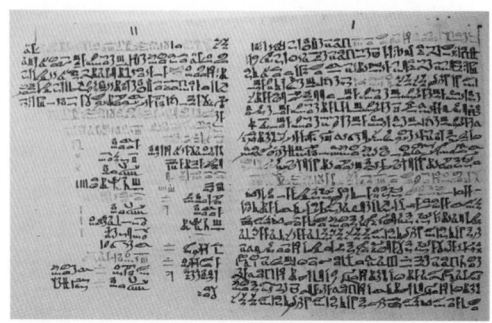

写真3　エーベルス　パピルスの一部（ライプチッヒ・カールマルクス大学図書館蔵）

3）ギリシャ時代・ローマ時代

4世紀には阿片の鎮痛作用が知られていたが，麻酔の知識はなかった。この期の文献にナス科のマンドラゴラ〔Mandrake，華岡青洲の用いたマンダラゲ（朝鮮アサガオ）とは全く別のもの〕の名が見え，その睡眠作用が信じられる一方，阿片は徐々に用いられなくなった。Dioscoridesはマンドラゴラの催眠作用を記した最初の医師であったという。

4）中世時代

中世には阿片，マンダラゲ，毒人参（hemlock）などを用いた催眠海綿"spongia somnifere"が流行した。揮発性でないため吸入できるものではないが，当時は有効であると信じられていた。アルコールの吸入も行われたようである（写真4）。

アラビアの名医 Ibn Sina Avicenna は，鎮静薬としてマンダラゲよりむしろケシを推奨した。中世最大の外科医フランスの Guy de Chaulliac の著書"Chirurgia Magna"の中でも催眠海綿について記されているという。このように中世，とくにルネッサンス以前においては，催眠海綿が麻酔の歴史に関係した唯一の事項といってよい。

5）ルネッサンス時代

15世紀の中期から18世紀の中期に至る，いわゆるルネッサンス期には，医学のみならず文化全般に非常な進歩・発展が認められた。1540年 Paracelsus は，Valerius Cordus とほぼ同時に，一説には協同してエーテルを合成したが，すでにエーテルが麻酔作用を有することを知っていたという。

2 麻酔科学の歴史—近代から現代を中心に—

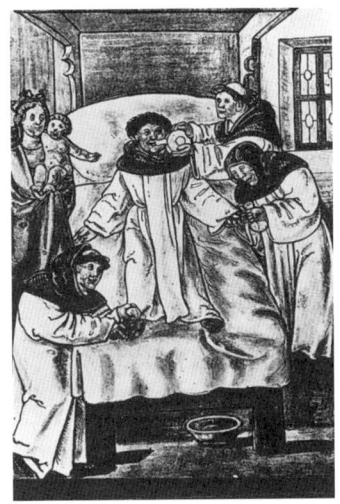

写真4 1513年のスイス年代記に描かれたアルコール吸入（Keysの著書から）

彼は古代ギリシャの名医 Galenus などの権威をそのまま認めず，自己の経験を重要視したので医学界における Martin Luther と称される。

フランスの Henry 2世・3世，さらに Charles 9世の侍医でもあった Ambroise Paré は当時最高の外科医と称された。彼は種々の手術法を考案したが，薬草の使用には消極的で，むしろ神経圧迫による局所の鎮痛を行って種々の手術を施行したという。時代が遅れるがナポレオン1世の侍医であったフランスの外科医 Dominique Larrey は寒冷を利用して四肢切断術を行った（写真5）。

この頃でもイタリアの一部では，割礼の手術に際して頭部打撲や頸部圧迫によって失神させて，その間に手術を行っていた。

6）近代麻酔科学潜伏時代

ルネッサンスの末期からある1846年のエーテル麻酔の発見までの約100年間は，近代麻酔科学の潜伏期である。

Antoine L Lavoisier の友人であるイギリスの Thomas Beddoes は各種の気体を治療に応用しようと考え，Bristol 郊外の Clifton に Pneumatic

I 麻酔科学の歴史

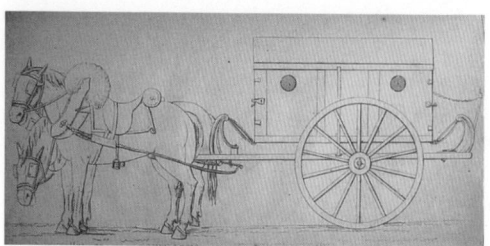

写真5 Dominique Larreyの考案した患者運搬車〔彼の著「軍陣外科の想い出」(1812年,パリ)から〕

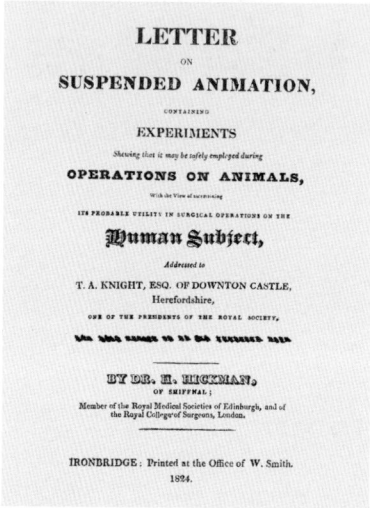

写真6 Henry H. Hickmanのパンフレット
　麻酔を「suspended Animation」と表現している（Keysの著書から）

Institute を設立し，1798 年には弱冠 20 歳の Humphry Davy を所長にした。Davy はここで亜酸化窒素の研究を行って，その鎮痛作用を発見した。1800 年に亜酸化窒素についての大著を上梓した。

ウィーンで開業していた Friedrich Anton Mesmer は，Animal magnetism（動物磁気）つまり催眠術を開発し，この方法は後に手術時の麻酔法としても用いられることになる。

英国の Henry Hill Hickman は二酸化炭素吸入による意識喪失を手術時の麻酔に応用しようと考えた（写真 6）。研究の財政的援助を各方面に求めたが支援者は現れず，さらに 30 歳の若さで死亡したため，その研究は頓挫してしまった。彼は西欧において手術時の"麻酔"の概念を提唱した最初の人でもあった。

7）近代麻酔科学時代

1846 年 10 月 16 日，歯科医 William Thomas Green Morton は Massachusetts General Hospital でエーテルの公開実験を行って見事に成功した。この手術室兼講義室は，現在でも Ether Dome として保存されている。その結果は 10 月 28 日のボストン医学会で外科医 Henry J. Bigelow により発表され，医学界のみならず社会的にも大反響を巻き起こした。このおかげでエーテル麻酔は全世界に急速に普及していった。しかし，その発見の先取権をめぐり，W. T. G. Morton, Charles T. Jackson, Horace Wells らが相争ったことは大変不幸なことであった。

これより 4 年前の 1842 年 1 月にはシカゴの William E. Clarke が抜歯術にエーテルを用い，3 月には米国ジョージア州の Crawford W. Long がエーテル麻酔下に James Venable の頸部腫瘍を切除した。Long は論文を書かなかったので彼の業績はほとんど知られず，そのエーテル麻酔が正式に発表されたのは 7 年も後の 1849 年 12 月で，全世界の人々はエーテル麻酔の真の発見者は Morton であると信じ始めていた頃であった。1847 年 11 月には英国の James Young Simpson によってクロロフォルム麻酔が発見され，その急速な麻酔発現作用が歓迎され，たちまちのうちにエーテルを駆逐し全世界に普及していった。

しかし 1848 年 1 月 28 日，クロロフォルム麻酔によって英国の 15 歳の少女 Hannah Greener が死亡して以来，毎月のようにクロロフォルム麻酔死の患者が続出し，医学界で大問題となった。しかしヨーロッパでは，速効性のゆえにクロロフォルムの使用は衰えなかった。その後 50 年間はエーテ

I 麻酔科学の歴史

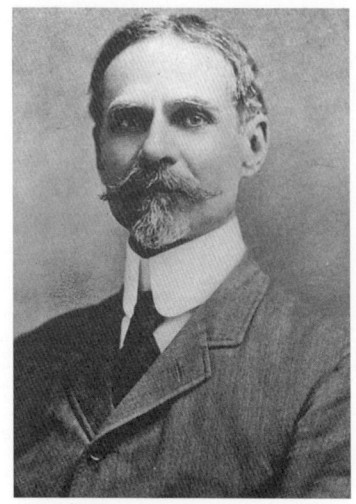
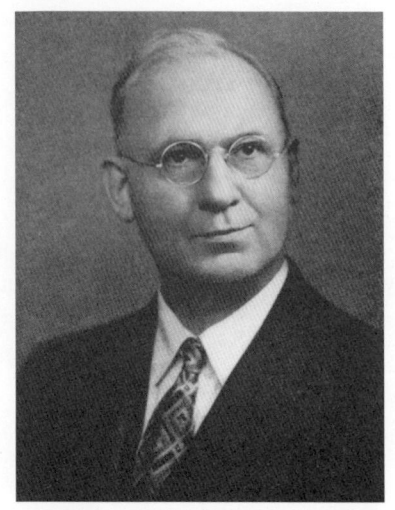

写真7 James J Corning（Keysの著書から）

写真8 Dannis E. Jackson（Keysの著書から）

ルとクロロフォルムの優劣やクロロフォルムによる心停止が重要問題となったが，新しい麻酔薬の開発も見られ，両麻酔薬の使用は徐々に衰微していった。

1884年のCarl Kollerによるコカインの局所麻酔の発見，翌1885年のJames L. Corning（写真7）による脊髄くも膜下麻酔法やWilliam S. Halstedによる伝達麻酔法の発見は，19世紀末から20世紀初頭にかけてのAugust BierやJean A. Sicard, Fernand Cathelinらの脊髄くも膜下麻酔，硬膜外麻酔の臨床への導入の道を切り拓くことになった。

1915年アメリカのDennis E. Jackson（写真8）はCO_2吸収装置を有する麻酔器を開発し，1917年には英国でもHenry E. G. Boyleが麻酔器を作製した。これが気管麻酔や陽圧人工呼吸の進歩に貢献することになる。1930年代は英国のIvan W. Magillらによる気管麻酔法とJohn S. Lundyによる静脈麻酔法の発展・普及の時代であり，1940年代は筋弛緩導入の時代であった。

1950年代に入るとフランスのH. LaboritとP. Huguenardらによる人工冬眠法やJ. De Castroらによるneuroleptanalgesiaの提唱など，自律神

経遮断薬の麻酔科領域への応用が特筆される。

1951年Charles W. Sucklingらによって合成されたハローセンは，1957年初めて臨床に導入され，一連のハロゲン化麻酔薬開発の口火を切ったが，それから1960年代にかけてメトキシフルレン，エンフルレンなど次々と新しい麻酔薬が開発された。現在は1965年に開発さたイソフルレンとセボフルレンの時代に入っている。これより少し前から麻酔薬としてのモルヒネの大量投与法が米国のEdward Lowensteinらによって発表され，心筋抑制の軽微な点から心臓手術の麻酔時に好んで用いられたが，大量モルヒネ麻酔は果たして全身麻酔かという疑問が出され，現在ではフェンタニール，スフェンタニール，アルフェンタニールなどのオピオイドと静脈麻酔薬が併用されている。

1980年にモルヒネの受容体の研究から端を発した脳内オピオイドペプタイドの研究が大いに進歩し，これが今後臨床麻酔の面で大いに貢献することが期待される。

さらにコンピュータの普及に伴って，麻酔のメカニズムの解明や容易に脳波を観察できるBISモニターなどの非観血的モニターも長足の進歩を遂げている。また気道確保に関して英国のA. I. Brainが1983年にラリンゲルマスクを導入したが，これは20世紀後半の麻酔科学最大の発明とされる。

3．麻酔科学史各論

1）エーテル

1842年1月，シカゴの医学生だったWilliam E. Clarkeは抜歯にエーテル麻酔を，また同年3月，ジョージア州のCrawford W. Longは外科手術にエーテル麻酔を用いたが，いずれもただちに報告されなかった。しかしCharles T. Jacksonは，ジョージア州で施行されたLongのエーテル麻酔の事実を知ったらしい。後にJacksonがMortonにエーテル麻酔の示唆を与えたのも，このためではないかといわれている。

1846年9月，Morton（写真9）は抜歯術にエーテル麻酔を応用し，これが当時ボストンの医学界で重きをなしていたHenry J. Bigelowの知るところとなった。Bigelowは早速ハーバード大学の外科医John C. Warrenに，エーテル麻酔下に手術を行うことを勧めた。

1846年10月16日，エーテルの公開実験がMassachusetts General

I　麻酔科学の歴史

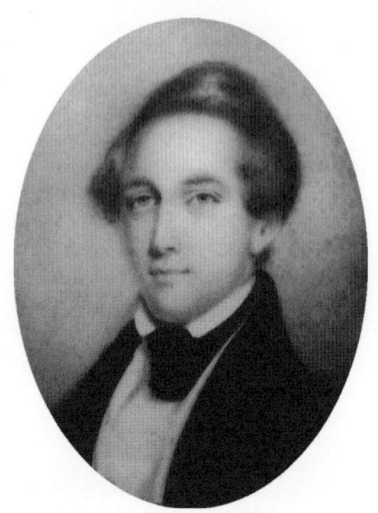

写真9　William G. T. Morton
〔R. J. Walfe の Tarnished Idol
(2001年, San Anselmo) から〕

Hospital の手術室で，大勢の医師や学生の見守る中で行われた。手術は下顎の血管性の腫瘍切除で大成功を収めた。このため10月16日は麻酔の記念日とされ，この時の手術室は"Ether Dome"として現在も保存されている。翌日も Morton が麻酔を行って別の腫瘍切除が行われたが，これも成功した。

　エーテル麻酔の大発見は Henry J. Bigelow が11月18日発行の Boston Medical & Surgical Journal に "Insensibility during Surgical Operations Produced by Inhalation" と題して発表されている。Warren と Bigelow というハーバード大学の著名な外科医のお蔭で，エーテル麻酔のニュースはたちまち全世界に伝播し，半年の間にヨーロッパの主要な国々に普及した。

　Morton は初めエーテルと呼ばず，"Letheon" の名称で公表し，大金を得るため特許を取得しようと試みた。これが原因となり Jackson, Morton, Wells の3人は，麻酔の真の発見者の名誉を求めて猛烈に闘争した。

　1956年ハローセン麻酔の導入，1966年のエンフルレン臨床導入などに加

えて，電気メスの普及のため爆発，可燃性のあるエーテル麻酔は年々衰微の一途をたどり，現在では経済的な理由で一部の発展途上国において低体温麻酔に際して使用されているにすぎない。

2）クロロフォルム

1847年11月4日，エジンバラ大学の産婦人科教授James Y. Simpsonは自らクロロフォルムの吸入実験を行って，クロロフォルム麻酔の効果を確認した。彼はこれをただちに臨床に導入し，その結果を11月20日にLancet誌上に発表した。しかしフランスの生理学者Marie J. P. Flourensは，Simpsonよりも9カ月以前にクロロフォルムの麻酔作用を発表したが注目を集めず，Simpsonの発見も実は化学者Waldieから示唆を得たものであった。英国のJohn Snowは，ビクトリア女王の出産時にクロロフォルム麻酔を行い，クロロフォルム麻酔のみならず，麻酔自体の普及に貢献した。

麻酔作用の発現が速いことから医師の好むところとなり，エーテルを駆逐して短時日の中に全世界に普及した。しかし循環系の抑制，特に心停止の多発と遅発性肝毒性のため徐々に用いられなくなった。

約100年後の1948年頃からアメリカ・ウィスコンシン大学のRalph M. Waters（写真10）が中心となってクロロフォルム麻酔の再評価が試みられたが，所詮過去の麻酔薬でしかなかった。しかし，遅発性肝障害の原因はクロロフォルム自体に加えて，ハイポキシアも大きな要因であることが最近報告されている。

3）亜酸化窒素

1772年イギリスのJoseph Priestleyは亜酸化窒素を発見したが，麻酔作用を全く知らなかった。Priestleyはその後アメリカに移住した。1799年Humphry Davyは自分で吸入実験して，その麻酔作用を発見した。翌年1800年，疼痛の治療に応用できるのではないかと考えて彼の著書の中に記述したが，大方の注目を引くまでには至らなかった。この気体をlaughing gasと命名したのもDavy自身である。その後しばらく亜酸化窒素は何ら注目されなかった。

1844年12月10日，米国コネチカット州のハートフォードでGardner Q. Coltonが亜酸化窒素吸入遊びの実験をしたとき，観客の中にHorace Wellsがいた。この気体を吸った人が向う脛を打って血を流しても痛みを訴えなかったことに気が付いたWellsは，12月11日に抜歯時の疼痛に亜

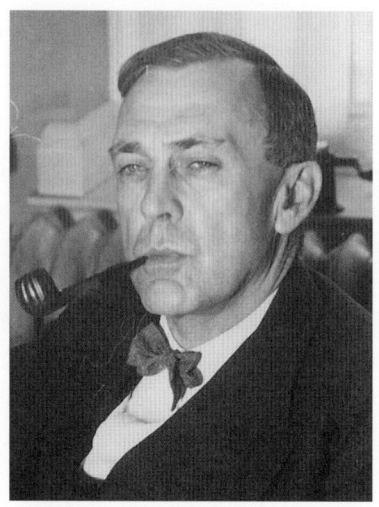

写真10　Ralph M. Waters（Keysの著書から）

酸化窒素吸入を応用しようと考え，早速自分で吸入し抜歯してもらった。

これに気をよくしたWellsは，ハーバード大学の医学生の前で亜酸化窒素吸入下の抜歯術の供覧を試みたが失敗した。このため亜酸化窒素は価値のないものとして見捨てられたが，G. Q. Coltonによって1862年歯科領域に再導入され，ようやく1868年に全世界に普及した。1869年，Edmund Anderwsは亜酸化窒素と酸素(20%)の混合ガスを使用し，1871年にJoseph CloverはGOE（亜酸化窒素，酸素，エーテル）麻酔を提唱した。イギリスのFrederick Hewitt(写真11)は亜酸化窒素を安全に用いるため酸素を混合する安全な方法を考案し，この方面での進歩に寄与した。以来，全身麻酔時に亜酸化窒素が併用されてきたが，手術室の汚染，オゾン層の環境破壊などの問題に加え，全静脈麻酔の普及とともにその使用は減少しつつある。

4）モルヒネ

1806年ハノーファーの薬剤師Friedrich Wilhelm Adam Sertünerは，阿片の粉末にアンモニアを混合してある結晶を得た。この結晶を自分で飲んでみると睡眠作用があった。ギリシャの夢の神Morpheusに因んで，Sertünerはこの物質をMorphineと命名した。

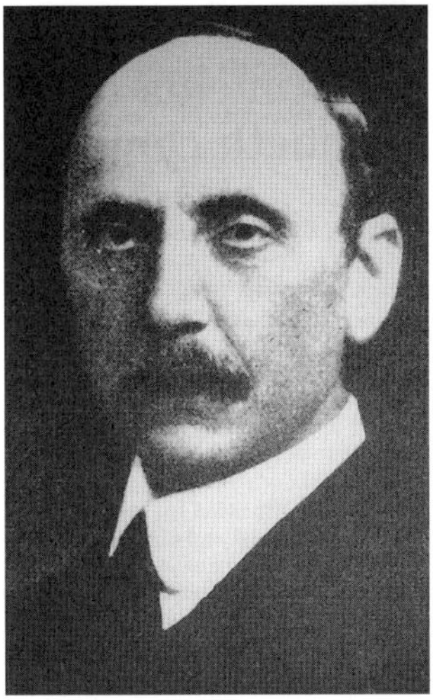

写真 11　Frederick W. Hewitt

　1839 年 Issac Taylor と James A. Washington は，モルヒネの皮下注射を行い，1853 年 Alexander Wood や Chales G. Pravaz の注射筒，注射針の発明後はモルヒネは大いに臨床に用いられた。ダブリンの Francis Rynd のほうが C. G. Pravaz より 8 年も前に注射針を発明したという説もある。最近モルヒネは麻酔時ばかりでなく，くも膜下腔や硬膜外腔への注入によって術後鎮痛や癌末期疼痛の除去に広く応用されている。

5）直腸麻酔

　Dioscorides がマンドラゴラを坐薬の形で与えたのが直腸麻酔の嚆矢であろうという

　1847 年 3 月，J. G. Vicentery Hedo と Marc Dupuy は，P. J. Roux の示唆でエーテルの直腸麻酔を研究し発表した。ロシア・ペテルブルグの外科教授 Nikolai Ivanovich Pigoroff も同様の実験を行い，1847 年 6 月に最初の臨床的投与に成功した。戦傷者に対してエーテルの蒸気を直腸に注入して麻酔を得たものであった。しかしクロロフォルム麻酔の普及によって全く用いられなくなった。

　1930 年 Avertin が直腸麻酔に用いられるようになったが，他の麻酔薬，麻酔法の進歩によって第二次世界大戦前にこの方法はすたれてしまった。

麻酔前投薬としての使用に際して，筋肉注射よりも直腸内投与のほうが優れていると考えられ，特に小児においては現在ケタミンの直腸投与法が鎮静のために時として行われている。

6）気管麻酔法

気管挿管の技術は，呼吸蘇生の目的で非常に古くから試みられ，例えば Andreas Vesalius によって 1543 年以前に行われている。

1667 年 Robert Hook は同様な実験を犬で行って，ロンドン王立学会で発表した。1829 年フランスの Le Roy, J. が溺水者の気管に空気を吹送すれば，かえって死亡率は高くなるとフランス科学アカデミーに報告したので，気管挿管による呼吸蘇生法はしばらくの間，全く見向きもされなくなった。20 年後の 1848 年 John Snow はウサギに気管切開をして管を挿入してクロロフォルム麻酔を行ったが，これは気管麻酔の嚆矢ともいえる。

1871 年 Friedrich Trendelenburg はカフの付いた気管切開チューブを開発し，凝血が入るのを防止した。1878 年グラスゴーの外科医 William MacEwen は経口気管内チューブを発明し，喉頭浮腫の治療や麻酔に応用した。このため MacEwen は近代気管麻酔法の創始者の一人と称される。

アメリカの Joseph P. O'Dwyer も気管麻酔の先駆者の一人である。1885 年彼は喉頭に挿管するチューブを改良し，ジフテリーの治療に著明な結果を上げ，また Rudolph Matas（写真12）は開胸手術でも応用可能としてその使用を推奨，1899 年気管麻酔下に胸壁の腫瘍の摘出に成功した。1900 年ドイツの Franz Kuhn は十分な内腔を有するチューブの使用と経鼻気管挿管について発表した。

第一次世界大戦中，英国の Ivan W. Magill と Edgar S. Rowbotham は経鼻的気管挿管の技術を完成させ，これが全世界に普及された。これに引き続いて経口気管挿管の技術も完成された。英国オックスフォード大学の Robert R. Macintosh は麻酔科用喉頭鏡を開発して，気管麻酔をさらに普及させた。

胸部外科，心臓外科，脳神経外科，口腔外科領域の目覚ましい進歩発展も，実にこの気管麻酔の発展によるところが大きい。

7）局所麻酔

局所麻酔の歴史はコカの葉から始まった。南米インカの原住民はコカの葉を噛んで病気，空腹，痛みなどを忘れ，インカの外科医はコカの葉を与えて穿頭術（写真13）を行ったという。

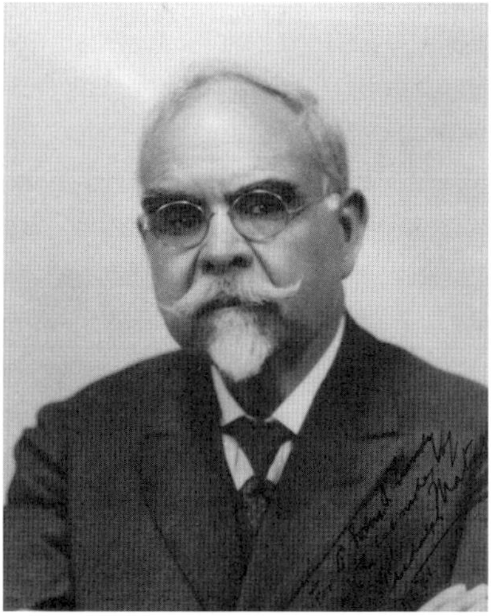

写真12　Rudolph Matas（Keysの著書から）

　1858年オーストリアの博物学者Scherzerは南米からコカの葉を持ち帰り，ゲッチンゲン大学の化学者Friedrich Wöhlerに送った。Wöhlerはその分析を弟子のAlbert Niemannに命じ，遂にコカインと名付けられた結晶を得た。
　1868年ペルーの軍医Moreno y Maizはコカインの薬理学的研究を行い，局麻薬としての作用を示唆した。1872年Alexander Benettはその鎮痛作用を実証した。
　1884年夏ウィーンのSigmund FreudとCarl Kollerは共同でコカインの研究をしていたが，Freudは2年間も会っていない婚約者に会うため一時実験から遠ざかった。その留守中，同年10月17日Kollerはコカインが局所麻酔薬であることをハイデルベルグで開かれたドイツ眼科学会で同僚に発表してもらったが，なぜか共同研究者の中にFreudの名前は付されていなかった。以来Freudはコカインの研究から手を引くことになる。
　Kollerに少し遅れて米国のWilliam S. Halstedは神経幹がコカインでブロックされることを報告し，1892年ドイツのKarl L. Schleichによってコカインによる局所浸潤麻酔法が発表された。しかし最初，この方法は無効であると無視された。1904年Alfred Einhornがコカインより毒性が低

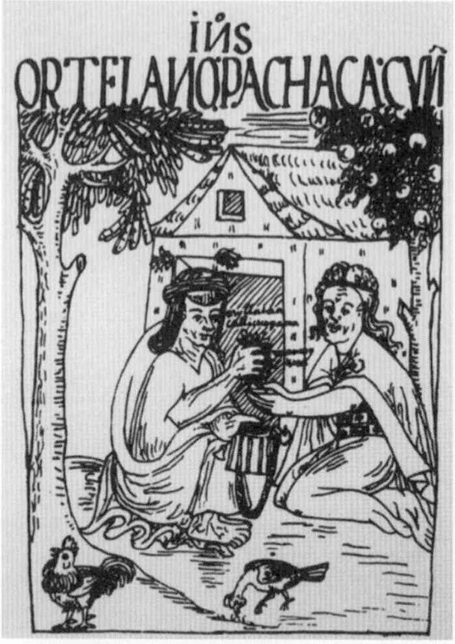

写真13　16世紀のインカにおけるコカの使用〔J. Kennedy の Coca Exotica (1985年, New York) から〕

いプロカインを発見して以来，プロカインがコカインを駆逐してしまった。
　この後，脊髄くも膜下麻酔，硬膜外麻酔の研究が大きな進歩を遂げることになる。以来プロカインよりさらに作用の発現が速く，毒性の低い局麻薬の開発が行われ，1943年スウェーデンの Lofgren と Lundqvist によってリドカイン（キシロカイン）が合成され，1947年ストックホルムの Torsten Gordh によって初めて臨床に応用された。

8）静脈麻酔法

　血管内に薬物を投与したのは，1642年の Georg von Wahrendorff が嚆矢であるという。1656年オックスフォード大学の天文学教授 Christopher Wren（写真14）は犬にビール，ワイン，阿片などを投与してその効果を観察し，1662年にドイツのキールの内科医 Joham Major は人で薬物の静注を試みたという。1665年，同じくドイツの Johann S. Elsholtz は阿片を静注して無意識の状態を作り出した。このように早期から静注は医師以外の人々の間でも注目を集めた。

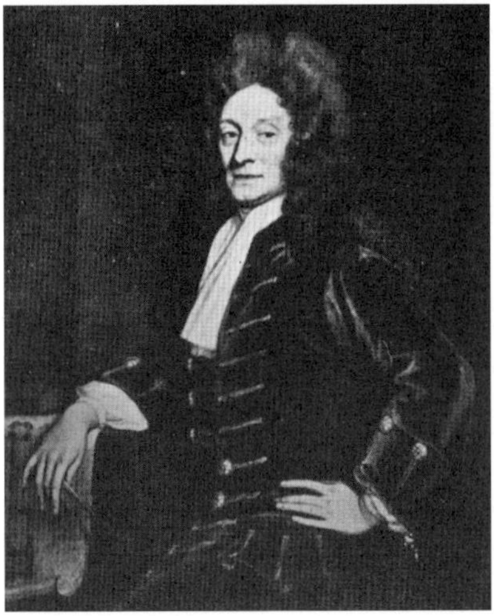

写真 14　Christopher Wren（Keys の著書から）

　しかし静脈麻酔の臨床は 20 世紀に入ってから急速に進歩した。1903 年 Emil Fischer（写真 15）と Joseph von Mering はバルビツレートの合成に成功し，1906 年ペテルブルグの Fedrow はヘドナールの静注による 520 例の臨床例を報告し，1909 年ドイツの Ludwig Burkhardt はエーテルやクロロフォルムの静注による麻酔を発表した。

　1934 年，米国メイヨクリニックの John S. Lundy がサイオペンタールの間歇的投与法を発表して以来，全世界でこの方法が普及し，約 50 年間用いられてきた。その後，幾多の新しい薬剤が開発され臨床に用いられたが，多くは短命であった。現在は 1977 年に最初の臨床報告がなされたプロポフォールが普及している。

9）筋弛緩薬

　近代麻酔科学の進歩は麻酔補助薬としての筋弛緩薬の導入に負うところが非常に大である。代表的な筋弛緩薬クラーレは 1516 年 Angherius が最初に記載したといわれるが，1850 年代フランスの Claude Bernard がその作用部位を神経筋接合部としたのが，最初の薬理学的研究といえる。この後しばらくクラーレは破傷風や諸種の痙攣の治療に応用されていたが，全身麻酔への応用は 1942 年 1 月 23 日，カナダの Harold R. Griffith らがサ

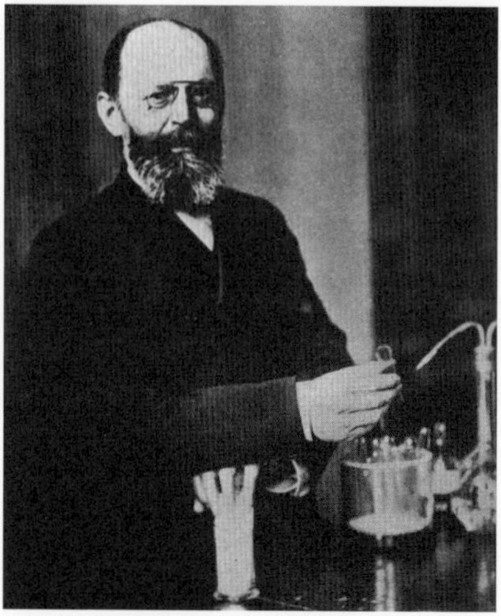

I 麻酔科学の歴史

写真15 Emil Fischer

イクロプロペイン麻酔中,筋弛緩を得るためクラーレを併用したことに始まる。

これより先の1935年Harold Kingはd-Tcを分離し,1939年A. R. McIntyreらはイントロコスチン(コンドロデンドロン)を合成した。Griffithらが使用したのも,このイントロコスチンである。

1949年ノーベル医学・生理学賞受賞者のDaniel Bovetによって再開発されたサクシニールコリンが導入され,作用発現が速く完全な筋弛緩作用を有することなどから全世界に普及した。筋弛緩薬の導入によって,気管挿管は極めて容易となり,代謝性アシドーシスを招くほどの深麻酔も不必要となった。筋弛緩薬によって,さらに術中の調節呼吸も容易に行われ,これが胸部外科,脳外科の進歩発展にいかに寄与しているか計り知れないものがある。現在は以降に開発されたピペクロニウム,ロクロニウム,Drg 9487などが臨床導入のため検討されている。

4.日本における麻酔科学の発達

1)室町時代

縄文時代,弥生時代については,近年の遺跡,遺構の発見・発掘やそれらの研究においても,麻酔科学に直接関係する事項は何も認められない。

飛鳥時代から室町時代に至る時期の麻酔については，文献上ほとんど知る由もない．鎮痛のため何らかの方法が採られたものと考えられ，多くの場合，酒が用いられたことは容易に想像されるところである．

2）江戸時代

江戸時代に入ると，まず第一に華岡青洲の業績を挙げなければならない．各種の手術を無痛下に行いたいと考えた青洲は，長年の研究の結果，マンダラゲ（朝鮮アサガオ）と附子を主成分とする「麻沸散」または「通仙散」と称する経口全身麻酔薬の改良に成功し，それを服用させて全身麻酔下に各種の手術を行った．しかし，これは青洲の創始になるものではなくして，京都の花井千蔵や大西晴信の処方を改変したものであり，その起源は元代の中国にまで遡ることができる．しかし，このことは青洲の業績の価値を減ずるものではない．青洲の麻酔法は明治30年頃まで行われた．

従来，青洲による最初の全身麻酔は文化2年（1805）10月13日（または16日）と言われてきたが，最初の全身麻酔下乳癌手術患者藍屋かんが文化2年（1805）2月23日に死亡していたことを発表した著者の研究により，手術日は文化元年（1804）10月13日であることが確定した．なお青洲の行った乳癌手術の患者は，平均して3～4年生存したようである．

一説に青洲より115年も以前の元禄元年（1688），琉球の高嶺徳明は清国の福州で黄会友なる人物から全身麻酔下の兎唇手術法を伝授され，翌2年（1689）琉球に帰って，5月から11月の間に6人ほどの手術に成功したといわれている．高嶺はこの方法を島津藩医・伊佐敷道與に伝授しているが，伊佐敷による麻酔の実施は今のところ不明である．しかし最近新史料が発見され，高嶺が伝授を受けたのは兎唇手術部位への塗布薬であり，全身麻酔法ではなかったことが明らかとなった．この頃，青森県津軽地方では藩の薬園に「けし」が栽培され，阿片を主成分とした秘薬「津軽一粒金丹」（写真16）が組織的に製造されていた．華岡青洲はこのことを知らなかったらしい．

さて幕末に入ると，嘉永3年（1849）に杉田成卿はドイツのJ Schlesingerのエーテル麻酔に関する著書のオランダ語版を和訳して本邦にエーテル麻酔を紹介した．江戸幕府はエーテル麻酔に大きな関心があったらしく，このオランダ語訳のエーテルの本を6冊も輸入している．安政2年（1855）に入ると，杉田成卿はエーテル麻酔を火傷や乳癌の手術に応用し，坪井信良も文久3年（1863）にエーテル麻酔を紹介している．安政6年（1859）

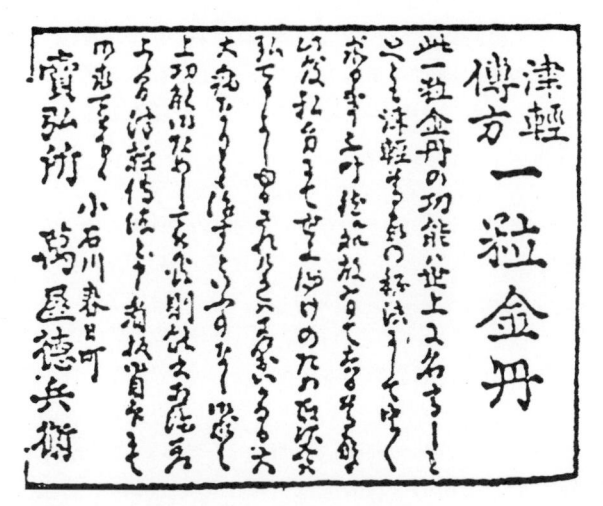

写真16　津軽一粒金丹の宣伝の一枚刷（パンフレット）

には長崎に来たオランダの海軍軍医ポンペがクロロフォルム麻酔を紹介したが，実際に行われたのは文久元年（1861）に伊東玄朴が下肢切断術に応用したのが最初である。

3）明治時代

　明治時代に入ると，クロロフォルム麻酔がエーテル麻酔を駆逐して普及したが，これは欧州とくにドイツへの留学者がいずれもクロロフォルム麻酔を習得して帰国したことなどが挙げられている。加えて日本の陸軍の外科ではクロロフォルム麻酔を優先的に採用したことが，クロロフォルム麻酔の普及を促進した。クロロフォルム麻酔の心毒性は，すでに明治14年（1881）頃から注目されていたが，ようやく明治末期になって，一般状態の悪い患者にはエーテル麻酔を行うべきとされるようになった。明治35年（1902）の歩兵第五連隊の八甲田雪中行軍遭難事件の被救助者の四肢切断時に，クロロフォルム50％・エーテル50％の混合麻酔が用いられた。

　明治30年頃（1890）になると歯科領域で亜酸化窒素が普及し始めたが，外科方面では未だしの感があり，依然としてクロロフォルム全盛時代であった。明治32年頃（1899）からコカインによる局所麻酔が紹介され，普及し始めた。

なかでも特筆すべきは，名古屋の北川乙次郎は明治34年（1901）2名の患者に対してモルヒネを手術のためではなく，除痛のためくも膜下腔に投与した。これは現今広く世界的に普及している硬膜外腔へのオピオイド投与の先駆をなすものであり，くも膜下腔投与としては世界最初の試みであったことは注目してよいと思う。残念なことは，これが広く追試されなかったことである。

4）大正時代

まだクロロフォルム麻酔が高頻度に用いられているが，脊髄くも膜下麻酔（脊麻）が広く普及してきた時代である。トロパコカインなどによる局所浸潤麻酔と脊麻との併用も行われた。麻酔科学の生理学的・薬理学的研究も散見されるが，いまだ本格的なものは見られない。

5）昭和時代（終戦前）

昭和4，5年（1929, 30）頃にアベルチンによる直腸麻酔が，昭和9年（1934）頃にエビパンソーダによる静脈麻酔が紹介され，以後盛んに用いられた。この頃オンブレダン麻酔器が輸入され普及した。これにはエーテルが主として用いられた。昭和16年（1941），名古屋大学の外科教授斎藤眞は高比重液のペルカミンSによる脊麻の研究によって脊麻は徐々に普及した。

特筆すべきは昭和13年（1938）Mayo Clinicに留学した陸軍軍医学校胸部外科教官の永江大助（写真17）が帰国して，当時米国で普及しつつあった気管麻酔法（写真18）を紹介したことである。しかし間もなく，日米間の外交関係が険悪になったため，軍人でもあった永江が敵国で学んだ最新の知識を普及できなかった。これは日本の麻酔科学史上極めて残念なことであった。

6）昭和時代（終戦後）

昭和25年（1950），米国から医学教育団が来日し講習会が開催された。麻酔科関係の講師はニューヨーク・ロードアイランド病院の麻酔科部長Dr. Meyer Sakladであった。近代麻酔科学を駆使して胸部外科，脳外科など自在に行われている米国の状況に驚いた日本の外科医達は，麻酔科学の重要性を改めて認識した。

これに刺激されて昭和26年頃（1951）から気管麻酔が見よう見まねで一部の大病院で行われるようになった。昭和27年（1952）には東京大学に日本で最初の麻酔（科）学講座が誕生した。多くの外科医が麻酔科学の研修のため主として米国へ行き，帰国して全国各大学の教授として麻酔科学教

I 麻酔科学の歴史

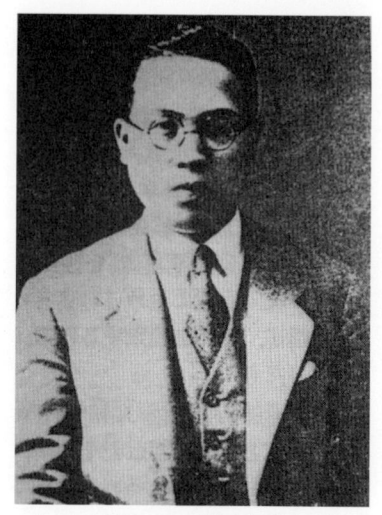

写真 17　永江大助

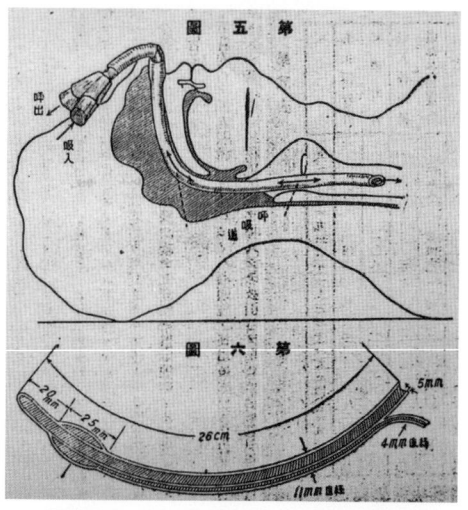

写真 18　永江大助の伝えた経鼻挿管図
（軍医団雑誌 307：1433〜1441，1938 から）

室の創設に尽力した。

　昭和29年（1954）には日本麻酔学会が設立され，麻酔科学の研究も軌道に乗り，一部米国のそれに優る研究もなされつつある。昭和35年（1960）には麻酔科は標榜科として厚生省から認定され，昭和37年（1962）には専門医としての麻酔指導医の制度も発足し，現在に至っている。

　平成12年（2000）には日本麻酔学会は日本麻酔科学会と改称され，翌平成13年（2001）には法人化が認められた。21世紀の最初の年にさらなる飛躍の第一歩を踏み出した。学会が抱える問題は山積しているが，麻酔指導医は一致団結してこの難局を乗り越える必要がある。

　現在，全国のすべての大学病院には麻酔科が設けられているが，麻酔科医はまだ非常に不足しており，これが解消しないうちは麻酔科の真の独立はないであろう。

文　献

1) Keys, T. E. : The history of surgical anesthesia, New York, Dover pub., 1963.
2) Faulconer, Jr. A. and Keys, T. E. : Foundations of anesthesiology (vol. 1, 2), Springfield, C. C. Thomas, 1965.
3) Davison, M. H. A. : The evolution of anaesthesia, Altrincham, John Sherratt, 1965.
4) Boland, F. K. : The first anesthetics, Athens, University of Georgia Press, 1968.
5) Meade, R. H. : An introduction to the history of general surgery, Philadelphia, W. B. Saunders, 1968.
6) Sykes, W. S. : Essays on the first hundred years of anaesthesia (vol. 1, 2), Edinburgh, EVS Livingstone, 1960.
7) Lyons, A. S. and Petruchelli II, R. J. : Medicine, an illustrated history, New York, Abrams, 1978.
8) Wangensteen, O. H. and Wangensteen, S. D. : The rise of surgery, Folkstone, William Dawson, 1978.
9) Collins, V. J. : The History of Anesthesiology, In : Lollin VJ, ed. Principles of Anesthesiology (3 rd ed), Philadelphia : Lea & Febiger ; 1993.
10) Boulton, T. and Wilkinson, D. J. : The Origins of Modern Anaesthesia. In : Healy TEJ, Cohen PJ, editors. Wylie and Churchill-Davidson's A Practice of Anaesthesia (six edition). London, Edward Arnold, 1995.

11) Toski, J. A., Bacon, D. R., Calverley, R. K.：The History of Anesthesiology. In：Barash PG, Cullen BF, Stoelting RK, editors. Clinical Anesthesia (forth edition). Philadelphia, Lippincott Williams & Wilkins, 2001.
12) 松木明知：麻酔科学のパイオニアたち．東京，克誠堂出版，1983.
13) Rushman, G. B., Davies, N. J. H., Atkinson, R. S.（松木明知監訳）：麻酔の歴史―150年の軌跡―(改訂版第2版)．東京，克誠堂出版，1999.

☽ 3

日本麻酔科学前史
―日本における江戸時代以前の麻酔科学史―

❀❀❀❀❀❀❀❀❀❀

1. 欧米における麻酔科学史概観

　日本麻酔科学会の前史として，江戸時代以前の麻酔について述べるが，これをよく理解するため，当時の欧米の状況について簡単に言及する。

　疼痛を除去しようとする試みは古代から行われてきたが，有効な方法を見い出すことはできなかった。ただわずかにアルコール飲料による酩酊状態や阿片，毒にんじん，マンドレーク（マンダラゲつまり朝鮮アサガオとは全く異なる），ヒヨスの服用，吸引などによる朦朧状態を鎮痛のため利用していた。このような状態はギリシャ，ローマ時代を経て，18世紀後半まで続いた。したがって外傷治療を含めた多くの手術などはほとんど無麻酔下に行われていた。このことによっても，往時の手術室は正に阿鼻叫喚地獄の惨状を呈していたことが知られよう。ひたすら手術のスピードが要求されていたのである。例えば，19世紀中頃一側の下腿切断術にわずか20秒を要したという記録がある。

　18世紀後半になってヨーロッパ，中でもイギリスではフロギストン説などに代表される化学研究，特に気体の研究が盛んとなった。1771年のジョセフ・プリーストリーによる酸素の発見，翌1772年の同じくプリーストリーによる亜酸化窒素の発見などが相次いだ。このような状況において，気体の吸入が各種の疾病に有効ではないかと考えられるようになった。1794年，イギリスのトーマス・ベドーズによってブリストル郊外のクリフ

トンに気体研究所が設立され，1798年には所長に弱冠20歳のハンフリー・デービーが就任した。デービーは亜酸化窒素の研究を行って，その鎮痛作用を発見し，将来手術時の疼痛除去に有用である可能性を著書中に記したが，それが実際に応用されるまでには約半世紀を待たなければならなかった。

　一方，イギリスのヘンリー・ヒックマンも手術時の痛みを取り除く研究を行い，亜酸化窒素でなく，二酸化炭素の吸入によって意識や疼痛が可逆性に消失することから，これを手術時に応用できるのではないかと考えた。しかしイギリス国内では賛同者はおらず，研究を続行するため経済的援助をフランス国王シャルル10世に求めたが受け入れられず，わずか30歳で早逝した。

　エーテル（ジエチルエーテル）はすでに1540年にヴァレリウス・コルドスがアルコールと硫酸からエーテルを製造し，「甘い硫酸塩」と名付けられた。17世紀に入って，吸入によって酩酊状態，さらには意識消失がもたらされることから，特にアメリカにおいてエーテルを吸入する「エーテル遊び」が流行した。もちろん亜酸化窒素の吸入遊びもアメリカで流行し，歯科医ホーレス・ウェルズはこれを歯科手術に応用しようとしたが，公開実験に失敗した。ジョージア州アーテンスのクロフォード・ロングはエーテルに注目して1842年，エーテル吸入下に外科手術に応用し成功した。しかしクロフォード・ロングは医学雑誌に発表せずに放置していた。これを聞知していたチャールズ・ジャクソンや彼の友人ホレース・ウェルズもエーテル麻酔に関心を持ち，最終的に共通の知人歯科医トーマス・グリーン・モートンが1846年10月16日にマサチューセッツ綜合病院でエーテル麻酔の公開実験を行って大成功を収めた。手術を行った外科医がジョン・ワレン，そして病院が有名な病院であり，当時医学者としても有名なヘンリー・ビーゲロー教授がこの症例報告を記したことで，エーテル麻酔の情報はまたたく間に全世界に広まった。この情報は新大陸のアメリカから旧大陸側の英国へは約2カ月後の12月17日に伝えられた。当時，大西洋の横断には客船で約3週間を要したことを考えると，極めて速い情報の伝達であろう。

　イギリスではエーテル麻酔の情報が伝えられて2日後の12月19日にロンドンとダンフリーで臨床に応用され，それからあたかも燎原の火のように国内各地や大陸に普及していった。多くのヨーロッパ諸国では遅くても

1847年前半から1848年までにエーテル麻酔が紹介導入され、実地に応用されたようである。

エーテルの異臭性、遅効性の欠点に注目したエジンバラ大学産婦人科学のジェームス・ヤング・シンプソン教授は、より良い吸入麻酔薬を求め、ついにクロロフォルムの麻酔作用とその速効性を発見し、1848年1月に発表した。このクロロフォルム麻酔は、その速効性のゆえにエーテル以上の速さで全世界に普及し、20世紀の中頃まで全盛時代が続いた。

19世紀の終わり頃、クロロフォルムの心毒性、肝毒性が大きな問題となり、アメリカではその使用が徐々に減少していった。一方、イギリスでは発見国であった故もあり、20世紀前半まで広く使用されていた。代って、いったん見捨てられた亜酸化窒素は、往時の100％吸入という危険な投与法が改良され、酸素とともに用いるという方法がとられ、1870年代から徐々に使用され始めてきた。この蔭にはガスの流量を規定できる麻酔器の開発の影響がある。

以来鋭意、より安全で、より速効性のある吸入麻酔薬の開発が求められ、1956年にはハロセン、1960年にはメトキシフルレン、1966年にはエンフルレン、1971年にはイソフルレン、1990年にはセボフルレンが臨床に導入され、現在主としてイソフルレン、セボフルレンが臨床に用いられている。

静脈注射の概念は早くから認識されていたにもかかわらず、実地上の繁雑性などのため動物実験以外にはほとんど行われなかった。注射筒、注射針の開発は1850年代になってようやくなされたが、安全な静脈麻酔薬の開発は、薬理学の進歩、輸液技術の発展をまたなければならなかった。本格的な静脈麻酔は1930年代に始まる。そして麻酔補助薬として極めて有効な筋弛緩が実地に応用された嚆矢は1942年である。

臨床的に見て決して忘れてはならないのが、気管挿管による気道確保と人工呼吸であるが、第一次世界大戦の顔面外傷の手術時にその必要性が痛感され、まず経鼻挿管が始められ、次いで経口挿管が普及された。

以上のように概観すると、近代麻酔科学の基礎が確立したのは、第二次世界大戦前の1930〜40年頃ということができると思う。

2．日本における江戸時代以前の麻酔科史

1）科学史における時代区分

歴史を記す以上、どのような時代区分で執筆するかは大切な問題である。

ここでは区分としては縄文時代，弥生時代，平安時代などと，従来の史書に見られるような区分を採用したが，最も大切な江戸時代については問題がある。

一般的に江戸時代は，前期，中期，末期の3区分に分けられることが多いが，科学史の分野においては必ずしもこれが適切ではなく，例えば湯浅光朝は，解体新書の出版 (1774, 安永3), シーボルトの来日 (1820, 文政6), 蕃書調所の創設 (1856, 安政3) の3項を時代区分点としている。この区分は従来の前期，中期，末期と3期に分ける区分とは大きく異なる。湯浅の示した3区分は，それを契機に科学史が大きく変化した時期を重要な区切りとしており，科学的である。本稿では，この区分に従って記述する。この点ご理解いただきたい。

2) 麻酔の語史

麻酔という言葉は中国で生まれ，日本に伝えられたと誤解している人が多い。これは誤りである。現在のわれわれが使用している意味の「麻酔」という言葉は，1850年（嘉永3）江戸の蘭学者杉田成卿が確定した。彼はオランダ語のエーテル麻酔に関する著書を邦訳した時に意識消失と鎮痛状態を「麻酔」と表現したのである。この原本は1847年（弘化4）にドイツのJ. シュレジンガーが著わした，"Die Einathmung des Schwefel-Aethers in ihren Wirkungen auf Menschen und Thiere, besonders als eim Mittel bei chirurgischen Operationen den Schmerz zuumgehen" の第2版をオランダのJ. サールイスがオランダ語に翻訳したものである。幕府はエーテル麻酔に強い関心を持ったようで，少なくとも6冊のサールイスのオランダ語訳書が長崎経由で輸入されて現存している。おそらくその中の1冊が杉田成卿の手に渡されて，翻訳されたのである。

この杉田による「麻酔」という語が蘭学者の中で確実に受けとめられたことは，1854年（嘉永7）に大槻俊斎がセリウス，モストらの外科書から銃創に関する条を抄訳して「銃創瑣言」を出版した際，「麻酔薬」という言葉を用いていることでも分かる。ただし，ここで大槻はこの中に阿片をも含めてこの語を用いている。

華岡青洲は麻沸散による全身麻酔とその状態を「昏酔」や「酔死の如く」と表現しており，「麻酔」という語を用いていない。

杉田成卿は「麻酔」に続く動詞として「する」ないし「行う」とした。つまり「麻酔する」か「麻酔を行う」のであり，決して「麻酔をかける」

とは言っていない。また1873年（明治6）の石黒忠悳の「外科通術」には現在と全く同じ意味で「全身麻酔」などの語が用いられ，これに続く動詞は「する」である。

　明治中期に入ってドイツからHypnose（催眠）という言葉が輸入されたが，当初この語は「魔睡」と訳された。そして「魔睡」に続く動詞は「かける」とされた。「魔術」をかけるの「かける」である。加えて「魔睡」と「麻酔」は発音が全く同じであるために「麻酔」にも「かける」の動詞が誤用された。その影響を受けて，俗に「麻酔をかける」という表現が一般的になった。

　「麻酔」の意味するところは，医療を目的として体の全部ないし一部の知覚や運動機能を可逆的に取り去ること，取り去った状態，そしてその方法を意味する。つまり「麻酔」とは「状態」や「方法」であるから，それを「かける」ことは不可能であり，したがって「麻酔をかける」という表現は誤りである。これは「本を読む」「本を見る」というが，「本を食べる」とは言わないことと同じである。以上のことから，少なくとも麻酔科医は「麻酔をかける」という誤った表現をやめ，「麻酔を行う」という言い方をすべきである。特に学生への講義に際しては，このことに注意しなければならない。

3）縄文時代，弥生時代の医療

　日本全国各地における考古学的発掘が盛んに行われ，その結果は従来の常識を大きく覆している。1例を挙げれば，青森市の三内丸山遺跡は今から5500〜4000年前の縄文時代前期から中期にかけて約1500年続いた遺跡で，これまで数十万点の遺物が出土している。にもかかわらず，直接医療行為を示唆する遺物は発見されていない。納棺された人骨も多数発掘されているが，これまでのところ，特定の疾病や特定の医療行為を示す形跡は認められていない。他の遺跡からは石器の矢尻が突き刺さった大腿骨も発掘されているが，外科手術による人為的な操作が加えられた形跡は皆無である。

　このことから当時の医療はほとんど儀礼的・呪術的色彩を帯びていたと考えられる。

4）奈良時代，平安時代の鎮痛法

　この時代の最も有名な医書は984年（永観2）に編纂された「医心方」である。多くの中国古典医書からの引用が主であるが，外科に関しては「癰

疽」が最も詳しく論じられている。患部に対して化膿前には灸を施し，化膿すれば針で皮膜を破って速やかに排膿させ，水で冷却したという。種々の漢方薬も服用されたことはもちろんである。鎮痛法として特記すべきものはない。

5）鎌倉時代，室町時代

この時代も，基本的に奈良・平安時代と変わらず，鎮痛法としては針，灸が主な鎮痛であった。この時代の医書として1362～6年（貞治元～5）に出版された僧有隣による「福田方」が有名であるが，これも多くの中国の医書を参照している。例えば，依然として「癰疽」には鍼灸が用いられている。この時期は全国各地で戦乱が多発し負傷者が続出したが，これらを専門に治療する金創医が誕生した。負傷時には人参を主とする人参湯が服用されたが，鎮痛薬として紫檀，蒲黄の粉末や省赤子の粉末を練ったものを傷口につけたという。

この期の終わりには鷹取流の外科が有名であった。その祖は鷹取秀次で，播磨の出身である。彼は1581年（天正9）に「外科新明集」，1606年（慶長11）に「外科細塵」を著して各種の手術法や洗浄薬などを記載しているが，鎮痛薬，麻酔薬の記述はない。なお鷹取流の医術に西欧の影響が見られるという。

6）江戸時代

（a）解体新書出版以前（1603～1773）

これより少し前の16世紀後半から平戸，長崎を経由していわゆるポルトガル人，スペイン人による南蛮外科，オランダ人による紅毛外科がわが国に伝えられた。多くはキリスト教宣教師が医術を伝えたもので，彼らは鎮痛薬として阿片，迷矇薬として曼陀羅花を用いた。

一方，中国医学つまり漢方においては鎮痛薬として附子，迷矇薬として曼陀羅花が脱臼，骨折時の鎮静，鎮痛のために用いられていた。中国においてはそれらの使用の起原は宋代にまで遡ることができるが，本邦でも1747年（延享4）に刊行された高志鳳翼の「骨継治療重宝記」に「整骨麻薬」（草烏，当帰，白芷）や「草烏散」（白芷，川芎，猪牙，木鼈子，皂角，烏薬，紫金皮など）とあるように草烏（附子）が多用されている。

このように中国では古来鎮痛のため附子が好んで用いられたため，阿片に対しては無関心であり，このことは伝統的漢方の処方に阿片が含まれていないことによっても傍証されるであろう。

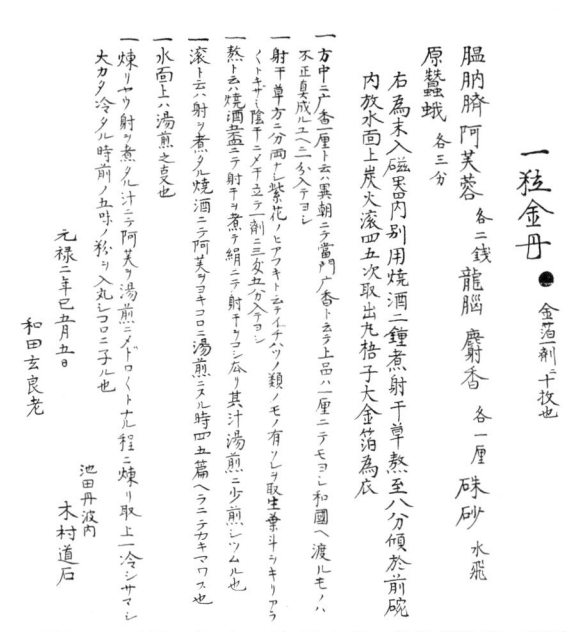

写真 1 元禄 2 年（1689）岡山藩の池田丹波守の藩医木村道石が津軽藩の藩医和田玄良に江戸で伝授した一粒金丹の製法

　中国における阿片の使用に関して詳細は不明であるが，阿片を採取する植物ケシは 2 つの経路で中国に伝播されたようである。第 1 のルートは唐時代にいわゆるシルクロードを経由して入り，第 2 のルートは宋時代に南方のスマトラなどを経由したと考えられる。

　日本におけるケシ栽培の歴史も謎に包まれたままである。現在の知見では，1680 年代（貞享，元禄年代）に青森県の津軽で藩の薬園において大々的に栽培されたのが最も古い史実であり，津軽藩ではそれから阿片を採取して，それを主成分とする秘薬「津軽一粒金丹」を製造した（**写真1**）。津軽藩では厳しい制約の下にケシ栽培を行って「津軽一粒金丹」の製造を続けていたので，全国各地に阿片を含有する薬は普及しなかった。華岡青洲も阿片に関する知識を有していたと思われるが，鎮痛のため阿片を使用することは全く考えていなかったようである。

　この期において特筆しなければならないのは，嵐山甫庵と琉球の高嶺徳

明の事績である。

　嵐山甫庵（1633年，寛永10〜1693年，元禄6）
　九州平戸藩の藩医であった伴田甫庵は藩主松浦鎮信の命により長崎に遊学し，1661年（寛文元）から約6年間出島の蘭館に出入して蘭医術を学ぶことを許された。この間3人の蘭館医について医術を学んだという。その後，京都の嵐山に移住したので姓を嵐山と改めた。
　1687年（貞享4）8月5日甫庵は京都で18，9歳の兎唇の手術を行ったが，阿片が成分に入っている軟膏を用いて手術を行った可能性がある。というのは甫庵が学んだ蘭館医の一人がアルマンス・カッツで，彼は日本に阿片軟膏を伝えた人物として有名である。彼らの阿片はバタビア（現在のジャカルタ）経由で輸入されたのである。

　高嶺徳明（1653年，慶安2〜1738年，元文3）
　高嶺徳明は10歳の時，琉球王朝の朝貢使の一員として，清へ渡って3年間滞在した。このため中国語に堪能であった。以後5回清へ渡っている。
　当時の琉球王尚貞の孫尚益は欠唇であり，将来王位に就くべき者が欠唇では困ると考えた王朝はその対策に苦慮した。王朝は1688年（元禄1）に朝貢使を清に派遣したが，これは徳明にとって5回目の渡清であった。偶然，福建省の黄会友という人物が欠唇治療のため巡回治療を行っているという情報を得て，中国語に堪能な高嶺徳明に手術法の習得を命じた。初め伝授を拒んだ黄会友であったが，徳明が琉球王朝の苦悩を説明し大金を積んで懇願した結果，漸く徳明は手術の方法とそれに用いる薬の処方を伝授された。しかし，これは一世一伝の法であるため，徳明は他言無用を誓った。帰国した徳明がこのことを報告すると王朝は大いに喜び，尚益の父尚純は徳明に命じ，手術の安全性を確かめるため，まず2人の患者の治療を行わせた。地味が異なると薬味も異なるため，琉球産の薬の安全性も確認したと考えられる。徳明はこれに成功したが，尚純はさらに3人の患者の治療を命じた。これにも見事成功した徳明は，1689年（元禄2）11月20日に尚益の兎唇の手術を行った。徳明は三昼夜王宮内に留まったという。伝聞によれば再手術が行われたという。いずれにせよ成功したのである。
　このことを耳にした鹿児島藩の在琉球奉行（在番奉行）村尾源左衛門は高嶺徳明に命じて面前で手術を行わせ，鹿児島藩医伊佐敷道與にその方法を伝授させた。さらに秘伝書2巻を作らせ1巻は自分用に，1巻を伊佐敷道與に与えた。徳明は一世一代の秘法を心ならずも伊佐敷道與に伝えて黄会

友との誓いを破ったため，子孫が医師になることを禁じたという。以来 300 年，直系の高嶺一族に医師はいない。

以上のような事情から，多くの研究者は高嶺が黄会友から伝授された秘伝を全身麻酔法の薬物の処方であると考えており，それが琉球から鹿児島へ，そして鹿児島から京都へと伝えられ，最終的に華岡青洲の麻酔薬の開発に連なったと推察してきた。

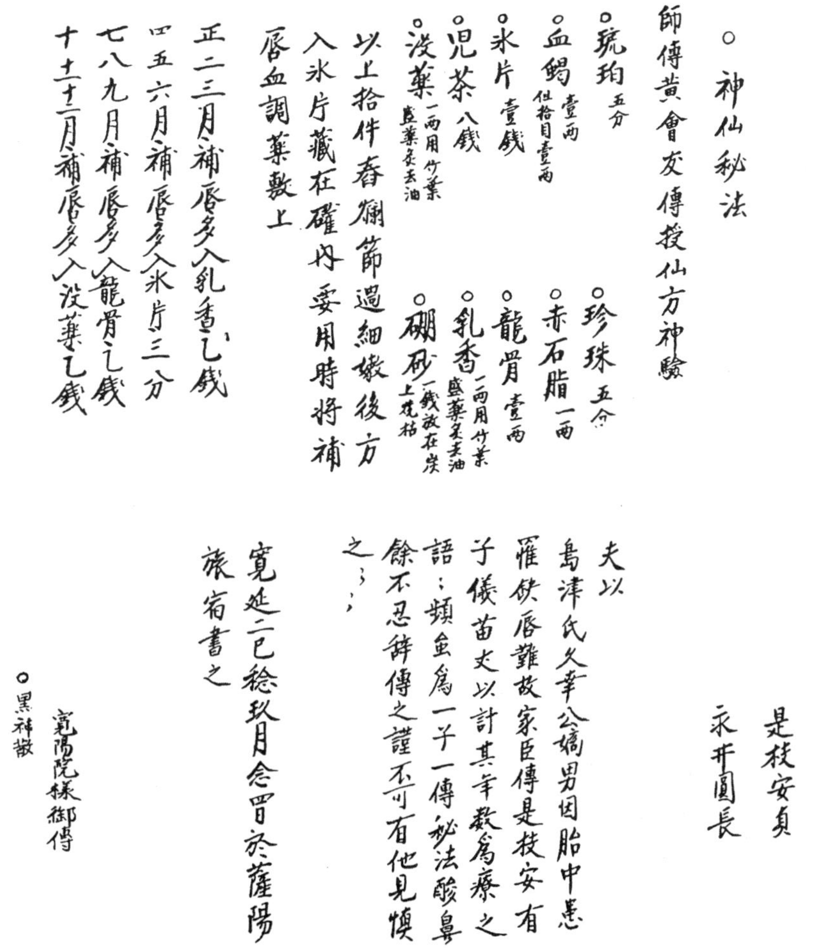

○神仙秘法
師傳黄會友傳授仙方神驗
○琥珀 五分
○血竭 壹両 但拾目壹両
○氷片 壹銭
○児茶 八銭
○没薬 一両用竹葉盛薬炙去油
○珍珠 五分
○赤石脂 一両
○龍骨 壹両
○乳香 一両用竹葉盛薬炙去油
○硼砂 一銭放在炭上焼枯
以上拾件舂爛篩過細嫩後方
入氷片蔵在罐内要用時将補
唇血調薬敷上
正二三月補唇多入乳香乙銭
四五六月補唇多入氷片三分
七八九月補唇多入龍骨乙銭
十十一十二月補唇多入没薬乙銭

是枝安貞
永井圓長

夫以
島津氏久幸公嫡男因胎中患
羅缺唇難故家臣傳是枝安有
子儀苗丈以討其年数爲療之
語々頻金爲一子一傳秘法酸鼻
餘不忍辞傳之謹不可有他見慎
之々々

寛延二巳稔秋月念四日於薩陽
旅宿書之

寛陽院様御傳
○黒神散

写真 2　鹿児島県川内市で発見された「神仙秘法」の処方と書写関係の部分

しかし高嶺が黄会友から伝授された秘伝が鹿児島へ伝えられた証拠はあるが，鹿児島から京都へ伝えられた形跡は全くない。さらに近年伊佐敷道與へ与えられた秘伝書の一写本「神仙秘法」が鹿児島県川内市で発見された（**写真2**）。これによると，秘伝とされたのは兎唇の手術法とその創口に塗布する薬の処方であった。手術法は欠唇の両側を切開し，それに対して直角に3本の針を刺して両創部を中央に引き寄せて創部を固定する方法と思われる。おそらく針に対して横八の字形に糸をかけたものと思われる。このことから高嶺徳明は全身麻酔法を伝えたのではないことはほぼ確実である。

長崎の楢林鎮山は通辞として仕事のかたわら，ブッシュ，ディルクッツ，テン・リーネなどの出島蘭館の医師に師事して外科を学んだ。そして1706年（宝永3）に「紅夷外科宗伝」を著わした。フランスの外科医アンブローズ・パレーの外科書に準拠し，これに自分の経験を加えたものである。その中で欠唇の条には，欠唇の左右端を少し切除して，創口に直角に金銀の鍼を刺し，横八の字に糸をかけて創口を合わせるという。高嶺の方法もこれとほぼ同様であることを考慮すれば，アンブローズ・パレーの手術法が中国南岸，そして琉球に東漸したものと考えられる。

（b）シーボルトの来日まで（1774〜1822）

この期でまず述べなければならないのは紀州の華岡青洲である。

華岡青洲（1760年，宝暦10〜1835年，天保6）

青洲は紀州那賀郡平山の村医華岡直道の長子として1760年（宝暦10）に生まれた。名を震，字を伯行。青洲は号で，俗名は雲平といった。曾祖父の代から農業のかたわら医業も行い，祖父の雲仙の代から医を専業とした。

青洲は初めて父直道から医を学んだが，少年時はむしろ凡庸と評された。22歳の1782年（天明2）初めて京都に遊学した。最初は吉益南涯に古医方を学び，後に大和見立に外科を学んだが，一定の師に就かず，秀れた医術を求め寝食を忘れて多くの医師を訪ねて研鑽に研鑽を積んだ。伝聞によれば当時の華岡家は家計も苦しく，妹のお勝や小陸（こむつ）が機を織って青洲の学資を続けたという。

京都に滞在すること3年にして，1785年（天明5）の2月に故郷に帰ったが，この京都遊学で，医家が専門化しすぎていること，また彼らが伝統的処方に拘泥していることを理解した。さらにこの遊学中に多くの外科的手術を要する疾患が放置されていることを実感し，特に1763年（宝暦13

に永富独嘯庵が著わした「漫遊雑記」中，西欧では乳癌を外科的に切除しているという記述に刺激された。

　この目的を達するため，青洲は麻沸散（麻沸湯とも，通仙散ともいう）を開発したのであるが，研究を開始したのは京都から故郷の平山に帰ってから間もない頃と推定される。

　青洲の麻沸散の処方は蔓陀羅花，草烏頭，白芷，当帰，川芎，天南星であるが，中国では宋代，元代から脱臼骨折の整復術に蔓陀羅花や草烏頭が使用されていた形跡があり，わが国においても青洲以前京都の花井仙蔵や大西晴信が類似の処方を用いている。

　青洲は，まずそれらの処方を集め，次に犬や猫の動物実験を繰り返し，最終的に母のお継や妻の加恵の人体を用いた人体実験を行って処方を確定したとされるが，これらについては伝聞のみで，確たる証拠は何一つない。実験の過程で，青洲は処方中の烏頭（附子）と曼陀羅花の量を大幅に変更したと考えられる。つまり烏頭の量を相対的に減量し，そのぶん曼陀羅花の量を増やしたのである。こうすることによって烏頭によってもたらされる徐脈を予防し，曼陀羅花による全身麻酔作用を強化したのである。ただ，友人であり，第1番目の弟子といわれる中川修亭の「麻薬考」の序文（1796年，寛政8）によれば，それまでにすでに十数人の人体実験にも成功しているという。この中に母のお継や妻の加恵が入っていたとしても，他に10人の全身麻酔に成功していることを考察すれば，この頃には麻沸散の開発は相当程度進んでいたと思われる。この時すでに青洲が故郷に帰ってから12年経過していた。

　しかし青洲はそれを臨床に応用することに極めて慎重であった。加えて，当初全身麻酔下に手術を行うことを承諾する患者がいなかったと推定される。このことは「乳癌姓名録」の最初の3人の患者は少なくとも全身麻酔下に手術を受けなかったことからも窺われる。

　青洲が外科的疾患の中で最も関心を寄せたのが前述したように永富独嘯庵の著書中にも言及されている乳癌であった。このことは青洲が治療した乳癌患者の姓名などを記した「乳巖姓名録」が遺されていることでも分かる。その最初の3名は手術療法を奨めても断った患者であろう。第4番目は大和五条駅（現在の奈良県五條市）藍屋利兵衛の母「かん」で，この「かん」が麻沸散を用いた全身麻酔下に乳癌手術を受けた最初の患者である。従来この手術は1805年（文化2）10月13日または16日に行われたとされ

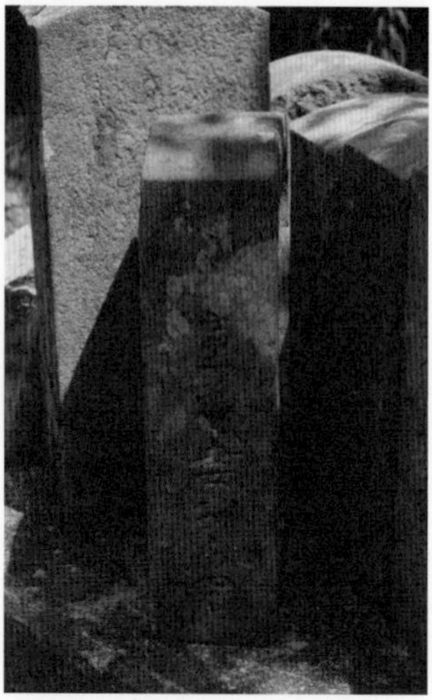

写真3 文政2年（1819）11月24日に手術を受け，同4年（1821）4月19日に没した勢州田丸郡泉村重蔵の妻「おちやう」（45歳）の墓碑（無縁）。このように墓碑が遺された例は稀である。

てきたが，著者の研究によって「かん」が1805年（文化2）2月26日に死亡していることが奈良県五条市の講御堂寺の過去帳によって確認され，また「乳巖姓名録」が1804年（文化元）から始まっているので，手術日は定説とされた1805年（文化2）より1年前の1804年（文化元）10月13日であることが確定した。この症例は，術者名，患者名，手術内容，手術日，症例記録が遺されている点で，世界最初の全身麻酔と評されるのである。

著者は全国の2,000以上の寺院を調査し「乳巖姓名録」に披見される青洲在世中の患者153症例，143名の患者のうち，33名（23.1％）の没年月日を確定した（**写真3**）。彼らのすべてが乳癌の再発で死亡したわけではないだろうが，平均すれば手術後3〜4年で死亡している。多くは末期の状態で手術を受けていることを考慮すれば，立派な成績と評価してよいであろう。

青洲が麻沸散投与で行った藍屋利兵衛の母「かん」の手術記録は「乳巖治験録」（天理大学天理図書館蔵）として有名である（**写真4**）。この記録は1923年（大正12），呉秀三によって青洲の自筆とされ，それゆえに日本の医学史上最も貴重な史料とされてきた。しかし著者が改めて詳細に検討してみると，誤字，脱字，漢字の誤用，あるいは引用文の誤りが数多く見られる。麻沸散による全身麻酔下の乳癌の手術に命を賭けたほどの青洲が，このような初歩的な誤りを犯すとは考えられない。例えば「方技（伎）」を「方枝」，「乳岩」を「亂岩」と記すなど12か所の誤字，誤用がある。特に「乳岩」を「亂岩」と記しているだけでも，この「乳巖治験録」は青洲の自筆ではありえないということができる。これは字が似ているからといって専門家が「麻酔科」を「床酔科」，「内科」を「肉科」と誤ることはないと同じことである。また青洲の門人に与えた免状の文字と「乳巖治験録」の文字を比較しても全く異なっている。しかし「乳巖治験録」が青洲の自筆によるものでないにして，そのことが青洲の業績に何ら影響を与えるものではない。

　青洲の業績は麻沸散の開発に代表されるが，その開発に実験という手法を用いたことは，高く評価されると思う。確実な証拠はないものの，開発に約20年の歳月を要していることから，また名誉のため争って先取権を求めた形跡はないことも容易に推測されるところである。加えて，200年後の今日でも彼が名声を保ち続けるのはその高い思想性の故である。青洲のモットーの一つは「内外合一　活物窮理」であるが，前半は内科，外科，さらに内なる医学つまり漢方，外なる医学つまり西欧の医学を問わずに修得すること，すなわち学際的であることを意味し，後半は生きている患者の病態をよく理解することによって初めて正しい治療が可能となる意である。分子生物学の喧伝される現代でも十分に通ずる考えである。

　青洲の噂は門人から門人へ，患者から患者へと全国に伝えられ，各地から青洲の医学を修得するために紀州の平山に蝟集した。その数は青洲在世中で少なくとも千数百人を数える。青洲は，弟子が上達するか，しないかは本人次第という考えを持っていたので修練期間は定めていなかった。このことを「得与不得在其人」（得と不得はその人に在り）という言葉で表現し，併せて生涯にわたって勉強することの大切さを，学成って故郷に帰る門人に与えた。研修の最短期間は青洲没後のことになるが，福井の橋本左内で約2カ月間，春林軒塾に滞在した。

I 麻酔科学の歴史

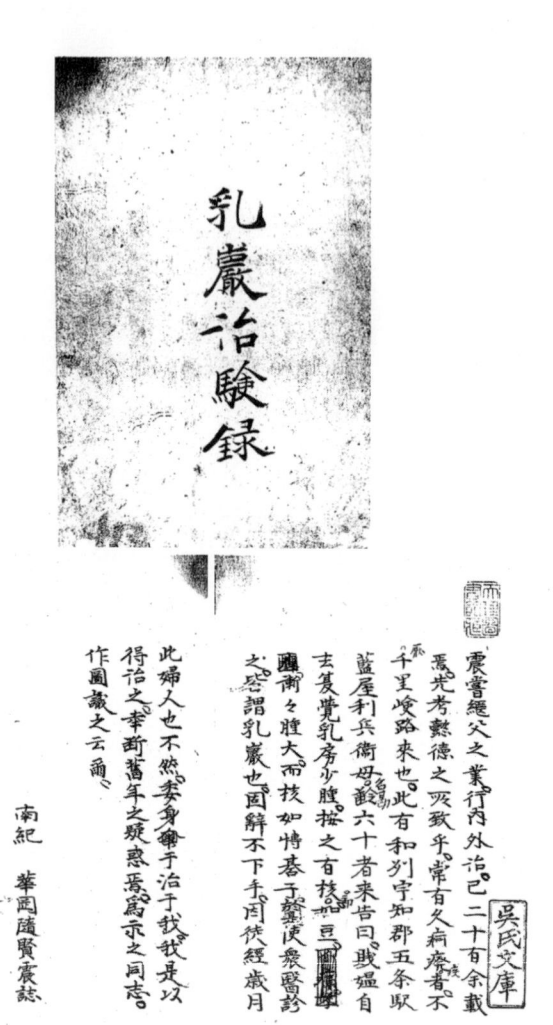

写真 4 麻沸散投与下に行った最初の乳癌手術の記録。従来，青洲自筆とされてきたが，著者（松木）の研究によって，他人の手になることが判明（天理図書館蔵）。

従来の学説では青洲は麻沸湯の処方を秘伝にしたため，彼の医術は全国的に普及しなかったとされてきた。この考えは極めて皮相的であり，青洲について何も知らない素人が"麻酔科学史"を記述したために起因する。

　確かに青洲は麻沸湯の処方を秘伝とし，業成って帰郷する者にのみ伝授し，彼らが勝手に口外し伝授すること禁じた。この点閉鎖的であったと批判されても仕方がない。しかしこのことは青洲が単に華岡流の医術を守るという狭量さのためではないと思う。

　全身麻酔によって患者が意識を失うと，舌根沈下が起き，呼吸困難を生じやすい。このようなことを十分に認識した上で麻沸湯を投与するのでなければ，重篤な状態を招くことは目に見えている。このことを慎重に考慮した青洲は麻沸湯による全身麻酔法が門人から門人へと安易に伝授され，それゆえに合併症の山を築くことを恐れ，自分の監督下で十分に習練を積んだ者のみに，秘伝を伝授したのである。決して，いわゆる秘伝にしたのではなく，学びたいと思った人に対してはきちんと教授しているのである。だからこそ，青洲から直接その技術を学ぶため若い人たちが紀州に蝟集したのである。青洲の医術が全国的に普及しなかったというのも全く偽りで，これまで各地で麻沸湯による手術症例が発掘されなかっただけの話である。例えば，幕末の津軽では門人が1864年(元治1)以前に鼻再着術を行って成功しているし，岐阜県では門人が100例近い乳癌手術を行っているし，九州では19世紀末（明治30年代）まで麻沸湯を用いた全身麻酔法が行われていた。このような事例が発掘されなかっただけの話である。

　青洲は麻沸散による全身麻酔下に創傷や火傷後の四肢変形の手術，体表面の腫瘤の切除など多種の手術を行った。しかし中には出血多量で術直後に死亡する例もあった。兎唇だけでも生涯に二百余例を行ったという。内臓の創傷について，臓の創は救い難く，腑の創傷は時として治癒することがあるという。鎖陰，鎖肛は青洲の造語になる。

　二宮彦可（1754年，宝暦4～1827年，文政20）

　寛政年間（17世紀末）長崎の武士吉原元棟は正骨の技（現在の整形外科）を始めたが，その門人二宮彦可はさらに長崎の通辞吉雄耕牛に蘭医学をも学んで漢蘭折衷の整骨の一派を立てた。そして1808年（文化5）「正骨範」（上下2巻）を著した。

　その中に「整骨麻薬」「九烏散」「草烏散」の3種の処方を記している。中の鎮痛成分は烏頭であるが，「九烏散」には曼陀羅花が含まれているが，

烏頭の成分はない。

各務文献（1765 年，明和 2～1829 年，文政 12）

大阪の各務文献は主として蘭法に準じて整骨科を行った。1810 年（文化 7）に「整骨新書」（2 巻）を著した。その中に整骨に用いる鎮痛・鎮静薬として「松葉散」「麻睡散」があり，前者は松葉，蚯蚓，草烏，烏豆，沈香，羌活の六味から成り，後者は曼陀羅花と白蛇の二味である。覚醒剤として上好茶を用いている。これらを用いた具体的な症例についての記述はないが，多くの症例において，これらの処方が使用されたものであろう。

（c）蕃書調所開設まで（1823～1855）

この期は青洲の門人が活躍した時期である。彼の門人で傑出したのは東では本間玄調，西では鎌田玄台であった。まず玄台から述べる。なおこの期に，秩父大宮の伊古田純道は 1852 年（嘉永 5）に帝王切開を行っているが，もちろん無麻酔であった。

鎌田玄台（1794 年，寛政 6～1854 年，嘉永 7）

鎌田氏は代々外科を業とした。玄台の父も玄台（名は明澄）と称した。江戸の杉田玄白の門人であった。玄台は伊予の大州に生まれ，名を正澄と

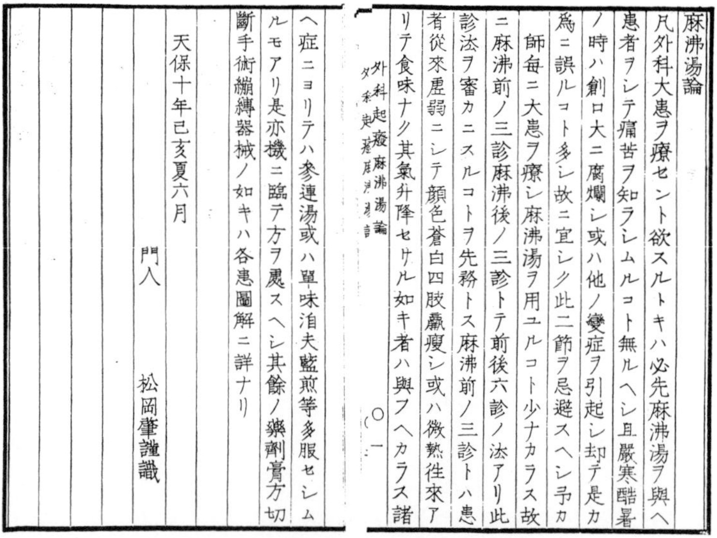
麻沸湯論
凡外科大患ヲ療セント欲スルトキハ必先麻沸湯ヲ與ヘ
患者ヲシテ痛苦ヲ知ラシムルコト無ルヘシ且嚴寒酷暑
ノ時ハ創口大ニ腐爛シ或ハ他ノ變症ヲ引起シ却テ是カ
為ニ誤ルコト多シ故ニ宜シク此二節ヲ忌避スヘシ予カ
師毎ニ大患ヲ療シ麻沸湯ヲ用ユルコト少ナカラス故
ニ麻沸前ノ三診麻沸後ノ三診トテ前後六診ノ法アリ此
診法ヲ審カニスルコトヲ先務トス麻沸前ノ三診トハ患
者從來虛弱ニシテ顏色蒼白四肢羸瘦シ或ハ微熱往來ア
リテ食味ナク其氣升降セサル如キ者ハ與フヘカラス諸
外科起廢麻沸湯論
ヘ症ニヨリテハ參連湯或ハ單味泊夫藍煎等多服セシム
ルモアリ是亦機ニ臨テ方ヲ處スヘシ其餘ノ藥劑膏方切
斷手術綳縛器械ノ如キハ各患圖解ニ詳ナリ
天保十年己亥夏六月
門人　松岡肇謹識

写真 5　「麻沸湯論」の初頁と終頁

称した。18歳の時，文化9年（1812）3月に紀伊の青洲の門に入った。青洲の下で学ぶこと5年で，青洲も玄台の学業を歎称して「桂州」の号を与えたほどであった。業を終えて帰国したが，間もなく藩医に列せられ，かたわら開業した。青洲から学んだ所を応用して多くの難病を治療したという。このため名声は上がり，治療を乞うため，四国はもちろんのこと，九州，中国，畿内からも多くの患者がその許に至ったという。玄台は鎖陰，鎖肛，尿道破裂など多くの手術を行ったが，なかんずく乳癌や陰嚢水腫の手術は最も得意とするところであった。

青洲の行った全身麻酔法については麻沸湯を経口投与することはよく知られているが，その実際的なことは口伝として伝えられているため，詳細不明であった。しかし玄台が1851年（嘉永4）に上梓した名著「外科起廃（10巻）」にある玄台の門人松岡肇による「麻沸湯論」によって詳しく知ることができる（**写真5**）。その大略を示すと以下のようになる。

難病，大病を治療する時，麻沸湯下に行うべきものであり，創部の化膿を避けるため厳冬酷暑の季節を避ける。この際「前三診」と「後三診」が肝要である。前三診とは次の症状を有する者に麻沸湯を与えてはいけないことを示す。

1．虚弱体質で顔色蒼白，やせて微熱があり，食欲のない者
2．外傷などで出血後元気が回復せず，胸がつかえて啖や咳があり，動作短気な者
3．心悸亢進の者，あるいは嘔吐を訴える者，胸焼けする者
　　上記以外の者は，まず合併症などを治療し，その諸症状が消退してから手術を行ったほうがよい。なお手術の5,6日前から半夏や茯苓などを投与すれば嘔吐などのトラブルは少ない。

「後三診」とは，術中管理の要点を示す。特に麻酔状態に関することで，麻沸湯を与えて1時間ばかりすると1．頻尿，頻脈，2．心拍増加，口唇乾燥，3．瞳孔散大となる。この3徴候が揃えば患者が「麻酔状態」に入ったと考えてもよいという。

麻沸湯の投与量は5,6～10歳までは大人の1/4～1/2，10歳～15,6歳は1/2～3/4，大人は全量つまり二銭八分（約10g）を煎じて服用する。しかし個人差があるので留意する。

朝食は普段の2/3を与え，午前12時前に麻沸湯を与えればよい。服用すれば大抵2時間以内で麻酔の状態になるが，無効な場合は日を改めて行う。

その場合は増量し酒とともに与える。

　手術を行う時は，目隠しをして，手足をしっかり抑制することが大切である。また予想より早く麻酔から醒める者もいるので，少し早めに手術を行うとよい。

　多くは約10時間で麻酔から醒めるが，人によって遅速がある。瞳孔散大は長時間続く。まず清茶を与え，それから緑豆湯を与える。麻酔後の定剤として，症状によって参連湯やサフラン煎を単味で与える。

　以上が概要であるが，「前三診」はいわゆる術前の管理，「後三診」は術中管理ということができる。現在のようなモニターのなかった時代ならではの工夫ということができる。

本間玄調（1804年，文化元〜1872年，明治5）

　青洲の千数百人の門弟の中で傑出した門人の一人が本間玄調である。玄調は東茨城小川村に本間玄有の子として生まれたが，17歳の時，本家の本間道偉の養子となった。1820年（文政3）医学を志し，水戸で盛名を馳せていた原南陽に学んだ。翌年，蘭医学を学ぶため江戸に出て杉田立卿の門に入った。

　1827年（文政10）3月，華岡塾に入門し，5月15日には華岡塾を出て，7月1日に長崎に至り，吉雄権之助の門に入った。ここでシーボルトに接した。9月上旬には長崎を出発し，9月末日に大阪を経て再び紀州に戻って青洲に長崎での経験を報告した。その後，京都の高階枳園に師事した。翌1828年（文政11）夏頃，江戸に戻って日本橋で開業した。

　1837年（天保8），20年近い臨床経験に加えて，祖先伝来の治方や青洲の医術をまとめて「瘍科秘録」（10巻）を出版した。この出版によって玄調の名は全国に知れ渡り，門人はいうに及ばず，患者も四方から集まった。

　1840年（天保11）江戸から水戸に帰ったが，卓越した医術を賞されて藩主水戸烈公から「救」の名を賜った。

　玄調は青洲の医療の本質を理解し，その技術をさらに深めていっそう発展させた。その代表例が血管結紮術であった。当時，動脈を結紮した場合，流れるべき血液が停滞してどのようになるのか分からなかった。そのため恐れて結紮術をしなかったのである。玄調は思い切って結紮したところ，何事もなかった。玄調はこれを「自然の良法」と感心している。青洲も良くなしえなかったこの技術を会得して，1855年（安政2）には血瘤（血管腫）の手術，1857年（安政4）には脱疽手術，1858年（文政5）に膀胱結

石の手術を行っている。もちろん，いずれも麻沸湯による全身麻酔下のことであった。

1859年（安政6）には「続瘍科秘録」を上梓して，玄調の盛名はいよいよ高まり，さらに1864年（元治元）「内科秘録」を著した。いずれも名著と評価されている。玄調において華岡流の医術が頂点に達したといえよう。

杉田成卿（1817年，文化14〜1859年，安政6）

杉田立卿の子で，玄白の孫である。名は信，梅里，天真棲と号した。蘭学を坪井信道に学んで，24歳の時，幕府司天台訳員となり，後に開成校教授となった。幕末随一の蘭学の大家である。

化学物質であるエーテルは高野長英による蘭語からの翻訳書「居家備用」（1832年，天保13），宇田川榕庵の「植物啓原」（1833年，天保4）に「亜的耳」の字で披見されるが，近代麻酔科学における吸入麻酔薬としての登場は，杉田成卿が1850年（嘉永3）に「亜的耳吸法試説」としてその著書「済生備考」の第2巻に収載して上梓したのが嚆矢である。これは「麻酔の語史」の中で述べたように，ドイツ・ライプチッヒのシュレジンガーのドイツ語の書（1847年，弘化4）のオランダのJ. サールイスによるオランダ語訳を重訳したものである。

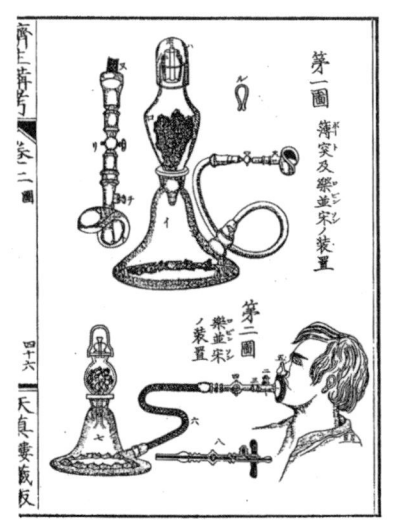

写真6 杉田成卿の「済生備考」巻二「亜的耳吸法試説」の初頁と末尾の図

本書は杉田成卿の解説に続いて，訳者サールイスの序から始まり総括（総説のこと），エーテル麻酔発見の経緯や歴史，各種吸入装置の解説，人と獣に対する効果を詳述し，巻末にボート（Boott）やロビンソン（Robinson）などの装置を図示している（**写真6**）。

成卿のこの訳書は本邦における最初の麻酔科学の訳書であり，本書によって本邦で初めて「麻酔」の概念が誕生したといっても過言ではない。「麻酔」という用語が成卿によって定義づけられていることによっても首肯されるであろう。

成卿は1855年（安政2），エーテル麻酔下に火傷瘢痕後の拘縮の手術や乳癌の手術を行っているというが，各症例についての詳細は知られていない。またどのような経路でエーテルを入手したのか分からない。おそらく長崎を経由してのことであることは間違いない。

「麻酔の語史」の項でも記したのであるが，成卿が訳したサールイスの蘭訳書が国立国会図書館に6冊所蔵されている。いずれも江戸幕府によって長崎を経由して輸入されたものである。このことは幕府がエーテル麻酔に非常に関心を有していたか，あるいは蘭学者たちからの強い要望があったことを示唆するものである。幕末には麻酔法は牛痘種痘法とともに垂涎の西洋医術であったことを示すものであろう。

（d）明治維新まで（1856〜1867）

この期には長崎，横浜に来日した外国人医師たちによって主としてクロロフォルム麻酔が紹介された。

ポンペ・ファン・メーデルフォールト（Johannes Lydius Catherinus Pompe van Meedervoort, 1829年，文政12〜1908年，明治41）

ポンペ・ファン・メーデルフォールト，俗にポンペと称されるが，彼はユトレヒト軍医学校で，1845年（弘化2）から1849年（嘉永2）まで5年間医学教育を受け，1849年（嘉永2）8月に卒業試験に合格して海軍3等軍医になった。1857年（安政4）に日本側の軍医派遣要請に応じて医学校を開設すべく来日した。この海軍伝習所は後に長崎大学医学部に発展した。

4年後の1861年（文久1）9月，念願の養成所が開設されたが，124床の病院であった。彼は貧富の差なく病人を診療し，また学生教育に文字通り尽力した。医の本質と医のアートを教えたという。

伊東玄朴の項で記したように，ポンペがクロロフォルムを輸入したことは間違いない。どれくらいの量のクロロフォルムを輸入したのかなど詳細は知

られていない。輸入したクロロフォルムを自分で使用したことはもちろん，弟子たちにもクロロフォルムに関する知識とともに配布したと思われる。

伊東玄朴（1800年，寛政12〜1871年，明治4）

肥前の仁比山村の農家に生まれた玄朴は母方の縁者で佐賀藩士伊東祐章の養子となり，16歳で漢方を古川左庵に学んだ。

18歳になった1818年（文政1）に父重助が没したため，故郷で開業した。7年間開業したが，蘭医学への想いが断ち難く，佐賀，さらには長崎に行き，シーボルトの鳴滝塾で蘭医学を学んだ。玄朴は1826年（文政9）のシーボルトの江戸参府にも従った。1828年（文政11）江戸本所で開業し，1847年（弘化4）佐賀藩の鍋島直正公の御側医となった。玄朴の実力は幕府も認めるところとなり，1854年（安政1），その命令によって江川太郎左衛門（伊豆韮山の代官）の治療も行った。

1861年（文久元）6月3日，吉原の幇間桜川善孝の子由次郎の右足の脱疽の手術に際し，クロロフォルム麻酔下に玄朴が執刀して切断したことは有名である。

玄朴がいつクロロフォルム麻酔の知識と技術を学んだか不明であるが，用いたクロロフォルムは1857年（安政4）10月に医学伝習所の教師として長崎に来たオランダの医師ポンペが取り寄せたという。玄朴によるこのクロロフォルム麻酔が行われた1861年（文久1）6月には，ポンペはまだ長崎に滞在していたが，玄朴がポンペと直接交渉してこのクロロフォルムを入手したのかは不明である。

佐賀藩には当時のクロロフォルム麻酔についての知識がどのようなものであったかを示す貴重な資料があるので，下に引用しておく。

（1859年，安政6）10月11日

当節渡来之医師，人体を麻痺し候水薬，倅（さて）又牛痘等罷越（まかりこし）申候。右水薬之名はコロウフヲルムと申候由。昨年之医師申聞候スワーフルアエット（サルフーリック・エーテルのこと）より此方宜き旨申聞候。左候而此薬は患者昏睡不仕（つかまらず），只疼痛のみ相忘言語等如常（常の如く）有之もの事に御座候。追々患者為相試候積（つもり）に御座候。　　　　　　　　　　　　　　（　）内は松木注

これによれば，当時のクロロフォルム麻酔は意識を消失させるほど深い麻酔ではなく，大約鎮痛だけを期待して行われたことが分かる。

ジェームズ・ヘボン（James Curtis Hepburn, 1815年，文化15〜1911

年，明治44)

　米国・ペンシルバニア州出身のヘボンは，1840年（天保11）中国で宣教医活動を始めたが，1845年（弘化2）帰国してニューヨークで開業した。
　1859年（安政6）江戸幕府は開国して米国と通商条約を結んだが，この報を聞いたヘボンはただちに北米プレスバイテリアンミッション本部に宣教医として日本に派遣されることを願い出た。それが可能となり，同年4月ニューヨークを出発し，ケープタウンを経由して同年9月来日した。1862年（文久2）12月，横浜外人居留地三十九番地で治療所を開設し，広く一般患者の診療に従事した。かたわら英語塾で英語も教えたが，高橋是清，三宅秀などの人物を育てた。1892年（明治25）まで日本に滞在したが，この間彼はまたヘボン式ローマ字の発明，聖書の翻訳など多くの社会啓蒙的活動を行った。
　ヘボンの業績の中では俳優3代目沢村田之助の手術が特筆される。1867年（慶応3）3月田之助が舞台で傷つけた右肢趾は脱疽へと発展した。松本良順の治療を受けたが治癒せず，右下腿切断の止むをえない事態になった。当時，横浜在住の佐藤泰然を介してヘボンの診察を受け，同年9月15日，ヘボンは門人の波多潜哉を助手としてクロロフォルム麻酔下に田之助の右膝関節部で切断した。翌年，米国セルフォ社製の義肢が到着し，装用して良好な結果を得たという。
　田之助は脱疽の病状が進展し，それは左脚，両手に及び，再びヘボンに依頼して左脚に加えて，右手指3本，左手指2本を切断した。もちろんクロロフォルム麻酔下で行ったと思われる。1868年（明治元）以降のことであるが，その正確な期日は不詳である。
　坪井信良（1823年，文政6～1904年，明治37）
　越中高岡の産婦人科医佐渡家に生まれた。字は良益であったが，後に信良と改めた。蘭学を京都の小石元端に学んだが，さらに緒方洪庵や江戸の坪井信道にも学んだ。
　1844年（文久3）坪井信道の養子となり坪井信良と改めた。福井藩主松平春嶽の侍医，藩書調所，西洋医学所教授を歴任し，1864年（元治1）には将軍の奥医師となった。奥医師になった前年の1863年（文久3）信良はドイツのJ. シュレジンガーのエーテル麻酔の著書のフハントによる蘭訳書を重訳して「亜的児吸治試験法」と題したという。中に島立甫のエーテルの実験記録を収載しているという。著者（松木）はこの「亜的児吸治試

験法」の現物を閲覧していないので断言はできないが，原著のシュレジンガーは杉田成卿の訳書の原著者と同じではないかと推測される。というのは1847～8年にかけてドイツでエーテル麻酔の著書を上梓したシュレジンガーは1人しかいないからである。しかし坪井がなにゆえ同じ本を訳したのか，その辺の事情は分からない。

坪井は明治に入ってから，自ら編輯発行した「医事雑誌」の2号（明治6），21号（明治7），34号（明治8），35号（明治9）にエーテル麻酔，クロロフォルム麻酔，産科麻酔について欧米の論考を紹介している。この意味で幕末から明治初期にかけて，欧米の麻酔科学を紹介したのは坪井信良であったとしても過言ではない。

三瀬諸淵〔もろぶち，周三（1839年，天保10～1877年，明治10）〕

愛媛県大州は前述した鎌田玄台が活躍した土地であるが，三瀬周三もこの地の出身である。三瀬はシーボルトの最後の弟子といわれる。三瀬が書き遺した書類の中に「吉雄氏口伝　ホロームホルム用法」がある。これまでの研究では三瀬が1867年（慶応3）に長崎に行き，オランダの医師ボードインと病院設立などを協議した際，吉雄圭斎に出会って，クロロフォルムの用法を学んだと考えられる。三瀬が実際の外科手術に際して，クロロフォルム麻酔を用いたか否かは明らかでない。

同じくシーボルトの弟子で三瀬の叔父である宇和島出身の二宮敬作はサラシ粉とアルコールを混じてクロロフォルムを製する方法を知っており，縁者であるから三瀬は二宮からこの情報を得ていた可能性もある。

戊辰戦争で，土佐藩の藩医弘田親厚は壬生城内でクロロフォルム麻酔を行っているという。弘田は適塾の出身で大阪の合水堂で華岡流の医術を学んでおり，さらに1867年（慶応3）に長崎に半年滞在して蘭学を学んだという。ここでクロロフォルム麻酔の情報を得たのかもしれない。

ウイリアム・ウイリス（1837年，天保8～1894年，明治27）

1859年（安政6）エジンバラ大学を卒業し，ロンドンのミドルセックス病院に勤務した後にイギリス公使館付きの医官として1861年（文久元）に来日した。エジンバラ大学の産科学のシンプソン教授がクロロフォルム麻酔を発見したのが1847年（弘化4）であったから，ウイリスはクロロフォルム麻酔という最新の情報，しかも十分な経験を積んで来日したことは間違いない。

1868年（慶応4）1月末日に始まった鳥羽・伏見の戦に際して，ウイリス

は京都の相国寺の薩藩病院で戦傷者の治療を行った。それ以後，彼は官軍に従って北越や東北各地の戦で戦傷者を治療し，創傷の洗浄に過マンガン水を用い，上下肢の切断術などをクロロフォルム麻酔下に行ったが，イギリス医学の優秀さを日本の医師たちに示すことになった。明治政府がプロシアから軍医を招くことになったため，ウイリスは東京を去って西郷隆盛の肝煎で鹿児島に行き鹿児島医学校の設立に参加することになり，これが鹿児島大学医学部の前身になった。

田代基徳（1839年，天保10〜1897年，明治30）

田代は1868年（慶応4）2月，米国の外科医S.グロスの教科書から翻訳して「切断要法」を著わし，クロロフォルム麻酔について詳しく述べているが，その中で田代自身2時間余りの肩関節脱臼の手術をクロロフォルム麻酔下に行っている例に言及している。

まとめ

以上，日本における江戸時代以前の麻酔科学を概観すると，室町時代以前は，鎮痛・鎮静法に関しては諸書を播いても格別な方法が用いられた形跡はない。もちろん酒などアルコール飲料を用いて疼痛を軽減した方法は民間で用いられたであろう。

江戸期には骨折，脱臼整復時の鎮痛に附子（烏頭）や曼陀羅花を各々主成分とする処方が用いられたが，もちろん明，清などの中国医学の影響であり，その起原は宋，元の時代に遡ることができる。

19世紀初頭紀州の華岡青洲はこれらの先行する処方を改良して華岡流の麻沸散（麻沸湯，通仙散）を開発し，それを用いて各種の選択的手術を行って一世を風靡した。そしてその方法は1000人を超える弟子たちによって全国的に普及した。この傾向は19世紀の中頃まで続いた。

19世紀中頃，幕府の洋学所が蕃書調所と改められ，西欧の情報が比較的容易に移入されるようになった時は，あたかもアメリカでエーテル麻酔の公開実験が成功し，またイギリスでクロロフォルム麻酔が発見されて間もない頃であった。

これらの最新の情報は主として長崎に来日したオランダ人医師たちによってもたらされることが多く，彼らの日本人の弟子によって全国的に普及し，明治維新を前に日本の医学が質的にも量的にも西欧化する素地を形成した。

④ 清水健太郎教授と日本麻酔科学会の創立

✧✧✧✧✧✧✧✧✧✧

はじめに

1954年(昭和29)10月22日,東京都の豊島公会堂において,武藤完雄教授(東北大学外科)を会長として第1回日本麻酔学会が開催された。したがって2003年(平成15)には学会創立50周年を迎えることになり,5月30日に横浜市で開催された第50回日本麻酔科学会学術大会の会期中に学会創立50周年記念式典が開催された。

この式典において,著者は学会の50年史編集委員長として講演を行い,学会創立について,東京大学医学部第一外科の清水健太郎教授の第2回目の米国留学が大きな影響を及ぼしたことを述べた。本稿はその講演原稿に大幅に加筆したものである。ここでお断りすることがある。2000年(平成12)5月以降学会は「日本麻酔科学会」となり,法人化に際してもこの名称を用いたが,本稿でも2000年(平成12)4月以前の学会名は固有名詞であるから「日本麻酔学会」,それ以降の学会を「日本麻酔科学会」と記載し,一般的名称としては「麻酔学会」ではなく「麻酔科学会」を用いることにする。なお敬称を省略したこともお断りしておく。

1. 清水健太郎教授の略歴[1)~4)]

清水健太郎教授(**写真1**)は1903年(明治36)3月18日に東京都中央区木挽町に誕生した。1924年(大正13)3月,第一高等学校を卒業し,東京

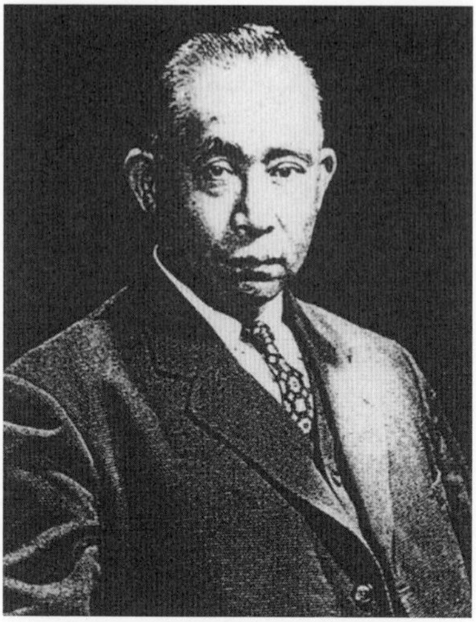

I 麻酔科学の歴史

写真 1 清水教授（60歳頃）

帝国大学医学部に入学した。1929年（昭和4）6月に同学部を卒業し，三宅紘一教授の主宰する精神科学教室に入局した。2年後の1931年（昭和6）1月には，精神科学教室を辞して病理学教室に入り1年間病理学を学んだ。さらに翌1932年（昭和7）1月に青山徹蔵教授の第一外科学教室に入局した。青山教授は一般外科学のほかに脳神経外科にも造詣が深く，すでに1922年（大正11）聴神経腫瘍摘出術に成功していた[5]。清水は精神科学教室時代に，受け持ちの患者がヒステリーや脳梅毒などの診断であったのに，剖検の結果は聴神経腫瘍や大脳のグリオーマであった経験から，脳神経外科に専念しようと決心した。このため青山外科に入局したようである。

当時は脳疾患の診断のため，米国 Walter Dandy（1886-1946）の開発した脳室撮影や気脳撮影[6)7]，ポルトガルの Egas Moniz（1874-1955）[8]，Pedro A Lima（1903-1985）[9]の創始した脳血管撮影が行われて間もない時代であったが，清水は脳血管撮影の手技を改良して，経皮的脳血管撮影法を創始した。それまで切開して行っていた方法を経皮的方法に改良したのである。清水はこの研究をまとめて Beiträge zur Arteriographie des Gehirns —einfache percutane Methode— と題して1937年（昭和12）の Archiv für Klinische Chirurgie に発表した[10]。この論文が清水の学位論文となった（**写**

64

4 清水健太郎教授と日本麻酔科学会の創立

> (Aus der I. Chirurgischen Klinik der Kaiserlichen Universität Tokio.
> Direktor: Prof. Dr. T. Aoyama.)
>
> **Beiträge zur Arteriographie des Gehirns — einfache percutane Methode.**
>
> Von
>
> Dr. K. Shimidzu,
> Assistent der Klinik.
>
> Mit 20 Textabbildungen.
>
> *(Eingegangen am 8. Dezember 1936.)*
>
> „L'encéphalographie artérielle" von *Moniz* (1927) hat in der Gehirnröntgendiagnostik, besonders in der Untersuchung des Hirntumors und der topographischen Beziehung der Gehirnzirkulation Epoche gemacht. Eine Aufnahme bei Injektion von 5—6 ccm 25%iger Jodnatriumlösung in die operativ bloßgelegte A. carotis interna bei gleichzeitiger Abklemmung des zentralen Abschnittes des Gefäßes war die ursprüngliche Methode, die später in 3—6 Serienaufnahmen bei einmaliger Injektion von Thorotrast umgestaltet wurde. Diese Methode zeigt deutlich nicht nur den Arterienverlauf, sondern auch die capillare Phase, die Venen und Sinus des Gehirns. *Moniz* zeigt die Arteriogramme von Hypophysentumor, Tumor des Frontallappens, des Temporallappens, des Parietallappens, Cystizerkose, Meningiom, Angiom und Aneurysma. 1933 ist ihm die Darstellung der Basilararterien durch Injektion in die A. subclavia gelungen. *Löhr* und *Jacobi* empfehlen die kombinierte Encephalarteriographie und arteriographierten kombiniert außer Hirntumor Arteriosklerose, Epilepsie, Paralyse und Verletzungen des Gehirns. *Bodechtel* berichtet über 2 Todesfälle und betont die Gefahr der Arteriographie bei Sinusthrombose. Viele Arteriogramme bei verschiedenen Arten von Aneurysmen nach *Tönnis*, bei Embolie des traumatischen Aneurysma nach *Dyes*, bei Schwachsinnigen nach *Fernandes* und bei verschiedenen Hirntumoren sind nacheinander bekannt gemacht worden.
>
> **Die Methodik.**
>
> *1. Carotisgebiet.*
>
> Ich habe schon 1932 die Freilegung der A. carotis aufgegeben und führe die einfache percutane Punktion der Arterie aus. *Knauer* hat 1919 Salvarsan in die A. carotis interna percutan injiziert in der Absicht die Hirnsyphilis und die Paralyse zu behandeln.
>
> Man muß für die percutane Carotisinjektion die Kopflage beachten, nämlich der Kopf muß stark nach hinten gebeugt sein, damit die Arterie möglichst gespannt wird und der Nadel nicht ausweicht. Die Aufnahme kann bei dieser Kopflage sowohl

写真 2 清水の独文の学位論文

真 2)。

1940年（昭和 15）3月，清水は文学省留学生として米国に留学したが，翌 1941年（昭和 16）12月8日の太平洋戦争開始とともに抑留され，1942年（昭和 17）8月に日米交換船で横浜港に帰国した[11]〜[14]。清水は 1943年（昭和 18）1月に講師，次いで 1945年（昭和 20）3月に助教授に昇任した。

第一外科学教授の主宰者はすでに 1936年（昭和 11）に青山徹蔵教授から大槻菊男教授に代わっていたが，清水は大槻外科の助教授として外科学一般を担当しながら，脳神経外科患者の診療にも従事した。1947年（昭和 22），清水は助教授の身分で翌 1948年（昭和 23）の第 48回日本外科学会の宿題報告「脳外科に於ける診断と手術適応」を引き受けたが，大槻教授は病床の内十数床を脳神経外科用とした。脳神経外科病床の始まりであった。

1948年（昭和 23）11月，清水は大槻教授定年退官の後を受けて第一外科学教室の教授となった。一般外科の診療にも多忙であった。1951年（昭和

26) 6月，脳神経外科を作ったが，文部省が正式に診療科として認めた最初であった。診療科に見合う講座としては，名目上の外科学第三講座を当てて清水が兼任したが，1962年（昭和37）12月に定員がついて独立した。1963年（昭和38）3月，清水は定年により退官したが，4月1日外科学第三講座は独立して脳神経外科学講座となった。

この間，清水は脳神経外科学会の独立，麻酔学講座，中央手術部，輸血部の創設に尽力し，日本脳神経外科学会，日本外科学会，脳波学会の会長を務めた。1961年（昭和36）から1965年（昭和40）までの4年間，World Federation of Neurosurgical Societies の副会長も務めた。

1963年（昭和38）退官後，東京大学名誉教授となり，中央鉄道病院長に就任したが，1987年（昭和62）7月8日，脳梗塞の発作のため逝去された。享年84歳。菩提寺は鎌倉市の植木の竜宝寺である。

2．清水健太郎教授の第1回目の米国留学

前述したように清水健太郎は，1940年（昭和15）3月に文部省の留学生として米国イリノイ大学に留学した。第一外科の助手としての出張であった。留学する契機となったのは清水の独文の学位論文[10]であった。清水が脳神経外科に興味を持つに至った背景には，前述したように次のような事情がある。精神科入局後のことである。清水自身，次のように述べている。

其頃私は二人の奇妙なる患者を受持ったのである。一人は中年の婦人，その多彩な感覚障害の訴えから，ヒステリーと診断されていた。もう一人は壮年の男で原因不明の失調症がとりあげられている。

共に何回かのカンファレンスにも拘わらずはっきりしないまま死亡した。その解剖の結果は一人は頭頂部のグリオブラストーマであり，一人は聴神経のノイリノームであった。

当時の私は若かった。何とかして患者をなおしたい情熱が，あれ程の苦労の甲斐もなく，ふみにじられたのである。私は無惨な敗北に只々灰色の憂鬱に閉ざされる許りであった。そして遂に脳外科をやると決心したのである[15]。

清水はこうして1932年（昭和7）3月に青山外科に入局したが，青山教授はすでに脳外科の手術も手懸けていた。青山教授[5]は1922年に聴神経腫

瘍の全摘に成功し、ドイツの雑誌に発表していた。これは米国のジョンス・ホプキンズ大学のW. E. Dandy教授[16]が世界初の聴神経腫瘍の全摘したのと同年であった。精神科に2年間在局し、さらにその後1年間病理学教室で研究を積んだ清水は上記の青山教授の脳手術を耳にしたことは間違いなく、だからこそ青山教授の第一外科に入局したと考えられる。入局後清水は一般外科の習練はもちろんのこと、脳神経外科の研究を行った。当時脳腫瘍の診断方法として1926年(昭和1)にポルトガルのEgas Moniz (1874-1955)などによって創案された脳血管撮影法の手技が盛んになりつつあったが[8)9)17]、当時頸部を切開して脳血管撮影が行われた。清水は経皮的手技を開発して簡略化し、かつ安全性の向上を図った。

　清水はその結果をドイツの医学雑誌[10]に発表した。この論文はドイツのG. Schaltenbrand教授、さらにその友人の米国・イリノイ大学のPercival Bailey教授(1892-1973)の認めるところとなり、これが機縁となって清水はイリノイ大学のBailey教授の許へ1940年(昭和15)3月留学したのである。清水は滞米中、Bailey教授の紹介で諸所の施設を訪れて研鑽を積んだという。余談になるが、留学中、シカゴ総領事館職員の怠慢で、清水への送金が途絶え、清水はクラブの女の使い走りやスーパーマーケットの値札つけなどで糊口を凌いだという[18]。このため清水の英会話の能力は一層上達したに相違ない。

　しかし不幸にも清水が渡米して約1年半後の1941年(昭和16)12月8日に太平洋戦争が始まった。米国政府は外交官を含めた在米日本人を集団収容する方針を採った。日本人たちはヴァージニア州ホット・スプリングのホテル・ホームステッドに収容された[19]。当時多数の日本人を収容しようというホテルはなく、ルーズベルト大統領がこのホテルを経営していた友人に依頼したのだという。しかしホテルでは多くの日本人を収容した後も、通常のようにバンド演奏なども行って営業したという。このホテルは1766年(明和3)の創業であるが、現在も同じ建物が残っている(**写真3**)。約半年後に日本人は、近くのホット・サルファー・スプリングのグリーンブライヤー・ホテルに移された。ゴルフコースを有するリゾートホテルであるが、当時の建物は取り壊されて現在は新館となっている。これらのホテルに清水も収容されたことはもちろんである(**写真4**)。

　中立国スイスの紹介により、日米双方の外交官などはお互いに交換されることになり、日本人はスウェーデン船のグリップスホルム号でニュー

Ⅰ 麻酔科学の歴史

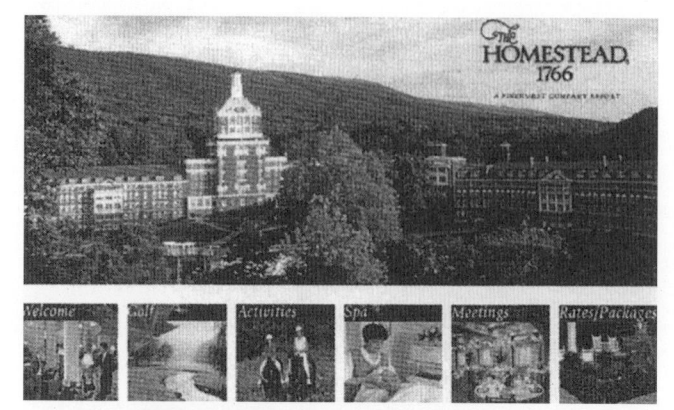

写真3　現在のホテル・ホームステッド
建物は当時と変っていないという．

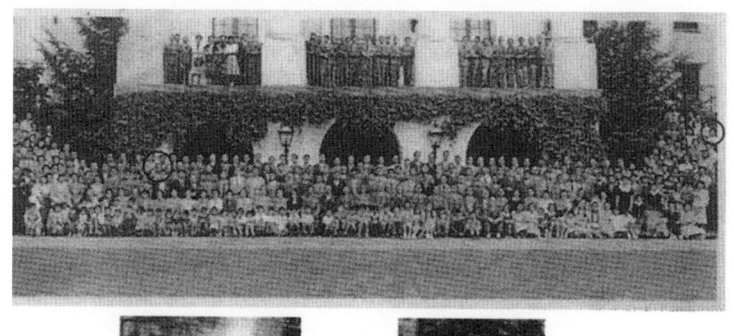

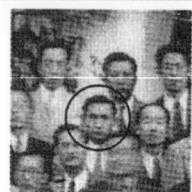

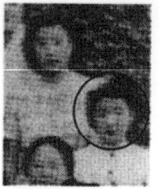

写真4　左の○印で囲んでいるのが清水で，右の○印で囲んでいるのが，後に清水の妻となるニューヨーク総領事森島守人の次女静子である．

ジャージーの港から6月16日アフリカ東海岸のポルトガル領ロレンソ・マルケス（現在のモザンビークの首都マプート）へ向け出港し，7月20日にロレンソ・マルケス港に到着した。

一方，日本政府は6月17日に横浜港でグルー駐日大使以下在日の米国人など419名を日本郵船の浅間丸とイタリア船コンテベルデ号に乗船させた。そして木更津沖に停泊させた。両船は25日に出港の命を受けた。浅間丸は7月22日にロレンソ・マルケス港に到着した。ここで日米双方の乗客は船を変えてお互いに故国に向かった。北米，カナダ在留の邦人は浅間丸に乗船したので，清水は浅間丸に乗船した。一・二等船室は野村大使，来栖大使など外交官，駐在武官などが占め，三等船室は一・二等乗船者の雇人が主であったが，その中に留学生として都留重人，鶴見俊輔，鶴見和子などもいた[11]。清水は文部省留学生であったから三等船室に入るところであったが，医師が一人もいなかったので浅間丸の一等船室に入ることができたという。一等船室の乗客の中にニューヨーク総領事の森島守人[19]とその家族がいた。船室が近かったため，清水は森島家の方々と昵懇になり，特に二女の静子とロマンスが生まれ，帰国後間もなく結婚することになる。こうして浅間丸は8月20日横浜港に入港した[20]。清水にとっては2年数カ月ぶりの日本であった。

3．清水健太郎教授の第2回目米国留学

清水は帰国した翌年の1943年（昭和18）1月に講師，敗戦の年の1945年（昭和20）3月に助教授に昇任した。そして1948年（昭和23）11月，大槻菊男教授の後任として第一外科学教室の教授に就任したことは前述したとおりである。

清水が教授に昇任する直前の1948年（昭和23）8月末に清水のかっての師イリノイ大学のBailey教授が来日し，東京大学で"Recent Development in Neurosurgery"と題して講演を行い[21]，さらに日本の脳神経外科の事情を視察した。帰国後Bailey教授は，日本の脳外科は遅れているのでもっと進歩させなくてはいけないと考え，その援助方をロックフェラー財団に具申した。財団は当面もっとも必要な脳波計を日本に寄贈することにし，清水教授にエンジニア1人の教育を引き受けるので，派遣して欲しいという申し入れをした。清水が人選を思案中，ロックフェラー財団から改めて連絡があり，清水を指名して渡米するよう要請があった。

1949年（昭和24）9月に発行された「脳と神経」第5号の編集後記[22]の中で，清水は「何だか雑誌社の代弁の様になって申訳ないがどうかして日本にこの種類のよい本を育てて行き度いという微意からに外ならない。私は今度アメリカに行く事になるかも知れない。この機会を使って，この雑誌を世界的にまで高める努力を惜しまないつもりである。これ位の雑誌が日本で枯死して行く様では甚だ情けない話で今後とも各位の御支援を願う次第である。」と述べているので，来日中のBailey教授からすでに清水の再渡米の話があったと推察される。

　このような事情があって清水は再度米国へ渡った。1949年（昭和24）12月のことであった。清水の米国滞在先は主にシカゴのイリノイ大学の脳神経研究所であった。この研究所にはBailey教授のほかに脳波で有名なGibbs教授，Dr McColloch がいた[17)23]。清水はてんかんなどの脳波の研鑽をして約8カ月後の1950年（昭和25）7月7日帰国した。

4．日米連合医学教育者協議会の開催

　清水が帰国した11日後の7月18日（開会式は18日で，19日から講義）から日米連合医学教育者協議会が開催され，清水は麻酔部会の講師ロード・アイランド病院のMeyer Sakladの講演を通訳することになった。当時，全国から集まった日本の外科の教授，助教授たちにとって気管麻酔などは全く未知の世界であった。未知の分野の講演を通訳するためには，よほど英語ができる人でなければ務まらない。当時ドイツ語のできる教授はたくさんいたが，英語のできる人はほとんどいなかったといっても過言でない。戦前に一度，そして戦後に一度，しかもこの協議会の直前に帰国した清水以外に，未知なる領域の適切な通訳者はいなかった。こうして8月10日まで約3週間 Meyer Saklad博士の麻酔科学全般にわたる講義が清水の通訳の下に行われたのである。麻酔部会の出席者は約40名であった。出席者全員の名簿はないが，判明しているだけでも，山村秀夫のほかに，前田和三郎，槇　哲夫，武藤完雄，岩月賢一などの名が知られている。講義の詳細は，慶應義塾大学の高山禄郎が記録し，日本外科学会長前田和三郎が一冊にまとめて翌年の1月1日に発行された[24)25]。

　「日米連合医学教育者協議会」という名称から想像すれば，この会は医学教育に興味，関心を有する者が自発的に参加しただろうと思うかもしれないが，事実は少し異なり，むしろユニタリアン・サービスという宗教団体

の名を借りた連合軍側の半強制的な会であった。このような連合国側の力の背景があって日本の医学部，医科大学の外科系の教授たちは外科部会か麻酔部会のいずれかに参加することを求められた。東京大学第一外科学教室では，教授の清水が麻酔部会の通訳となったので，麻酔部会に出席する者がいなかった。当時の助教授桑原は外科部会に出席したと思われる。このため桑原は山村秀夫に麻酔部会への出席を勧めた。山村はこれより前，清水教授に脳外科を専攻しないかと誘われたが，これを断っており，さらに毎日仕事をしている外科学よりも麻酔科学のほうがおもしろそうだと考えて麻酔部会に出席することにした。山村はただ出席するだけではつまらないと考え，教室に寄贈されていた J. Adriani の Techniques and Procedures of Anesthesia[26]に目を通し，Saklad の講義を聴いた。山村は講演中，ときどき Saklad の誤りを指摘したので，Saklad は通訳の清水に「よく知っている男だな」という意味で「質問したのはどんな男だ」と尋ねたという。

　Saklad 博士の講義は日本の外科の教授たちに誠に強烈なインパクトを与えた。日頃，自分たちが大変な困難を感じている開胸手術などが容易に，しかも安全に行われていることを知ったからである。患者にとっても一大福音に違いなかった。こうして8月10日に東京地区での講習は終了し，Saklad は関西地区で同様の講義を行ったが，この2回のセミナーは日本の外科医たちに正に日本の開国を促した 1853 年（嘉永 6）ペリー一行の黒船の来航のような衝撃を与え，麻酔科学の重要性と必要性の機運が彼らの間に沸々と沸き上がった。

5．麻酔学講座の開設

　Saklad 博士の講義は日本の外科の教授たちに麻酔科学が外科にとって不可欠という大きな衝撃を与えた。加えて，この講義開催の直前に2回目の留学から帰国した清水の帰国談でも麻酔科学の重要性が強調された。清水から米国医学事情を聞く座談会が開催されていることによっても，このことは十分に理解されるであろう[27)28)]。麻酔科学の重要性は東京や大阪ばかりで認識されたばかりでなく，他地方でも同様な機運が認められた[29]。

　麻酔科学の専門医を育成するためには医育機関に講座を開設しなければならない。清水は文部省に麻酔学教室の申請をした。事実は清水よりも少し早く，東北大学の武藤完雄教授も開講の申請をしたのであるが，偶然恃

I 麻酔科学の歴史

核の手術を受けた大蔵省岩動氏の縁者に第一外科の助手菊地武弥がおり，「麻酔学の講座を作るなら応援する」ということが機縁となって，1952年(昭和27)7月16日に東京大学医学部に麻酔学教室が開講され，山村秀夫が助教授として発令された。山村は米国の最新の麻酔科学を学ぶため直ちに1年間の米国出張を命じられ，ニューヨークのオルバニー医科大学のオルバニー病院に行くことになった。

6．日本麻酔学会の創設

1951年(昭和26)4月初旬に開かれた第51回日本外科学会は前年のSaklad博士の講演の影響を強く受けたものとなった。会長を務めた慶應義塾大学外科の前田和三郎教授は，会長講演で「麻酔学の教育及び研究は緊急時である」[30]と題した名演説を行った。このため各大学で麻酔の研究が盛んとなり，麻酔関係の演題も急速に増加した。例えば1949年(昭和24)から1953年(昭和28)までの5年間の一般演題中麻酔関係の占める割合は，日本外科学会で0％(0/50)，1.8％(1/56)，6.2％(7/113)，9.8％(6/61)，20.2％(17/84)，日本胸部外科学会は0％(0/76)，4.5％(2/44)，9.0％(10/110)，11.4％(13/114)，13.7％(16/117)であった。このように演題数が急増したので，従来の会場と会期では演題を処理しきれないおそれが出てきた。そのため独立した学会を作らなければならないという気運が外科学会，胸部外科学会の上層部の人たちの間に起こった。

ちょうど東京医科大学の篠井金吾教授が第7回日本胸部外科学会を1954年(昭和29)10月に行うことになっていたので，幹事役となって，1954年(昭和29)1月下旬に，清水健太郎東京大学教授，福田保順天堂大学教授，前田和三郎慶應大学教授，武藤完雄東北大学教授，木本誠二東京大学教授，山村秀夫東京大学助教授，天野道之助慶應大学講師の在京関係者に声をかけて学会設立に関しての話し合いが持たれた。会合が開かれた場所は東京都中央区築地の「折鶴」で，女優の高峰三枝子が経営していた料亭であった。関係者の話では現在の中央区築地3-5-1の前橋ビルの場所であった。ここが日本麻酔科学会発祥の地であるといえよう。この料亭は1956年(昭和31)頃廃業されたが，高峰の母八重子が築地河岸の総元締相原亀之助の娘であったことで彼女が営業したと考えられる（**写真5**）。

当時の日本外科学会の重鎮は塩田広重東京大学名誉教授であり，学会設立については塩田の内諾を得ておく必要があった。塩田名誉教授にいつ，

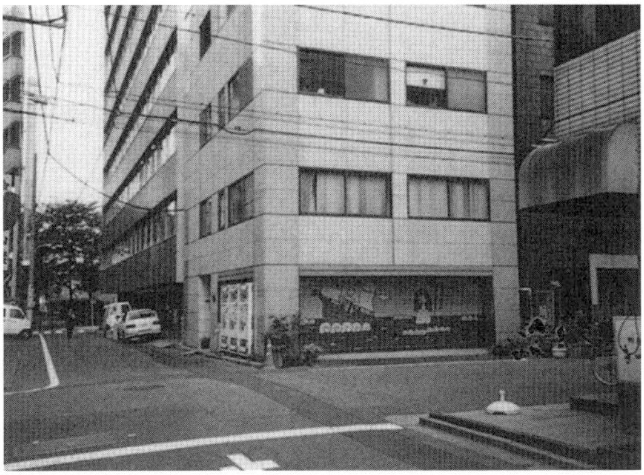

4　清水健太郎教授と日本麻酔科学会の創立

写真 5　学会設立が話し合われた「折鶴」の場所
中央区築地 3-5-2，現在前橋ビルが建っている。

だれが相談して内諾を得たのか不明である。塩田が佐藤三吉の後を受けて東京帝国大学第二外科の二代目の教授であった関係と年齢的なことから推察すれば，福田保，前田和三郎辺りではないかと思う。

最終的に 1954 年（昭和 29）5 月 1 日第 54 回日本外科学会（会長：津田誠次，岡山大）の前日に塩田広重東京大学名誉教授，文部省麻酔研究班の委員，日本外科学会評議員の賛同を得て，「日本麻酔学会」が設立されることになった。設立委員は山村秀夫，天野道之助以下計 23 名の方々が名を連ねている[31]。

第 1 回の総会（学術大会のこと―松木注）は第 7 回日本胸部外科学会（会長：篠井金吾，東京医大）の前日 10 月 22 日に開催することにし，第 1 回の会長として文部省麻酔研究班の班長をしていた東北大学の武藤完雄教授が推薦された。このようにして日本麻酔科学会が始まったのである。

本稿を草するに際して清水教授の滞米中のエピソードをご教示くださり，また種々貴重な資料を提供していただいた宝塚市武庫山の森井久嫩様（清水健太郎教授の長女）に深謝の意を表する。

料亭「折鶴」の住所に関しては，中央区築地の中央区立築地社会教育会館の野口孝一氏，東京都文京区本郷のミユキ技研瀧口裕行氏から種々ご教示いただいた。特に瀧口氏には，関係者を探索してくだされ，その方々の証言によって漸く「折鶴」の旧住所を特定することができた。氏に対して心から深謝申し上げる。

73

引用文献

1) 石川浩一. 故清水健太郎東大名誉教授を偲ぶ. 日本醫事新報 1987(昭和62年7月25日)；3300：143.
2) 佐野圭司. 日本の脳研究者たち XVI―清水健太郎 1903-1987年―. Brain Medical 1994；6：101-3.
3) 三島好雄. 温故知新―わが国の血管外科―. 日本血管外科学会誌 2002 (平成14)；11：671-9.
4) 東京大学医学部第一外科教室. 業績目録. 清水健太郎教授退職記念. 自昭和23年 至昭和38年東京大学医学部第一外科教室. 1953 (昭和38).
5) Aoyama T. Zwei operativ behandelte Fälle von Kleinhirnbrückenwinkeltumoren. Deutsche Zeitchrift für Chirurgie 1923；178：76-88.
6) Dandy WE. Ventriculography following the injection of air into the cerebral ventricles. Ann Surg 1918；68：5-11.
7) Dandy WE. Röntgenography of the brain after the injection of air into the spinal canal. Ann Surg 1919；70：397-403.
8) Moniz E. Léncéphalographie arterielle, son importance dans la localization des tumeurs cérébrates. Rev Neurol 1927；272-90.
9) Lima PA. Cerebral angiography. London：Oxford University Press；1950.
10) Shimidzu K. Beiträge zur Arteriographie des Gehirns―einfache percutane Methode―. Archiv für Klinische Chirurgie 1937；188：295-316.
11) 内藤初穂. 太平洋の女王淺間丸 (中公文庫な-41-1). 東京：中央公論社；1988. p. 197-238.
12) 太田一郎監修. 大東亜戦争・戦時外交. 鹿島平和研究所編. 日本外交史24. 東京：鹿島研究所出版会；1971 (昭和46). p. 35-63.
13) 戦時船史編纂委員会. 日本郵船戦時史資料集(下巻). 東京：日本郵船株式会社；1971 (昭和46). p. 3-13.
14) 日本郵船株式会社. 70年史. 東京：日本郵船株式会社；1956 (昭和31). p. 324-8.
15) 東大第1外科同窓会. 東大第一外科の歩み(第一集). 東京：東大第一外科同窓会；1976 (昭和51). p. 183-6.
16) Dandy WE. An operation for the total extirpation of tumors in the cerebellopontine angle. A preliminary report. Bull John Hopkins Hosp 1922；33：344-5.
17) Greenblatt SH (editor). A history of neurosurgery；In its scienfic and

professional contexts. Park Ridge：The American Association of Neurosurgical Surgeons；1977.
18) 人―97―．清水健太郎氏．日本醫事新報 1948（昭和 23）；1283：1468．
19) 森島守人．真珠湾・リスボン東京―続一外交官の回想―岩波新書（F 73）．東京：岩波書店；1950．p. 63-70, p. 78．なお森島には次の著書もある．〔森島守人．陰謀・暗殺・軍刀――外交官の回想―．岩波新書（F 72）．東京：岩波書店；1950（昭和 25）〕
20) 朝日新聞．昭和 17 年 8 月 20 日第 3 面および昭和 17 年 8 月 21 日の同紙夕刊第 1 面．
21) Bailey P. Recent Development in Neurosurgery. 脳と神経 1949（昭和 24）；1 号：78-91．
22) 清水健太郎（KS の署名）．編集後記．脳と神経 1949（昭和 24），5 号：346．
23) Hermann BP, Stone JL. A Historical Review of the Epilepsy Surgery Program at the University of Illinois Medical Center：The Contributions of Bailey, Gibbs, and Collaborators to the Refinement of Anterior Temporal Lobectomy. J Epilepsy 1989；2：155-63.
24) 前田和三郎監修．最も新しい外科と麻酔．東京：診断と治療社；1951（昭和 26）．
25) 松木明知．前田和三郎監修「最も新しい外科と麻酔」について．藤田俊夫，松木明知編．日本麻酔科学史資料．東京：克誠堂出版；1987（昭和 62）．p. 153-9．
26) Adriani J. Techniques and procedures of anesthesia. Springfield：C. C. Thomas；1949.
27) 清水健太郎，青柳安誠，柳　荘一，田代信徳，前田和三郎，桑原　悟ほか．東大清水教授にアメリカの模様を聞く会．外科 1950（昭和 25）；12：433-40．
28) 清水健太郎，福田　保，市川篤二，久慈直太郎．座談会．清水教授を囲みて（Ⅰ），（Ⅱ）．手術 1950（昭和 25）；4：488-91，534-8．
29) 友田正信．日本に於ける麻酔教育の急務．福岡医学雑誌手術 1951（昭和 26）；42：295-8．
30) 前田和三郎．会長演説「麻酔学の教育及び研究は緊急時である．」日本外科学会雑誌 1952（昭和 27）；52：566-8．
31) 日本麻酔学会．日本麻酔学会設立の御挨拶．麻酔 1954（昭和 29）；3：225．

II

高嶺徳明の事績

1) 高嶺徳明の事績に関する諸家の見解

※※※※※※※※※

はじめに

　琉球の高嶺徳明（中国名：魏士哲）が華岡青洲に先立つこと百十数年前の1689年（元禄2）に全身麻酔下に兎唇の手術を行ったとする報告がなされてから約半世紀が経過した。この間，高嶺徳明に関する研究も大いに進展し，また新史料の発見もあった。

　著者も日本麻酔科学史の中で重要な位置を占めると思われる高嶺徳明の事績に関心を持ち，ここ20年間に沖縄を数度訪問して史料を求め，また後裔の方々にも会って研究を深めてきた。今回一応の結論に達したので，以下に報告する。

高嶺徳明の研究史

　医学史の研究においても，他の自然科学の研究と同様に，先行する研究者が何をどこまで明らかにしているのかを理解することが不可欠である。したがって高嶺徳明について，だれが，どのようなことを明らかにしているかについて言及しなければならない。

1）眞境名安興による研究

　沖縄の歴史研究者・眞境名安興は大正12年（1923）に「沖縄一千年史」[1]を出版した。丹念に史料を探索して，沖縄の歴史全般を叙述した労作である。その第5編「尚円王統後期」の第3章「文化と工芸」の中に医術に関

する一節が設けられている。ここで眞境名は高嶺に言及して次のように記している。

其後福洲にも時々留学生を派して医術を研究せしめたりしが，元禄元年（皇紀2348）尚貞王の時，魏士哲（高嶺親方）福州に在りて，福建汀洲府上坑県の人黄会友に従ひ，其祖伝缺唇を療治するの術を学び，手術調薬及び秘書一巻を習得して帰れり。魏士哲之を試みて，奇効を奏せしを以て遂に王世孫尚益を療治し，三昼夜にして全快せり。仍って薩藩在番奉行村尾源左衛門之を嘆賞して其従臣に伝授せしめ，又琉球にても之を他の医員に練習せしめて，広く治療に従事せしめたりと言ふ。（魏姓家譜）[1]

(句読点一部追加‒松木)

眞境名は高嶺家に伝えられる系譜「魏姓家譜」を参考にして上記のように記したのであるが，まことに正確に解読しており，高嶺が補唇の術を学び，薬の調合法とそれを記した秘書1巻を黄会友から授けられて琉球に持ち帰ったと記している。しかし，その秘術が全身麻酔であったとは一言も記していないし，示唆もしていない。また他の史料も掲げていない。

2）東恩納寬惇による研究

高嶺徳明の事績にいち早く注目して深く言及したのは，沖縄出身の歴史学者・東恩納寬惇であった。氏は1954年（昭和29）の5月から12月にかけて沖縄の新聞「琉球新報」に「医方漫談」[2]と題して随筆風に沖縄の医学史について記した。この冒頭に「仲地紀晃君や金城清松君との話合いで，沖縄の医療史をまとめておかねばと，思い立ったのは，戦争前からの事であった。…中略…それで此処しばらく漫談風に順序かまはず書きつづけてゐたならば，その内に思ひがけぬ材料にも行きあたり，私自身の腹案も温まるであらうと期待しつつこの稿を記した」[3]とある。この「医方漫談」の「三，医名」に次の記述が見られる。

医者が剃髪すると医名が付く。師匠の名を受けるのが定めで，その為に医名を分類配列する事によって，その医道の伝統を知る事が出来る。例えば松堂元養から，翁長元達を経て，金城元順に至る類で，この流派は高嶺親方の口唇外科の伝統を引くもので，高嶺親方の外科は麻沸散と称する麻酔剤を使用して縫合術を行ふもので，元順医学が種痘法を採用した事と一

脈相通ずるものである[4]。

　つまり東恩納は，高嶺が麻沸散を用いた全身麻酔下に口唇の手術を行ったと明記しているのである。そして「医方漫談」の「四八」には「高嶺親方(魏士哲)」[5]と題して，高嶺徳明の生涯に関して祖先から説き始め，きわめて詳細に言及している。徳明が生来聡明な子供であったこと，若年時から進貢使の一員として数度にわたり福洲に渡り，そのため中国語に堪能であったこと，王世孫尚益の欠唇の治療のためその術を学ぶことを命じられ，1689年(元禄2)，福洲で黄会友なる人物から補唇の術を学んだこと，そして尚益の手術を行って成功したこと，後に鹿児島藩の琉球在番奉行・村尾源左衛門の求めに応じて秘伝書を2巻を作って，奉行とその配下の医師伊在敷道與に授けたこと，その秘伝とは麻沸湯の処方のことであることなどである。この麻沸湯に関しては最後に次のように記してある。

　青洲の麻沸湯調剤は，門人等の手記と医学史は説明してあるが，それを発明するまでの経緯については，何等説明するところがない。士哲が黄会友先生に伝授を受け，その伝授書を薩摩に伝えて秘方もこれ以外にないであろう。その詳しい連絡については，これもおひおひ確かめるつもりである[6]。

　上に述べたように東恩納は，高嶺の伝えた秘方は麻酔薬の処方に違いないとし，それが後世に伝えられて華岡青洲の麻沸湯になったと述べている。しかし，東恩納が高嶺徳明の秘術は麻酔術であったと言及したのはこれが初めてではない。これより1年前の1953年（昭和28）1月1日の「琉球新報」に高嶺の外科手術について一文を書いた。高嶺が35歳の1688年（元禄元）に副通辞となって中国への進貢便の一行に加えられ，福洲に渡った。紆余曲折を経て，ついに高嶺は黄会友から秘伝を学ぶのであるが，黄会友が伝えたのは麻酔術であると次のように記している。

　その中に病が内に結積して，針薬共に達しない場合には，麻沸散を服用させ，酔死の状態において切開し，病源を除いて縫合し，膏薬を施し，一ヶ月にして平復するとある。然るに麻沸散の正体は魏志にも説明がない。それは秘方であるから，ないのが当然でもあろう。華岡青洲出で，華佗二千

年の霊術の秘方を再興したと考えられている。ところが，この秘方は，約百年も前にわが魏士哲が既に再興し，命に依ってこれを薩摩に伝えている[7]。

さらにこの文の最後のほうにも次のような記述が見られる。

青洲が華佗の秘方と称する麻沸湯は，曼陀羅華八分，草烏頭二分，白芷二分，当帰二分，川芎二分を調合し煎じて服用，一二時間で昏睡状態に陥る。手術後煎茶に塩を加えて服せしめ，醒めて後に人参湯を服用させると云ふ。魏士哲の秘方も多分こんなものであったと思われる。と云ふよりもむしろ，魏士哲の秘伝書が，それからそれへと伝はってゐたのではないかと思ふ[7]。

さらに1958年(昭和33)那覇市内の子供博物館で行われた琉球医師会主催の講演会で，東恩納は沖縄の医学について講演し，上に述べた主旨，つまり高嶺が黄会友から学んだのは麻酔術であったとして，「私はこの高嶺親方魏士哲の全身麻酔法と，野国総管の薩摩薯と，それから程順則の六諭衍義，この三つは沖縄が日本全国否世界に誇るべきもんであると思います」と記している[8]。また，他の講演の中でも同様な意見を述べている[9]。

東恩納はこの年，高嶺の秘術について総括的な論文を医学史の雑誌「医譚復刊」に発表した[9]。

このように東恩納は1953年(昭和28)から1958年(昭和33)にかけて，高嶺徳明の秘術について，黄会友から伝播されたのは全身麻酔法であり，それが後に本土に伝わって華岡青洲の麻沸散の開発につながったと述べている。しかし，このことを明確に示す信拠すべき何の史料も示していない。

東恩納が根拠としている史料は，高嶺家に伝えられる「魏姓家譜」(**写真1**)であるが，この中には高嶺徳明が黄会友から補唇術に関して秘伝を伝えられたとあるだけで，それが全身麻酔法であったとか，それが後世に伝えられて華岡青洲の麻沸散の開発に資されたなどとは一言も記されていないのである。このように考えると，東恩納は第二次世界大戦で灰燼に帰した故郷沖縄の人々を鼓舞したいと思うあまり，高嶺の習得したのは全身麻酔術であって沖縄の誇りであり，それは華岡青洲の麻沸散に先がけた方法であったと彼自身が思い込んでしまったと思われる。

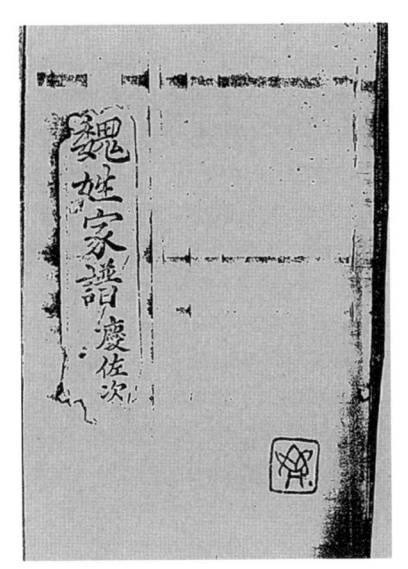

写真 1 高嶺家に伝えられる
「魏姓家譜」の表紙

3）金城清松による研究

　東恩納の後を受けてこの問題に取り組んだのは，沖縄の医学史研究者金城清松であった。金城は 1953 年（昭和 38）4 月に開催された第 64 回日本医史学会で，琉球の医学史について発表したが，その大略は「医譚」[11]に発表された。その中で，金城は東恩納の研究に負う所が多いとしながらも，高嶺が兎唇の手術に用いたのは麻沸湯であったとして次のように記述している。

　この秘法については，手術よりも服薬のことが秘められ，最も慎重に取り扱われているが，秘伝書が見つからないから判然としない。それは中国古代の名医といわれる華佗（後漢時代，西暦 200 年頃の外科医）が使用した麻沸湯とされる。其薬剤は当時同じく渡支中だった大嶺詮雄が薬種に関係ある役目で買い帰り，また尚益公手術の時も同大嶺が下命を受けて配合に当たったのである。

II 高嶺徳明の事績

　金城は東恩納の誤った考えをそのまま踏襲しており，高嶺の習得した秘伝とは手術法そのものでなくして，古代中国の華佗の流れを汲む麻沸湯としているが，何の根拠も示していない。その後も金城はこの説を改めることはせず，1976年（昭和51）に上梓した「沖縄医学年表」[12]においても，高嶺が全身麻酔下に手術を行ったと次のように記してある。

　1689年，高嶺魏士哲，福建の汀洲府，上杭県の黄会友先生に祖伝の補唇術に麻酔薬使用を伝授され帰国。世孫尚益に十一月二十日施行す。（全身麻酔は日本にて1805年華岡青洲乳癌手術に用う。米のモルトンのエーテル麻酔は1847年）

　本論とは直接関係ないが，上記の中，1805年は1804年の誤り，1847年は1846年の誤りである。

4）佐藤八郎による研究[13)14)]

　鹿児島大学医学部の佐藤八郎は，沖縄の本土復帰を前に，沖縄の医学事情の調査を総理府から命じられた。その過程で高嶺徳明の事績に関心を持った。佐藤は文献を示していないが，高嶺がマンダラゲを主体とした麻沸湯を用いて王系尚益の欠唇の手術を行ったと記述している。これは前述した東恩納の文献[2)~10)]を見て，そのまま疑問も持たずに引用したことは間違いない。佐藤は高嶺から伝授を受けた伊佐敷道與の子孫が鹿児島市内の伊佐敷康政博士であることを突きとめた。この点は評価すべきであろうが，東恩納の説をそのまま受け入れ，高嶺の秘術が全身麻酔であると結論した点は惜しむべきである。その後，鹿児島県川内市で新史料「神仙秘法」が発見された後も，依然として高嶺の秘術は麻酔術としていることは大きな誤りである。

5）森重孝による研究[15)16)]

　鹿児島の医学史について研究した森重孝は，高嶺徳明から秘伝を伝播された薩摩藩の伊佐敷道與に関連して，伊佐敷が高嶺から伝授を受けたのは手術法と薬品の調合法で，薬品というのは麻薬のことだろうと記している。しかし，格別新しい史料を示していない。ここでも東恩納の論考[2)~10)]をそのまま受け入れているにすぎない。

6）星栄一による研究[17)]

　形成外科の立場から星は高嶺徳明の事績に言及したが，東恩納[2)~10)]，金

城[11],佐藤[13]らの文献を参照にして,麻沸散による全身麻酔下に手術が行われたとしている。これら先行する論文に誤りがあるので,仕方がないが,結論は誤りである。

7）豊田清修による研究[18)19)]

沖縄生まれの豊田は,高嶺徳明の医学に関心を寄せ,小論文[18]を著わし,医人2人を含む沖縄の3偉人について一著を公にした[19]。当然その中で高嶺の事績に言及し,その第3章を「日本初の全身麻酔手術をした高嶺徳明」と題した。

豊田が東恩納寛惇の誤った説をさらに何の根拠もなく,拡大解釈した点が,もっとも非難されるべきであり,高嶺が書いた秘伝書2巻の内1巻が京都の伊良子道牛にわたり,それが華岡青洲に伝えられたと考えられると,まるで見てきたような虚構を書いている。京都の伊良子道牛と華岡青洲の間には,麻酔術に関しては直接の関係がないことは明らかである。さらに麻沸散による全身麻酔の伝播について,華佗→黄会友→高嶺徳明→伊佐敷道與→伊良子道牛→華岡青洲という,まことにナンセンスきわまりないとしか言いようがない系統図を記している。

この記述に関しては豊田氏が「医学と生物学」に論文を執筆する前に,著者は氏からの直接の問い合わせの電話で,氏の考えの誤りを指摘した。しかし,豊田氏は一向にそれを聞き入れず,そのまま論文を発表した。著者[20]は同じく「医学と生物学」に小論文を記して氏の誤りを指摘したが,氏は全く反省することなくその著書を発表し,著者の論考をも引用していない。等閑に付してよい論考と申し上げてよい。

8）嘉手納宗徳における研究[21]

嘉手納宗徳は,高嶺の事績に関連して,高嶺よりも一足早く補唇の術を習得した大嶺詮雄に言及した。しかし,なんら新しい史料を用いての論述ではなく,「魏姓家譜」に準拠しているので,なんら目新しいことはない。

9）大鶴正満ら琉球大学医学部関係者による研究[22)〜28)]

琉球大学医学部附属病院は,1984年(昭和59)にその外郭団体を高嶺徳明にちなんで「徳明会」と称した。これに関連して大鶴正満を中心として高嶺徳明の事蹟の研究を積極的に行い,中国福建省に調査団を派遣し実地に調査した。その結果,黄会友の祖などについて二,三の新知見を得た。しかし,高嶺徳明の医術に限定していえば,なんら新しい史料も見解も示されていない。さらに先行する論文を十分に理解していないため,数多く

の誤解がある。すでに記したように豊田[18)19)]の論文を参考にしたり, 新垣敏雄[27)]が麻酔薬に関連して, 中川修亭の「麻薬考」の中に「リュウキュウツツジ」が包含されており, 同氏が最初にこのことに注目したと述べているが, これに関しては著者[29)]がすでに1985年(昭和60)に論考したことである。

以上, これまで発表された諸家の研究は, いずれも東恩納[2)~10)]の誤った思い込みを無条件に受け入れ, それに準拠したものであることが分かる。しかもおのおの先行する論文を十分に渉猟していないうえ, それらを十分に咀嚼していないため多くの誤解がある。

医学史の研究といえども, evidence-based でなければならないのは当然であり, この意味において, 従来の研究はいささか不十分であると評価してもよいと思う。

引用文献

1) 真境名安興(琉球新報社編):沖縄一千年史(5版, 初版は大正12年), 東京, 栄光出版社, 1974(昭和49), p 595
2) 東恩納寛惇:医方漫談―附沖縄名医伝(未定稿)―. 琉球新報, 昭和29年5月5日~12月24日, 東恩納寛惇全集(第9巻). 東京, 第一書房, 1981(昭和56), pp 3-81 所収
3) 同上:東恩納寛惇全集(第9巻). p 3
4) 同上:東恩納寛惇全集(第9巻). p 8
5) 同上:東恩納寛惇全集(第9巻). pp 73-80
6) 同上:東恩納寛惇全集(第9巻). p 80
7) 同上:東恩納寛惇全集(第9巻). pp 103-106
8) 東恩納寛惇:東恩納寛惇先生の沖縄医学講演(昭和33年11月18日, 那覇市での講演). 同上 pp 82-95
9) 東恩納寛惇:東西文化のかけ橋となった沖縄 第二話 全身麻酔. 沖縄タイムス1958年(昭和33)2月11日
10) 東恩納寛惇:高嶺徳明―琉球における全身麻酔外科手術の創始者―. 医譚復刊18号:1789-1793, 1958(昭和33)
11) 金城清松:琉球医学史概説. 医譚復刊28号:2117-2128, 1953(昭和28)
12) 金城清松:沖縄医学年表. 那覇市, 若夏社, 1976(昭和51), p 85
13) 佐藤八郎:この人を忘れてはいけない―高嶺徳明(魏士哲)のこと―. 鹿児島県医師会報6月号:12-13, 1966(昭和41)
14) 佐藤八郎:本邦嚆矢の琉球薩摩での麻酔・手術. 日医ニュース625・626号:1987(昭和62)9月20日, 10月5日

15) 森　重孝：薩摩医人群像．鹿児島市，星共社，1976（昭和51），p 35
16) 森　重孝：鹿児島の医学―かごしま文庫⑧―．鹿児島市，春苑堂出版，1994（平成5），pp 31-34
17) 星　栄一：江戸時代前期の唇裂手術．形成外科 19：310-316, 1976（昭和51）
18) 豊田清修：高嶺徳明の全身麻酔手術とその伝授経路．医学と生物学 112：75-77, 1986（昭和61）
19) 豊田清修：知られざる沖縄三偉人―野田総管，高嶺徳明，仲地紀仁―．東京，牧野出版，1987（昭和62），pp 111-153
20) 松木明知：高嶺による全身麻酔手術とその伝搬経路の疑義―豊田氏に対する反論―．医学と生物学 113：89-92, 1986（昭和61）
21) 嘉手納宗徳：補唇の術の先駆者大嶺詮雄．沖縄タイムス 1981（昭和56）12月3日
22) 大鶴正満：高嶺徳明の事績の発掘について．南部地区医師会報 72：3-4, 1992（平成4年2月10日）
23) 大鶴正満：高嶺徳明の補唇術についての一考察．沖縄県医師会報 305：24-29, 1994（平成6年6月）
24) 大鶴正満：お願い―高嶺徳明業績研究委員会―．沖縄県医師会報 320：43-45, 1995（平成7年9月）
25) 大鶴正満：高嶺徳明の補唇術に関する考察．沖縄県医師会報 340：2-10, 1997（平成9年5月）
26) 平良　豊，島袋　勉，伊波　寛ほか：高嶺徳明（魏士哲）についての最近の知見．沖縄県医師会報 271：40-43, 1991（平成3年8月）
27) 新垣敏雄，平良　豊，新垣敏幸：士哲と青洲と用麻薬．沖縄医学会雑誌 30：133-135, 1993（平成5年）
28) 平良　豊，島袋　勉，伊波　寛ほか：高嶺徳明の医術について―中国に於ける調査結果報告―．沖縄医学会雑誌 30：131-133, 1993（平成5年）
29) 松木明知：高嶺徳明の事績について―とくに手術に用いた「薬」の本態について―．日本医史学雑誌 31：463-489, 1985（昭和60）

② 高嶺徳明の事績に関する基本的史料の再検討

1．「魏姓家譜」に現われた医術の記載

　高嶺家に伝えられている家譜を「魏姓家譜」という。「魏」（ウィ）は高嶺家の中国姓である。琉球は日本のみならず，中国にも進貢しており，この面で功績のあった高嶺が琉球王から賜った姓である。名は士哲である。したがって，高嶺徳明は魏士哲とも称する。「魏姓家譜」は那覇市史[1]にも活字化復刻されているので，だれでも容易に読むことが可能である。徳明，すなわち魏士哲は同家の第4代で，第14代の現当主は那覇市に住んでおられる高嶺康二氏である。

　当時の琉球王尚貞の孫，尚益は欠唇であった。将来，王位を継ぐべき王孫の尚益が欠唇であっては甚だ困ると考えた琉球王朝はその対策に苦慮した。

　清国への進貢使の一行は，偶然にも黄会友なる欠唇手術の名人が巡回治療しているという情報を得て，中国語に堪能な高嶺徳明に命じて，福洲に滞在中，黄会友から欠唇の手術と，それに用いる薬の処方を実地に学ばせた。その薬物の安全性を期すため，王子尚純（尚益の父）は帰国した徳明に命じて，まず2人の患者の手術を命じ，徳明はともに成功した。さらにまた3人の患者にこれを試して，いずれも手術は成功した。これで安心した尚純は，その子尚益の手術を徳明に命じ，徳明は1689年（元禄2）11月20日に手術を行った。

徳明は三昼夜王宮内に留まった。このとき大嶺詮雄を助手として同行した。この話を耳にした島津藩の奉行村尾源左衛門は，自分でも徳明の手術を見たいと思い，徳明に命じて面前で1人の患者の手術を行わせ，その術を島津藩の医師伊佐敷道與に伝授させ，秘伝書2巻を作らせて，1巻は自分が貰い，1巻を伊佐敷道與に与えたというのである。

実は徳明が秘術を学んだ以前に，この大嶺詮雄がこの術を学び，薬品も購入したが，進貢使の一行の質問に対して十分に返答できなかったので，彼らは改めて中国語がよくできる徳明に術の習得を命じたのである。

以上の記述のみからは，徳明が全身麻酔下に補唇の手術を行ったのか，さらにこの薬がどのような成分なのかは全く分からないはずである。ところが，東恩納は前項に記したように，「麻沸散」の類による全身麻酔に違いないと短絡して解釈し，それが伊佐敷道與によって鹿児島に伝えられて，ついに青洲の「麻沸散」の開発に影響したと主張したのである。この東恩納の気勢に押され，後続の研究者たちは彼の説を盲目的に踏襲した。ただ一人これに批判的な意見を延べたのは源河[2]で，「戦後沖縄の史家で，徳明を『琉球における全身麻酔外科手術の創始者』として，青洲に先立つものとするのは少し短絡的な推理で，島国的ナルシズムの現れのように思われる。徳明が観血的補唇術を行ったことは事実と思われ，当時琉球藩では未聞の画期的な医術であったが，それを麻沸散によって麻酔下に行ったものとは思われない」と喝破しているが，その後の研究者によって源河の主張は全く無視された。源河の論文をだれも読んでいなかったというのが実情であろう。

2．著者による研究

日本麻酔科学史を研究している立場から，著者も高嶺の事績に関心を寄せ，1981年（昭和56）11月，1984年（昭和59）10月に2回訪沖して実施に史料を求め，高嶺徳明のご子孫の方にもお会いして同家に伝える口伝などを採集した。史料としては「魏姓家譜」以外に皆無であったが，高嶺家に伝えられる口伝として，次の四条を明らかにすることができた[3]~[5]。

(1) 徳明は黄会友の寝台の下にもぐり込んで，黄会友が，夫婦の寝物語で，徳明に本当の秘伝を教えていないといったとき，徳明は寝台の下から這い出して，その伝授を懇願した。そこでついに黄会友は徳明に秘伝を教えたという。

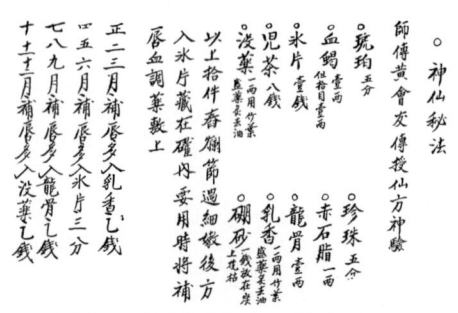

○神仙秘法
師傳黃會友傳授仙方神験
●珍珠 五分
●赤石脂 壹両
●龍骨 壹両
●乳香 一両竹筒裡盛去油
●硼砂 一銭放在炭
●琥珀 五分
●鵄蝎 壹両焙往盡酒酒
●氷片 壹銭
●児茶 八銭
●没薬 一両用竹筒盛去油
正二三月補辰戌亥入乳香壹銭
四五六月補辰戌亥入氷片三分
七八九月補辰戌亥入氷片三分
十二三月補辰戌亥入没薬壹銭
以上拾件春糊節過細娘後方
入氷片藏在罐内要用時將補
唇血調藥數上

写真 1 「神仙秘法」の冒頭の部分

　(2) 王孫尚益の手術は 2 回行われた。徳明は尚益に術直後に決して「アガー（痛いという沖縄の方言）」と言ってはいけないと諭した。しかし痛みのため尚益が「アガー」と言ったため，創口が開いて，再手術を余儀なくされたという。

　(3) 尚益は長じて口ひげを生やしたので，手術創は見えなかった。尚益の子尚敬は父の手術創を知らなかったという。

　(4) 他言無用という黄会友との誓約に違反して，徳明は島津藩の伊佐敷道與と琉球王朝の元達，良心の 2 人の医師に伝授した。これを恥じて徳明は一門の者が医師となることを禁じたという。以来 300 年直系の高嶺一門で医師になった者はいない。

　これらの伝えによっても徳明が全身麻酔下に行ったか否かは判然としない。むしろ (1) の口伝によっては，麻酔薬を経口投与しての三昼夜に 2 回の手術の可能性は低くなると思われる。このようなことを含めて拙稿[3]~[5]を発表したが，その結論の中で著者[6]は「高嶺徳明が元禄二年 (1989) 琉球に伝えた『薬』の本態が何であるか，これまで全く不詳であったが，われわれに遺された『魏姓家譜』の中に披見される『薬』に関する四ヶ条の記載から，可能な限りの文献的考察を加え，曼陀羅花，烏頭を主成分とする麻酔薬であろうと推定した。…中略…しかし史料不足のため絶対正しいかどうか分からない現在，あらゆる可能性を検討しなければならない」と記し，最後に「この小論が，高嶺徳明の業績に関する信頼すべき新資料が将来発掘される一つの契機となることを祈って止まない」と記し，また他の著[5]の結論に「筆者は沖縄県医師会から高嶺徳明伝の執筆を依頼されているが，未だその責を果たせないでいる。遅延の理由の一つは，中国側での

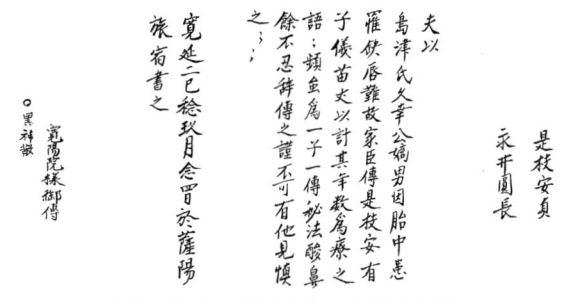

写真 2 「神仙秘法」の最後の部分
書写人の名前と書写の年代が記されている。

黄会友や当時の福建省での医療の実態調査が遅れているためでもある。もう一つの理由は，一医学史研究者としては，急いで執筆して誤った記録を後世に遺すことを恐れているからである」と述べた。

3．その後の展開

著者は東恩納の論考に誤りが認められるのは十分承知していたが，先行の論文を否定するためには，それを支える確実な証拠が必要であると考え，上述したように記したのである。

果たせるかな 1986 年（昭和 61）に鹿児島県の川内市で「神仙秘法」が発見された[7]。島津藩士のご子孫の方が川内市歴史資料館に寄贈した胴乱の中に収められていた。18×275 センチメートルの巻物で，薩摩藩の伊佐敷道與が魏士哲の高嶺徳明から伝授された秘伝書の写しで，是枝安貞と永井円長の署名と覚書きがある。末尾に「寛延二巳稔玖月念四日於薩陽旅宿書之」とあるから，鹿児島で1749 年（寛延 2）に筆写されたと推定される。「稔」は「年」で，「玖月」は「九月」，「念四日」は「二十四日」のことである。

なお，是枝安貞と永井円長についての詳細な業績などは知られるところがない。

高嶺徳明は秘伝書 2 巻を各々奉行村尾源左衛門と伊佐敷道與に与えたが，村尾は鹿児島に帰って秘伝書を 19 代藩主の島津光久に献じたという。この秘伝書の末尾にメモ的事項が追加されているが，その初めに「寛陽院様御伝」とあるが，「寛陽院」は島津光久の法名である。「神仙秘法」の内容は冒頭に 10 種の薬の処方が記されており，それから補唇の手術法が記さ

れている。次に祈禱文があり，最後には上述したように後に付け加えられたと思われるメモ的な記述がある。この中で最も重要と考えられるのは冒頭に記された下記の処方である。

師伝黄会友伝授仙方神験
○琥珀　5分　　　　○珍珠　　5分
○血蝎　1両　　　　○赤石脂　1両
　　但拾目壹両
○氷片　1銭　　　　○龍骨　　1両
○児茶　8銭　　　　○乳香　　1両用竹葉
　　　　　　　　　　　盛薬灸去油
○没薬　1両用竹葉　○硼砂　　1銭放在炭
　　盛薬灸去油　　　　　　　上焼枯

　この10種の薬をついて粉とし，篩（ふるい）にかけ，細末とする。これに氷片を入れかんに入れ，使用時に血液で練って創部に塗るという。
　珍珠は真珠，血蝎は騏鱗竭のことで，カラムスドラゴンという藤の樹脂，赤石脂は五色石脂の一種，氷片は龍脳，児茶は阿仙薬である。1～3月の手術には乳香，4～6月の手術には氷片，7～9月の手術には龍骨，10～12月の手術では没薬を各々多めに入れる。
　手術法としては，欠唇の両側に切創を作り，それに直角に針を刺す。大人の欠唇が大きい場合は3本，4日目に下の2針を抜く。翌日残りの1針を抜去する。小児の場合は2針を用いて，4日目に抜去する。針を刺した後の処置は記されていないが，おそらく創の両側に横8の字を描くように糸をかけて創口を引き寄せたと思う。この巻物は高嶺徳明が村尾源左衛門や伊在敷道與に与えた実物ではない。末尾に多様なメモ的記述があることを考慮すれば，たぶん数回の書写が繰り返されたものと推定される。
　少なくとも，この秘伝書の写しによって，黄会友が高嶺徳明に伝授し，そして徳明が伊佐敷道與に伝授した秘伝が創部に塗布する薬の処方と手術法であったことが容易に理解されるであろう。手術法自体は容易に他人に分かることであるから，結局秘伝たりうるのは塗布薬の処方ということになる。
　このことを考慮すれば，黄会友が高嶺徳明に伝授したのは，創部に塗布

するための薬の処方であって，全身麻酔薬でなかったことが確実になったと思われる。

今後，沖縄県，そして鹿児島県でこのことに関連して高嶺徳明自筆の秘伝書を含めた新史料が発見される可能性は残されているが，たとえ発見されたとしても，それは「神仙秘法」の別な系統の写本や鹿児島で実施されたと思われる補唇の術を実証する史料と考えられ，全身麻酔術とは全く関係のないものであることが高い確率で予想される。

著者は前項に示した東恩納の論考には確たる証拠が示されていないことを承知しながらも，それを否定するための信拠すべき史料が得られないうちは，その説を踏襲せざるをえないと考え，徳明が全身麻酔薬を用いたとすれば，手術施行時期を考慮して，曼陀羅花，烏頭を主成分とする薬の可能性もあることを指摘した[4]。

新垣敏雄[8]は中川修亭の「麻薬考」に記された処方中に「リュウキュウツツジ」があることを初めて指摘したが，著者[4]はすでに「琉球へ伝えられたため処方の中に琉球つつじが含まれ，それが本土へ伝えられ，中川修亭の『麻酔考』の中の一処方として痕跡を留めていると考える。この著者の推定が全く正しいかどうかはわからない」と記した。したがって，少なくとも「琉球つつじ」について指摘したのは著者が最初であることを明記しておきたい。なお「麻薬考」については著者が別に書誌学的研究を行っている[9]。

前項に掲げたように，大鶴正満[10]は補唇術全般に関しても詳細な論考を発表し，全身麻酔に関しても種々論じているが，「神仙秘法」の一写本が発見され，その内容から考察すればもはや高嶺徳明の秘伝書に関して全身麻酔薬として論ずることは無意味であることは明白であろう。しかし，麻酔術とは無関係といっても，それによって高嶺徳明の業績は決して色褪せるものではないことはもちろんである。

結　論

1986年に高嶺徳明の秘伝書の写本が鹿児島県の川内市で発見された。1729年に書写された写本であり，信頼性が高い史料と考えられる。これには創部に塗布する薬の処方と手術方法が記載されていた。このことから，高嶺徳明が黄会友から伝授された秘伝は欠唇の手術方法と創部に塗布する薬であり，全身麻酔薬の処方ではなかったと結論しても誤りではない。

本稿を草するに際して，永年にわたってご教示を戴いた高嶺徳明のご子孫の

方々，特に高嶺康二氏，高嶺康裕氏，高嶺明達氏，また琉球大学医学部名誉教授・大鶴正満氏，鹿児島県川内市の歴史資料博物館の方々に深甚の謝意を表するものである。

引用文献

1) 那覇市史　資料篇．第1巻6号．家譜資料二(上)．那覇市，那覇市企画部市史編集室，1980（昭和55），p 23-51
士哲についてはp 25-30に記述されている．
2) 源河朝明：補唇術と高嶺徳明．日医ニュース398号：1978（昭和53）年4月5日
3) 松木明知：琉球に麻酔法を招来した高嶺徳明，麻酔科学のパイオニアたち―麻酔科学史研究序説―．東京，克誠堂出版，1983，p 14-29
4) 松木明知：高嶺徳明の事績について―とくに手術に用いた「薬」の本態について―．日本医史学雑誌 31：463-489,1985（昭和60）
5) 松木明知：高嶺徳明．横切った流星―先駆的医師たちの軌跡―．東京，メディサイエンス，1990，p 162-173
6) 文献4) のp 486
7) 小倉一夫：薩摩藩に伝えられた欠唇手術の秘伝書．千台（川内郷土史研究会）15：50-60，1987（昭和62）
8) 新垣敏雄，平良　豊，新垣敏幸：士哲と用麻薬．沖縄医学会雑誌 30：133-135，1993（平成5）
9) 松木明知：中川修亭の「麻薬考」の書誌学的研究―四種の写本の検討―．日本医史学雑誌 45：585-599，1999（平成11）
10) 大鶴正満：高嶺徳明の補唇術に関する考察．沖縄県医師会報 340：2-10，1997（平成9）

III

華岡青洲のことなど

1

華岡青洲に関する研究・最近の知見
―麻沸散による全身麻酔下乳癌手術施行200周年を記念して―

❉❉❉❉❉❉❉❉❉

はじめに

　江戸時代後期の紀州の医師・華岡青洲は，十数年の歳月をかけて全身麻酔薬である麻沸散を開発した。この麻沸散による全身麻酔下に大和五条駅(現在の奈良県五條市)の藍屋利兵衛の母かん，60歳の左乳癌の手術を敢行した。それは1804年(文化元年)10月13日であったから，本年はその200周年になる。

　この青洲の乳癌手術は日本外科学史，日本麻酔科学史のみならず，日本医学史上特筆すべき業績である。本稿では青洲についての最近の研究を紹介し，それを通じて現在ともすれば等閑に付されている医療の本質を知ること，医史学を研究することの重要性を指摘したい。

　医学の分野で，「最近の知見」の「最近」の意味するところは，せいぜい3～5年であろう。分子医学，分子生物学の領域ではさらに短く1年といってもよい。しかし医史学においては逆に長くなり，10年，場合によって20年を指すこともある。本稿では少し長期的な意味でこの語を用いることを了承されたい。

1．麻沸散開発の契機

　青洲は1760年（宝暦10年），紀州平山の村医・華岡直道の長男として生まれた。没したのは1835年（天保6年）であった。享年75歳。長じて京

都に遊学したが，吉益南涯，大和見立以外には特定の師に就かず，多くの師からその長所を学んだ。文字通り寝食を忘れての修業の毎日であった。青洲は自分が学んでいる医学では如何ともしがたい難病があまりにも多いことを知るに至り，それらの難病を克服することが自分の使命であり，目標であると自覚したという。

京都遊学中，たまたま永富独嘯庵の『漫遊雑記』の中に，西欧では乳癌を手術して治療するが日本では未だ行われておらず，後続の医師に期待すると記されていることを知った。どんな手術でも耐えがたい疼痛を伴う。この痛みを克服することこそ医療の進歩に不可欠と考えた青洲は，帰郷以来，麻酔薬「麻沸散」の開発に取り組み，十数年の歳月の後に遂に完成させ，前述のように1804年10月13日にその臨床応用に成功したのである。したがって，本稿では青洲の麻沸散開発とそれによる乳癌手術を中心に論を進めたい。

麻沸散による全身麻酔下にそれまで不可能とされた数多の難病を手術的に治療した青洲の噂は，燎原の火のように全国に広まった。1804年の最初の手術施行後，5，6年ほどで全国的に彼の名は知れわたったと思われる[1]。青洲の春林軒の入門者の数からもそれは傍証される[2]。このように青洲の臨床家としての令名は全国的に知られるようになった。

しかし，青洲の名を日本医学史の中で不動にしたのは何といっても1923年（大正12年）に呉秀三が大著『華岡青洲先生及其外科』[3]を発表してからである。以来80年経ち，この間多数の論考が発表されたが，いずれも呉の研究の糟粕を嘗めるにすぎなかった。1960年代に青洲の誕生200年祭を期として青洲の伝記が出版されたが[4][5]，いずれも内容のほとんどが呉の著に準拠しており，新知見はないといっても過言ではない。

その後，薬学出身の宗田一はその知識を生かし，麻沸散開発の経緯を研究した[6]~[8]。宗田によって，麻沸散の主成分のマンダラゲの使用に関して，青洲は漢・洋両方の考えを取り入れたこと，さらに青洲は1800年（寛政12年）頃までに麻沸散の開発に成功していたことが明らかにされた。

なお，麻沸散の名は古代中国の医師・華佗の麻沸散に因むが，その処方の本態はまったく知られていない。大麻を主成分とするなどという論考は全く無意味である。

2. 青洲研究の進展

　著者は1966年（昭和41年）以来，日本麻酔科学史の研究を続けてきたが，研究対象の1つは当然のことながら青洲である。

　呉の大著に圧倒され，多くの後続の研究者はいたずらにその説に盲従してきたが，著者は麻酔科学を専攻する立場から呉の研究を改めて根本的に検討したところ，きわめて重大な多くの誤りを見出した。これに関して著者の研究を簡単に5項に分けて略述する。

1）青洲の系譜

　華岡家ほど過去300年にわたる詳細な系譜が公にされている日本の医家は少ない。青洲が高名であるのに加えて，直系のご子孫である華岡青洲博士（第8代）が札幌に現存しておられ，また多くの史料が残されているからでもある。しかし，それでも青洲の同胞や子どもについて不明な点が少なくなかった。

　著者[9]はそれまで所在が不明であった那賀町の地蔵寺（華岡家の前の菩提寺）の過去帳を見出し，それによって従来不明であった青洲の妹の1人，子ども2人の没年月日を特定することができた。また青洲の妻・加恵の系譜についても新知見を得た。青洲は家族の支えに助けられて麻沸散を開発したとされるが，この点を考慮すると青洲研究において系譜的研究は不可欠であり，この同胞1人，子ども2人の法名，没年月日の特定は大きな進歩であろう。

2）麻沸散の開発

　青洲は麻沸散の開発に十数年の歳月を要したという。しかし宗田の研究[6]〜[8]によっても，なぜそのように長期間要したのか詳らかにされていなかった。著者[10]は青洲と同じ処方で麻沸散を作り，動物実験を繰り返した。マウス，ラット，ウサギ，イヌを用いたが，その効果は種差によって大きく異なった。最後にヒトで試みたが，見事に麻酔状態に陥り，約8時間で覚醒したが，強い散瞳は約1週間持続した。

　青洲は動物実験を繰り返したといわれているが，どんな動物を用いたのかなどについては確たる証拠はなく，また動物実験を繰り返しても，それらだけではヒトに対する麻沸散の適投与量を決定することはできなかったはずである。それゆえに妻と母を対象に，長期間にわたって投与量の実験的検討をしたと考えられる。また附子と曼陀羅華の比について，鎮痛効果

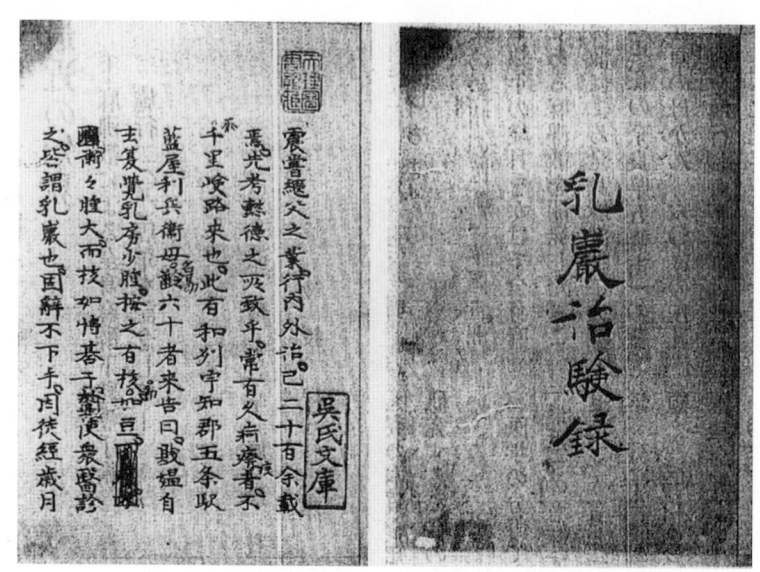

写真1 「乳巖治験録」表紙（右）第1枚目表（左）
（天理図書館所蔵）

を高めるために附子の量を増やせばよいが，そうすると徐脈となる。そのため附子の量を減量し，曼陀羅華を増量して全身麻酔効果を高め，結果的に安全性を高めたのであろうと推測される。これは著者が動物実験を何度も行って初めて推察可能となったことである。

3）最初の乳癌手術の時期

「乳巖治験録」（**写真1**）は年紀を欠いているにもかかわらず，呉は当時所蔵していた「乳巖治験録」の記述を根拠に，青洲が藍屋かんの手術を施行したのは1805年（文化2年）10月と断定した。以来，後続の研究者は彼に従った。「乳巖治験録」は青洲自筆とされる最初の手術の症例報告の記録で，日本医学史上最も貴重な医史料と評される。著者は「乳巖治験録」や乳癌患者の名簿[11]，「乳巖姓名録」（異本あり）などと併せ考えると，手術の時期は1805年ではありえないと推定し，それを実証するため，患者藍屋かんの没年月日を求め，遂にその名を五条市講御堂寺の過去帳に見出した[12]（**写真2**）。

かんは1805年（文化2年）2月26日に没しているのである。青洲が乳癌

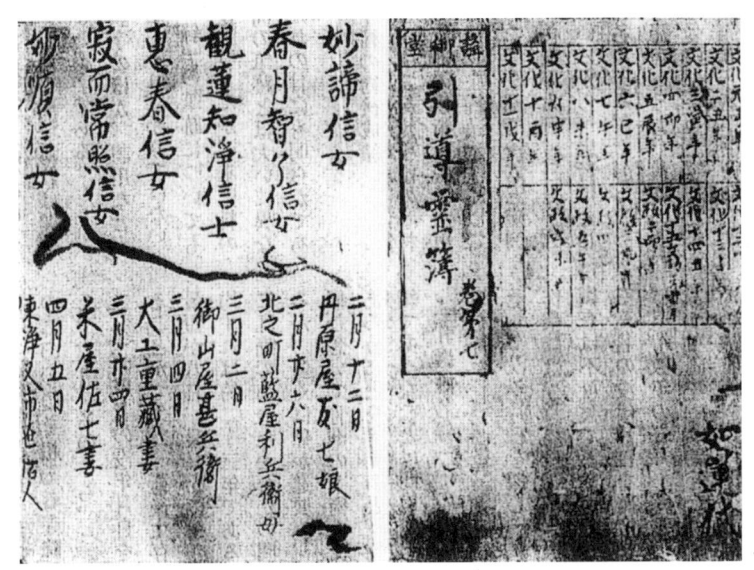

1 華岡青洲に関する研究・最近の知見―麻沸散による全身麻酔下乳癌手術施行200周年を記念して―

写真 2 奈良県五条市の講御堂寺の過去帳（文化年度）の表紙（右）と藍屋かんの法名「春月智了信女」（文化元年2月26日没, 左）

の治療を開始したのは1804年以降であるから，「10月13日」は1804年以外にありえない。こうして青洲による最初の全身麻酔下の手術は呉の説よりも1年前の1804年（文化元年）10月13日と特定されたのである。

4）「乳巖治験録」について

呉によって本史料が青洲自筆とされて以来，多くの医学史研究者はそれに従ってきた[13]。しかし，だれも現物を綿密に調査していなかった。著者は天理図書館で「乳巖治験録」を精査し，さらに原寸大のカラー写真を作製して精査したところ，驚くべき結果が得られた。

漢文で記された「乳巖治験録」にはあまりにも誤字や誤用が多い。乳癌の治療は青洲が生涯を賭けた研究であった。その最初の症例の記録は青洲にとっても最も重要な記録でなければならない。その記録の中で「乳岩」と書くべき所を「亂岩」と記述している。これはきわめて重大な誤りである。字が似ているからといっても医師であれば「内科」を「肉科」，「麻酔」を「床酔」と書くことはない。「亂岩」の誤記だけを取り上げても「乳巖治験録」は青洲の自筆ではありえない。

この他にも「方技」を「方枝」，国名の「明」を「朋」，「独嘯庵」を「独嘯痷」，「今罹此患」（今比患に罹る）を「今羅此患」と誤っている。漢詩をよくした青洲であれば間違うはずがない誤字である。

以上の誤字のほか，誤用など十数カ所ある。そればかりではない。「乳巖治験録」の筆跡についても著者[14]は検討したが，本史料の筆跡は青洲の筆跡とは大いに異なることはだれの目にも明らかであろう。

5）乳癌手術の術後成績

青洲の主宰する紀州平山の春林軒において青洲の手術を受けた患者の名は「乳巖姓名録」[11]として遺されている。青洲在世中の患者は156名であるが，再発が6例，三発が2例含まれているから，患者数としては146名である。

これらの患者のうち，最初の3名は手術を受けなかった。したがって残りの143名が手術を受けたと考えられ，名簿の第4番の藍屋かんが最初の全身麻酔下手術患者である。このかんは前述したように術後約4カ月半で没しているが，その他の患者については術後どれくらい生存したのか皆目不明であった。著者は過去三十数年間，この問題とも取り組み，全国の2,000を超える寺院を調査し，143名のうち，33名（23％）の患者の没年月日を特定することができた。術後生存期間は最短が8日，最長が41年で，平均すれば約47カ月である。本当に乳癌であったか否かの問題もあるが，多くは癌が進展し，藁にも縋る想いで青洲の手術を受けたであろうことを考えると，立派な成績であったことは間違いない。

「乳巖姓名録」中の患者の出身地を特定し，菩提寺を突きとめ，そして没年月日を探し出すという作業には，当然のことながら実地調査は不可欠であり，そのために33名の没年月日を確定するために三十数年の歳月を要した。このような研究に「最近」の語がなじまない理由をおわかりくださると思う。

以上，簡単に述べてきたが，これ以外にも青洲研究においてきわめて重要なものの未解決であった多くの点を著者は解明してきたが，紙数の関係でこれ以上の言及を省略する。

おわりに

青洲は業成った門人に免状を与えたが，その文言の中に「得与不得在其人」（得と不得は其人に在り）とある。「自分」は熱心に教授したが，それ

を習得したか否かは「君」自身の問題であるというのである。医を学ぶ者の心構えを説いた至言である。また，業成って故郷に還る弟子に与えた漢詩の一句に「唯思起死回生術」(唯思う，起死回生の術) がある。

青洲についてろくに研究論文を読まず，他人の研究を浅薄に引用して，「青洲は秘密主義を守り，それゆえに華岡流の手術は全国的に普及しなかった」とするものが多い。青洲は高度な医療技術が安易に普及すればかえって死体の山を築くことを知り尽くしていたのであり，それゆえに医の技術とその心を十分に習得したと判断された者のみに対してその術を伝授したのである。最近発生した東京都内の某大学病院における腹腔鏡による医療事故などは，上に述べたことがいかに大切かを物語って余りある。

詳細については2002年上梓した『華岡青洲の新研究』に詳述した。また，本年3月末には『華岡青洲と「乳巌治験録」』を出版したので参考にされたい（両著とも限定版であり，著者宛にお問合せいただきたい）。

引用文献

1) 幕末の有名な儒者である菅茶山の青洲を詩った「送下赤石宋相適二紀州学中瘍醫上」によっても傍証されよう。文化6年(1809)の作。この第一句は「君聞瘍科出神醫」(君は瘍科に神醫出ずと聞き)。
2) 入門者数は文化5年(1808)以降急増している。
3) 呉　秀三：華岡青洲先生及其外科，東京，吐鳳堂，1923.
4) 森　慶三，他編：医聖華岡青洲，和歌山，医聖華岡青洲顕彰会，1964.
5) 南　圭三：華岡青洲，和歌山県那賀町，1972.
6) 宗田　一：薬局 12：619，1961.
7) 宗田　一：華岡青洲の麻酔薬(通仙散)をめぐる諸問題〔呉　秀三『華岡青洲先生及其外科』(覆刻版．思文閣)附録〕，1971.
8) 宗田　一：洋学史研究会年報，1995. p11.
9) 松木明知：日本医史学雑誌 45：45，1999.
10) 松木明知：科学医学資料研究 335：29，2002.
11) 呉の著書中に活字による覆刻がなされている．文献3)のp247〜286.
12) 松木明知：麻酔 21：300，1972.
13) 石原　明：漢方の臨床 10：536，1963. 石原はこの中で「乳巌治験録」を和訳しているが，呉の誤りを踏襲している。
14) 松木明知：日本醫事新報 4038：26，2001.

②
医史学研究の先取権を巡って
―「華岡青洲の麻沸散」の実験的追試―

▶◆◇◆◇◆◇◆◇◆◇◆◁

1．青洲の乳癌手術

　著者は医学科学資料研究 231 号[1]において「『実験医史学』のことなど」と題して，1993 年（平成 5）に開催された『フォーラム 21 世紀への創造』について紹介し，併せてこれに対する著者の感想や考えを述べた。その中で著者が華岡青洲に関連して，青洲が改良開発した「麻沸散（一名通仙散）」の実験を繰り返し行っていることに言及し，このことは「実験医史学」と称すべきことであると記した。しかしこのことに関して少なからず誤解があると思うので，二，三述べてみたい。

　華岡青洲について，研究者のみならず，一般の人々が関心を持つのは彼の乳癌の手術についてであろう[2]。これは青洲が生涯を通じて取り組んだ研究主題でもあった。しかし世間で言われるほど，青洲の乳癌の手術については正確なことが分かっていない。何が分かっていないのかさえ分からないのが実状かもしれない。

　例えば青洲が麻沸散による全身麻酔下で最初に行ったのが乳癌の手術である。従来，患者五条駅藍屋利兵衛の母「かん」60 歳は文化元年（1804）10 月 16 日に青洲の初診を受けたが，全身状態が悪かったので，それを治療して 1 年後の文化 2 年（1805）10 月 13 日に手術を受けたと呉秀三[3]によって解釈され，すべての後続の研究者[4]～[6]は呉の説を踏襲してきた。

　しかしこの症例について詳細に記述してある「乳巖治験録」[7]を熟読して

みると，初診の約40日後に手術を受けていることが分かった。つまり従来の呉説[3]は誤りであった。すなわちだれも原文を読んでいなかったのである。しかしこれを別な方法で科学的に証明しなければならない。このため乳癌患者のかんがいつ死亡したかが一つの手懸かりになるだろうと考えて検索し，遂に奈良県五条市講御堂寺の過去帳の中に藍屋かんの法名を見い出したのである[8]。かんの没年は文化2年(1805)2月26日であった。青洲が乳癌患者の治療を開始したのは文化元年（1804）以降であることは「乳巌姓名録」[9]によって判明しているから，手術が行われた「10月」とは文化元年（1804）の10月しかない。このようにしてかんの手術日は文化元年(1804)10月13日と確定したのである[10]。「乳巌姓名録」の文化元年の「10月既望（16日―松木注）」と「乳巌治験録」にある年記を欠く「10月13日」との3日間の差は，10月13日に手術が行われたが，全身麻酔下の最初の症例であったから青洲が3日間それこそ不眠不休の術後管理を行い，漸く16日になって全身麻酔からすっかり回復したので，手術台帳とも言うべき「乳巌姓名録」[9]に「かん」の名が記入されたと解釈するのが最も妥当と考えられる。上記のように解釈しなければ，「乳巌治験録」[7]と「乳巌姓名録」の日付の差「3日間」の差を説明できない[11]。

2．「麻沸散」の追試

　こうして青洲に関する研究を少しずつ進めたが，大きな謎の一つは，何故青洲が「麻沸散」を改良開発するまでに十数年の歳月を要したのかということであった。

　青洲は動物実験を行ったとされるが，伝聞の域を脱せず何の確証もない。そこで著者は1985年（昭和60）から青洲の麻沸散（通仙散）と同じ処方を作り，動物実験を行うことにした。ウサギ，ラット，マウス，犬を対象にヒトの量に換算して体重(kg)当たり1倍，3倍，5倍，7倍，10倍，20倍を投与して，その行動を綿密に観察した。しかしウサギ，ラット，マウスでは全身麻酔状態を作ることはできず，犬では3倍量で急死した[12]〜[15]。

　併せて「麻沸散」という漢字から中国古代の名医華佗の創始になるという「麻沸散」の主成分は「(大)麻」とする説が一般的である。このことから大麻のみで全身麻酔の状態が得られるか否か検討した。大麻（マリファナ）については，当時九州大学薬学部におられた西岡五夫教授の御高配により，「大麻」使用の免許を1984年（昭和59）取得し，ウサギ，ラット，

マウス，犬を用いて実験を繰り返したが，吸入によっても経口投与によっても，これらの動物では結膜の充血と眼脂の他は行動的にも特記すべき変化は何も観察されなかった。

さらにボランティア一人を対象に1987年（昭和62）8月29日に「麻沸散」の人体実験を行ったが，服用後約40分で効果が発現し，その効果は約8時間ほど継続した。「麻酔」中は頻脈の傾向にあったが，不整脈はなく，麻酔中，後の血圧も安定していた。翌早朝の覚醒時の気分は非常に良好で，悪心・嘔吐もなく，歩行も普通に可能であった。しかし彼女の瞳孔は1週間散大し放しであった[13)16)]。

このような実験を通して知り得たことは，たとえ青洲が麻沸散の動物実験を行ったとしても，動物の種差（species difference）による反応（pharmacodynamics）が区々であり，いくら動物実験を繰り返してもヒトに対する至適な投与量を決定できなかったであろうことが理解される。さらにヒトに対しても，至適投与量を決定するのは至難であり，投与量を少量ずつ増量する以外に解決の手段はない。しかも附子の投与量を増やして鎮痛効果を上げようと試みると徐脈を招く。この徐脈に対抗するためベラドンナ剤を含む曼陀羅花を増量して，附子による最大の合併症である徐脈からくる心停止を予防するとともに，同時にベラドンナ剤による全身麻酔効果を増加させたことが判明したのである。

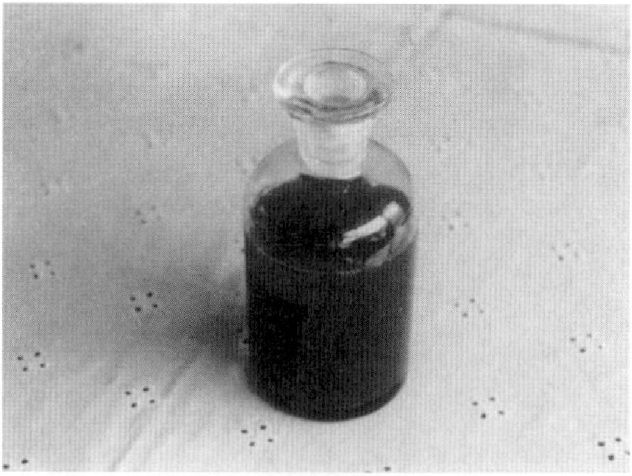

写真1 麻沸散（通仙散）。色は茶褐色である。

2 医史学研究の先取権を巡って—「華岡青洲の麻沸散」の実験的追試—

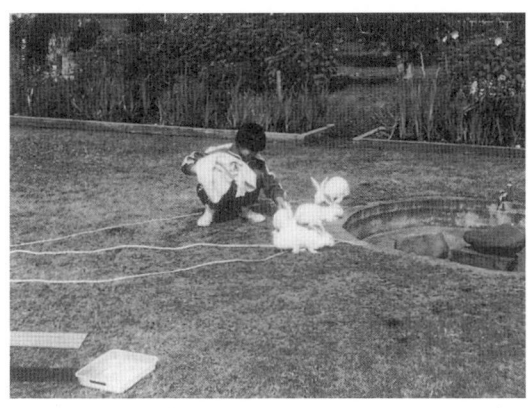

写真 2 麻沸散を投与したウサギ。体重当り 3～5倍量。投与後3時間

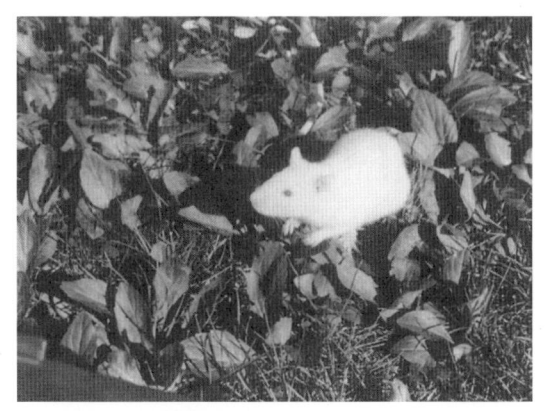

写真 3 麻沸散を投与したラット。体重当り 10 倍量。投与後3時間

3．医学史的実験について

　このようにある薬物の作用を検討するためには，単に一定の投与量をある特定の動物に用いるのみでは不十分で，少なくとも数種の動物を対象に投与量を変え，投与法も変えてその反応を見なければならない。現在はす

III 華岡青洲のことなど

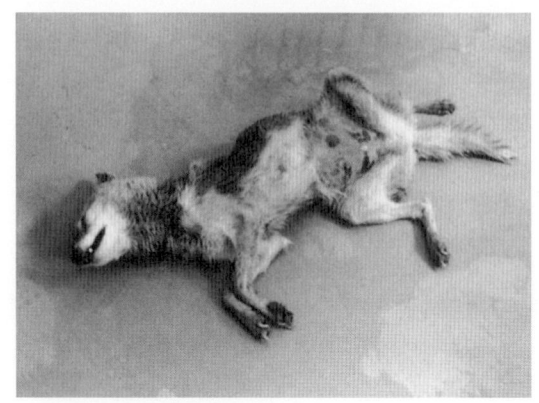

写真4 麻沸散を投与した犬。体重当り3倍量で20分で急死した。

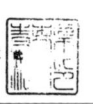

写真5 1983年の大麻交付書と同年の大麻免許証交付書

2　医史学研究の先取権を巡って—「華岡青洲の麻沸散」の実験的追試—

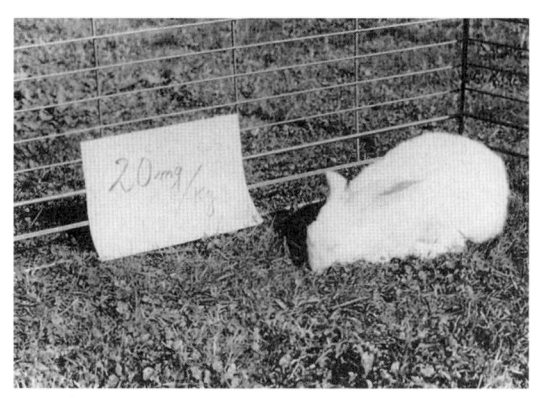

写真 6　テトラハイドロカンナビノール（THC, 大麻の主成分）を投与したウサギ。活発に動いている。

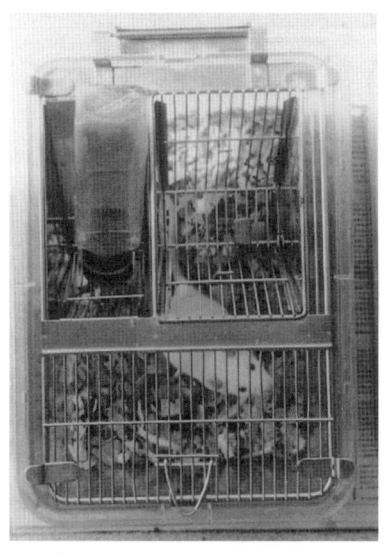

写真 7　テトラハイドロカンナビノール（大麻の主成分）を投与したラット

III 華岡青洲のことなど

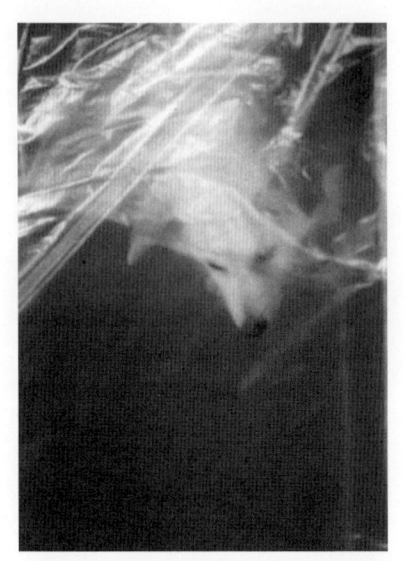

写真8 THCを吸入（煙状にして）させた犬。行動・食欲などに何の変化もなかった。

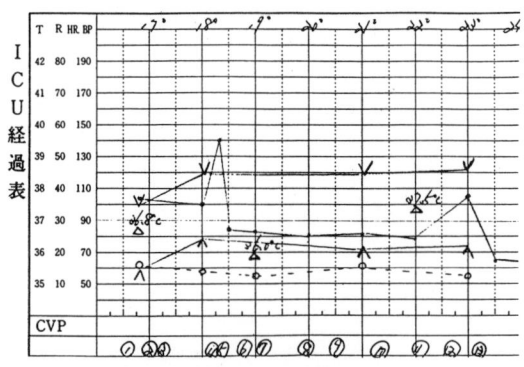

写真9 集中治療室での診療記録の一部。血圧（∨と∧印）は安定していることが分かる。心拍数（●印）は18時20分頃に急増した。

べて evidence-based medicine といわれる時代であるが，著者は十数年来，青洲の行った全身麻酔の本態を究明するため evidence を積み重ねることを目的に実験してきたことが御理解戴けたと思う。

話は前に戻るが，青洲が最初に全身麻酔下に乳癌の手術を行った患者は現在の奈良県五条市の藍屋かんであったが，彼女についてもう少し知りたいと考え，とくに系譜的背景を講御堂寺の過去帳を中心に調査した。これも evidence-based study on medical history だからである。

この結果を「講御堂過去帳による藍屋家の系譜的研究」[17]と題して日本医史学雑誌に投稿したところ，1997年7月23日付けで編集委員会から返事が来た。それには「掲載『可』」とあったが，しかし問題はその次に記されている「内容について」であり，以下の通りに記してあった。

1．内容について
テーマ・内容・表現いずれも著者ならではのもので，貴重な業績である。著者は2頁2行目で「医史学において実験的追試を行った嚆矢である」と記しているのに対しては，以下の論文があることを紹介しておく。
三木栄・三木謙"腎機能の日本に於ける最初の実験，東西腎機能の知識，腎動脈内墨汁注入による組織所見（日本医事新報　昭和35年11月）"（注　この表題は誤っている―松木）

以上

上記の通り審査結果に記されております。ご再考下さい。

つまり著者が「医史学において実験的追試を行った嚆矢である。」と記したのは誤りで，著者の実験が最初でなく，三木栄，三木謙の論文があるではないかというクレームである。なお以上の文面は不思議なことに査読委員による審査原票には記載されておらず，編集委員以外の人物によって後で付け加えられたものであることが判明した。

もちろん著者は，このクレームを頂戴する前からこの論文の存在を知っていた。三木栄先生には学生時代から医史学研究について御指導戴いていたからである。

さて編集委員会の提示された問題の三木らの論文[18]は，腎の濾過作用を実験した伏屋素狄の事績を発掘した秀れた医学史の研究である。伏屋素狄（1747-1811）は和泉国万町の人で，琴坂と号した[19]。解剖生理学上の実験を

III 華岡青洲のことなど

行っている特異的な人物で，中でも腎血管に墨汁を入れ，腎を圧迫すると尿管から出るのは墨汁でなくて澄んだ汁であることを見い出し，腎は尿の濾過器とした。このことから彼は日本の実験生理学の祖であると評されている[20]。素狄の研究を行った三木氏自身もこの実験を繰り返したのであるが，それは本来伏屋素狄の実験を医学史的に追試するために行ったものではなかったことを著者の論文の査読結果に勝手な書き入れをした方は御存知ないと思われる。三木栄ら自身はこの論文の中で次のように述べているのである。

　大阪大学医学部第一内科教室腎研究陣に於て，本稿と関係なく，その研究過程の一つとして腎動脈にスミ汁を注入して封鎖 blockage, Blockierung 実験を行った。正に私の欲求するものに対する裏付けとしては，真に好個なものである。素狄等の実験と軌を同じくする実験の一端を，許しを得てここに編入する[21]。　　　　　　　　　　　　　　　　（・点一著者）

　以上のことから三木博士らは伏屋素狄の医史学研究のために動物実験を行ったのではなかったことはだれが見ても明らかである。つまり三木栄博士の実験は本来伏屋素狄の研究とは無関係であったことが分かる。繰り返すがこのことによって著者松木の論文の査読結果に無断で記入した人は三木栄らの論文名を知ってはいたが，その内容を何も知らなかったことも明らかになった。

　因みに大阪大学における実験は（下）のIV「腎動脈内スミ汁注入による腎組織の所見」に詳しく述べられており，この章の末尾に次のように記されてる。

　（附記）以上は素狄等の実験を追試したまでである。腎臓に限らず他の組織でも，その動脈の分布するところには相似した像を呈するであろう。素狄等の行った腎臓を握りしめる操作は（IIの3を見よ）その効果は疑わしいので省略した。

　本文では関係がないとしているが，ここでは「追試したまでである」としており矛盾がある。文章の重さは本文にあるから，読者は結果的に内容が偶然追試の形になってしまったと解釈するであろう。

このように著者の三木博士自身が語っているのであるから、この指摘された文献を読む限り、博士の研究を直ちに「医史学において実験的追試を行った嚆矢である」とする訳けにいかないことが御理解戴けると思う。たまたま別な目的で行った知見を併記したということになり、素狄の実験の追試とは言えない。ただしその後三木博士はこの目的のため実験を行ったと言われるが詳しい報告はない。

4. evidence の重要性

evidence がないという点では、和歌山医大麻酔科の上山教授も麻沸散の実験（犬）を行ったといわれるが、詳細な発表がなされていない。実験を行っても、これを学会や論文として発表しなければ evidence とならない。

この evidence 有無の問題は、麻酔科学の歴史においてはつとに有名で、1842 年に米国ジョージア州のアーテンスの開業医クロフォード・ロングはエーテル麻酔下に腫瘍切除を行ったのであるが、それを論文化していなかった。発表したのは 1849 年（嘉永 2）のことであった[22]。そのため 4 年後の 1846 年 12 月 16 日にボストンのマサチューセッツ綜合病院でトーマス・G・モートンによって行われた公開実験が目撃者のビーゲロウ博士によって論文化[23]されたので、これが一般にエーテル麻酔の嚆矢と言われてきた。これに加えてさらにモートンの友人ホレース・ウェルズ、師の一人であるチャールズ・ジャクソンとの先取権（プライオリティー）争いが加わってだれがエーテル麻酔の真の発見者かについて長年論争が続いていたが、この問題に決着をつけたのはウィリアム・オスラーであった。彼はモートンの事績に関連した論考の中で、次のように述べている。

In science the credit goes to the man who convinces the world, not to the man to whom the idea first occurs.[24]

つまりオスラーは一般に衆知させることの大切さ、そのための evidence としての論文化の重要性を指摘したのである。

結　語

以上述べてきたように少なくとも現在の基準に合致する evidence を提供できる点において、著者の華岡青洲に関する動物実験は、少なくともこ

と華岡青洲に関することでは嚆矢と言えるものである．将来埋もれていた知見が発掘されて，著者以前にこのような試みが行われたという事実が白日の下にさらされるかもしれないが，それこそ医史学の研究であり，大いに歓迎されるべきである．

このような意味において，本誌の有する意義と価値は極めて大きいと考えられる．

文　献

1) 松木明知：「実験医史学」のことなど．科学医学資料研究 231：6-11, 1993
2) 1993年3月20日の朝日新聞の編集委員中生加康夫氏の記事の主題は青洲の乳ガン手術である．
3) 呉　秀三：華岡青洲先生及其外科．東京，吐鳳堂，1923（大正12）
4) 石原　明：華岡青洲―日本臨床外科の創始者―．漢方の臨床 10：536-553, 1963（昭和38）
5) 森　慶三，市原　硬，竹林　弘：医聖華岡青洲．和歌山，医聖華岡青洲顕彰会，1954（昭和39）
6) 南　圭三(代表)：華岡青洲．加賀町，加賀町華岡青洲をたたえる会, 1972（昭和47）
7) 天理大学附属天理図書館所蔵
8) 松木明知：華岡青洲と藍屋利兵衛の母．日本医事新報 2467：120, 1971（昭和46）
9) 文献3の p 274-286 所収
10) 松木明知：華岡青洲と最初の全身麻酔下乳癌手術の期日．麻酔 21：300-301, 1972（昭和47）
11) 松木明知：華岡青洲と乳癌手術―宗田氏の「華岡青洲の乳ガン手術記録について」を読んで．科学医学資料研究 46：7-8, 1977（昭和52）
12) 松木明知：麻沸散の本態．第36回日本麻酔学会関西地方会（京都），1990年（平成2）9月1日
13) 松木明知：華岡青洲の麻沸湯に関する実験的，臨床的研究．第43回日本東洋医学会（横浜），1992年（平成4）5月16日
14) 松木明知：華岡青洲の麻酔薬通仙散に関する実験的研究．第93回日本医史学会（東京），1992年（平成4）6月5日
15) 松木明知：近代麻酔学創った華岡青洲―痛みとの闘いの歩み―．日経メディカル（臨時増刊号），1993年（平成5）6月25日，p 120-3
16) 松木明知，馬場祥子，豊岡憲治，本田純一：麻沸散による全身麻酔．第2回

青森県中毒研究会（青森），1989年（平成元）9月30日
17) 松木明知：講御堂過去帳による藍屋家の系譜的研究．日本医史学雑誌43：415-422，1997（平成9）
18) 三木　栄，三木　謙：腎機能の日本に於ける最初の実証（1800年，伏屋素狄（スミシル）等の実験）とそれの批判，並びに，東西腎機能の知識，腎動脈内墨汁注入による組織所見（上・下）．日本医事新報1907号，55-63（1950年11月12日），1908号，657-666（1950年11月19日）
19) 中野　操：素狄の生涯素描．医譯（後刊）7：5-7，1955（昭和30）
20) 三木　栄：生理学史上における素狄．医譯（後刊）7：49-50，1955（昭和30）
21) 文献の18の（下）59頁最下段　第14行目から
22) Long CW：An account of the first use of sulphric ether by inhalation as an anaesthetic is surgical operations. South Med Surg J 5：705-713, 1849
23) Bigelow HJ：Insensibility during surgical operations produced by inhalation. Boston Med Surg J 35：309-317, 1846
24) Osler W：The first Printed Documents relating to Modern Surgical Anesthesia. Ann Med Hist 1：329-332, 1917

③ 華岡青洲の「乳巌治験録」の新研究

✧✧✧✧✧✧✧✧✧

はじめに

　近世日本の医学史で特筆すべき人物である紀州の華岡青洲については，すでに呉秀三[1]が大正12年（1923）に上梓した大著に詳述されているものの，いまだ不明な点も少なくない。その不明な点のいくつかについて，例えば最初の全身麻酔下の乳癌手術の施行年月日[2)3)]，この手術患者である藍屋かんとその系譜[4]，乳癌手術患者の術後死亡年月日の確定と術後生存期間[5]，さらには青洲自身の同胞と子女の氏名や没年月日[6]について著者は新知見を加えてきた。

　呉の著書[1]によっても知られているように，青洲の業績は多岐にわたるが，彼の最大の業績は何といっても全身麻酔薬「麻沸散」，一名「通仙散」の開発と，それを応用しての様々な手術の施行であることに異論を挟む人はいないであろう。麻沸散[2)3)]を用いての最初の乳癌の手術は，文化元年（1804）10月13日の五条駅藍屋勘（かん）の左乳房の癌に対する腫瘍摘出術である。この症例に関しては青洲自身の手になるとされる唯一の稿本「乳巌治験録」が今に伝えられているため，その詳細が知られているのである。この稿本[7]は呉の著書にも一部が写真版として，そして全文が活字化されて収載されているが，稿本と呉による活字化された文を比較すると，呉の文に重大な誤りや脱落があることを見い出した。さらに稿本には，あまりにも初歩的な誤字や誤文が多く，これを青洲自筆の稿本とする呉の説は甚

だ疑問であるという結論に達したので，以下少し詳しく述べてみたい。

1．「乳巌治験録」の原文と呉の活字化の誤り

以下に呉の活字化の誤りを指摘するために「乳巌治験録」の原文を各丁ごとに表裏を写真版で上段に示し，下段に呉による活字化の誤りや異同を示しておく。↓印の下が呉の記載である。

なお呉の活字化された文章にはレ点，一二点，上下点，傍線，二重傍線，○，◎，『 』，カタカナのルビ（左側）などが付されているが，原文には写真のようにこれらはわずか14カ所だけである。稿本「乳巌治験録」の転載については天理大学付属図書館の許可を得たが，ただしポジティブフィルムから反転して写真を作ったので少し見にくい部分があることを断っておく。

以下に少しく原文と呉の活字化した文の異同について論じたい。第1枚目表では略字と本字の問題が主である。呉の文で「此」の下にある割注は呉が「文化2年（1805）10月」と注記したもので，これはもちろん原文にない。

第1枚目裏では3行目の「往」の字を無視している。その行の「肉」は原文の誤りと思われ「切」となるべきである。「左一之圖」は「左之一圖」が正しいと思われる。「不病」は呉の「不痛」の方が正しい。すでに乳癌になっているのであるから「不病」ではありえない。

第2枚目表5行目では，「痛則無鮮」を呉は「疼痛則無解」と読んでいるが，すぐ上に「疼痛」があることを考慮すれば，「疼痛」が2回も続くのはおかしい。ここではやはり原文のごとく「痛み則ち鮮くこと無し」と読んで「痛則」となるべきであろう。

3枚目裏，3枚目表は略字と本字の問題である。3枚目の裏の原文の2行目「枝」は全くの誤りで，呉の記す「伎」が正しい。「亂岩」は「乳岩」が正しい。「難治証」は前後の関係から呉の「難治症」のほうが良いと思われる。4枚目の表では呉の文に重大な誤りがある。原文にある「今此乳岩也未潰欄。未紫黒著。則施其術可也」の18字が呉の文に全く脱落している。4枚目裏では呉の文に「我今」が脱落している。また最後の行の原文「君」を呉は誤って「若」としているが，原文では明らかに「君」である。

5枚目表から7枚目裏までは，ほとんど略字と本字の問題であり，重大な問題ではない。第7枚目表7行目の「之」の下に，呉は「之」をもう一つ

III 華岡青洲のことなど

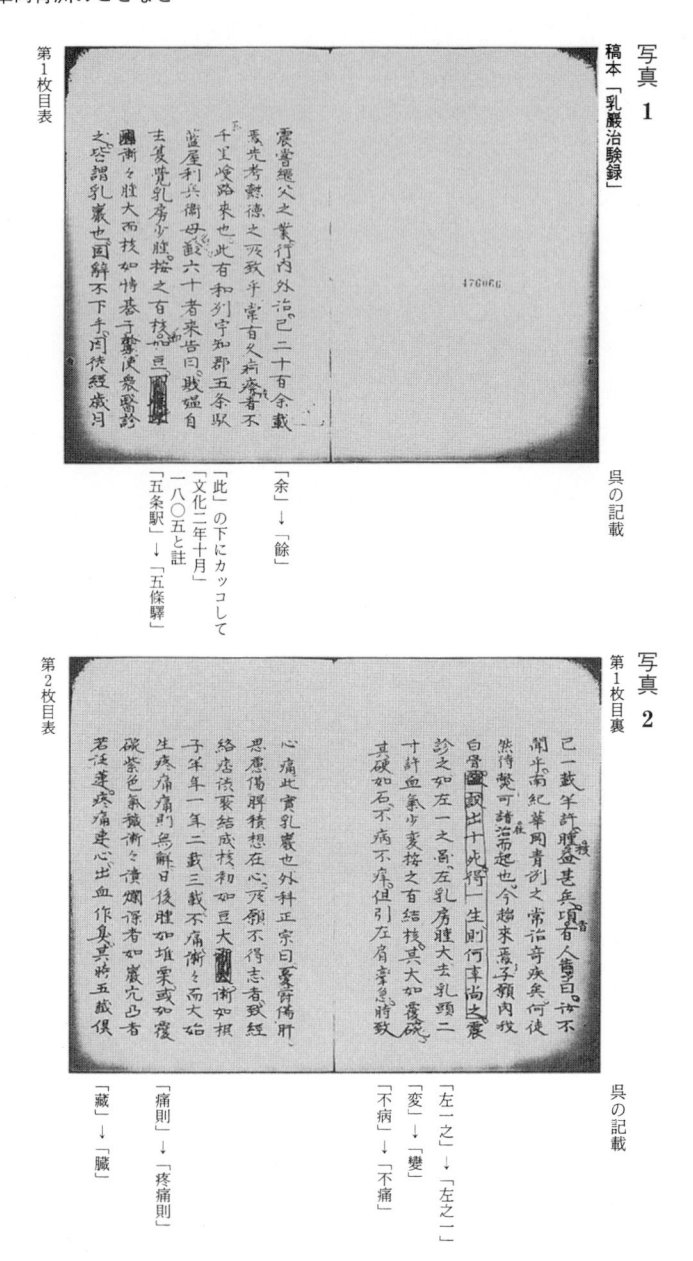

写真1 稿本「乳巌治験録」

第1枚目表

震響繼父之業行內外治已二十有餘載
蓋先考顯德之所致乎當百人病者甚不
千矣爰路来也此有和州宇知郡五條駅
籃屋利兵衛母齡六十者来告曰戰疆自
去歲覺乳房少膨按之有核〔豆〕
圖漸々脹大而核如特恭于鑒便衆醫診
之皆謂乳巌也固解不下手同挟經歲月

呉の記載

「余」→「餘」
「此」の下にカッコして
「文化二年十月」
「一八〇五と註
「五条駅」→「五條驛」

写真2 第1枚目裏

關乎南紀華岡青洲之常治奇疾吳何使
然待覺可諸治而起也今趨来蓋子賴内投
白曾[ ]曰比十先得 生則何事尚之憂
診之如左一之哥左乳房腫大去乳頭二
十許血氣少夏按之有結核其大如覆碗
其硬如石不病不疼但引左肩辛急時致

己一載年許膨盆甚矣項者人謂曰汝不

第2枚目表

心痛此實乳巌也外科正宗曰憂愁傷肝
思慮傷脾積想在心不得志者致經
絡痞濇結成核初如豆大漸如棋子
子年一年二載三載不痛衛々而大始
生疼痛痛門潰爛日後腫如堆栗或如
破紫色氣穢衛之潰爛源看如巖宛凸者
若泣達痛痛連心出血作臭其將五臟俱

呉の記載

「左一之」→「左之一」
「変」→「變」
「不病」→「不痛」

「痛則」→「疼痛則」

「藏」→「臟」

3　華岡青洲の「乳巌治験録」の新研究

写真 3

第2枚目裏

呉の記載

亥四大不救名曰乳巌㝡犯此者百人百必先是也又外科百效可苛怒傷肝脾、結如鷩卷子大不痛不痒五七年後外腔潰爛内㴆々潰爛名曰乳癰滴盡氣血方死此盖與正宗所謂乳巌者同也夫乳巌乎古今為不治兵肝陳實功之於外治、後世反讄也然尚於乳巌首辟不治也正

[䔍] → [鬱]

宗曰婦人左乳結桜三年方生膵胨之脈緊散而有力此陽百餘而陰不足也況結腫如石皮紫色不洋此乳巌証也辞不治

[朋] → [明]

又一婦人乳結腔或小或大或硬倶不為痛己年年餘方發腔如霣破堅本痛此乳頻莖々生虎爲時疼時疹之脈弦而數腔皮慘為不譚此氣血己尤鮮不可治又

[証] → [證]
[余] → [餘]

第3枚目表

[脉] → [脈]
[余] → [餘]
[塁] → [累]

写真 4

第3枚目裏

呉の記載

一確乃譚如設遠譚血不葉譚後果倶光是也彼長門狗喘庵之於方枚㝡甚代之雄也然尚乳巌不治待後之君子云而況喰其稻相者乎空或固辭不下于 圄呻吟㶚 難治証忍不下百以光直為莫道救之則十之一二蓋得尭亥於哥未試之難救

[枝] → [伎]

[亂] → [乳]
[虽] → [難]
[証] → [症]

第4枚目表

囚旦京曰平蓋人東南得天余縱光加治術固湑文械十丈 上以誰田不起夫人保唯馬和譟經驗之術何敢嘗於紅毛、青中百岁見就是思惟欽爭神之不灰乎、難百可然其磨己潰爛或内色紫為者柳方施其術也、今此乳岩也未讄爛未紫烏蜀則胞其術可曳史然古今以為不治者不

[今此]から[可也]まで十八字脱落

誰の下に[不]挿入
日の下の[不]脱落
[勘] → [如]

Ⅲ　華岡青洲のことなど

写真 5

第4枚目裏　呉の記載

　可忽諉治也故曰先辞之病砕曰子勿辞。
　乳岩之為難治余同知萬貴我姉妹既患
　之豪醫皆解不治遂諱燗而処此島之兵
　親見而我今羅此患何為男治［国誚不驚
　則使夫日而長苦罷之］則縦使光而免苦
　與其今延、而長苦寧従此免苦燗語之子
　娘而今来于此君寳百敗之之志則以我

　［我今］脱落
　［羅］→［罹］
　［君］→［若］

第5枚目表

　庚寅歳冬十月十三日朝讓橋繩造服
　成蘇沸欹少項正気快平不諳人衆時
　以古呂年志詳壽如二之圖堅剖枝上三
　寸許出血不止以手術止之而入一横如
　三之圖較其創口俊其核核附属上下之
　肉而不離周如四五之圖八左右之掩桃
　離核大與肉將有束弟則抜古呂年志詳

　［广］→［麻］

写真 6

第5枚目裏　呉の記載

　壽切若切給復以手術止其出血如是
　須臾止下之肉断離接既出矣後以煌
　詞説肉汉後處位年古詳彼并彼散之
　両後以束結其創口及偽覺哥司董剉
　之治法也後討湧中入食盤欲之辞以麻
　沸散之薬氣次漢廿艸渇心陽時以稀
　粥紊之正義漸々後而貺人事憲楢兄

　［糸］→［絲］
　［解］→［觧］
　［艸］→［草］

第6枚目表

　恥發我為之果議重泉何佗為婦泣子
　必葉猶預予謂此能賞悟吉世吾子不廢
　何時試乳岩邪非欽可圖辞則乗病婦曰、
　我療乳岩乎寳懐華佗之術一朝割其皮
　肉而出其結核善怒第一失正氣復辞症
　應澤猎八能鉤而後療乳裏、此老婦今更患
　胸氣疹痛宣先治之周作支加木附湧

　［平］脱落
　［預］→［豫］
　［岩］→［巌］
　［辞］→［辭］
　［佗］→［陀］

120

3 華岡青洲の「乳巌治験録」の新研究

写真 7
第6枚目裏
第7枚目表

呉の記載

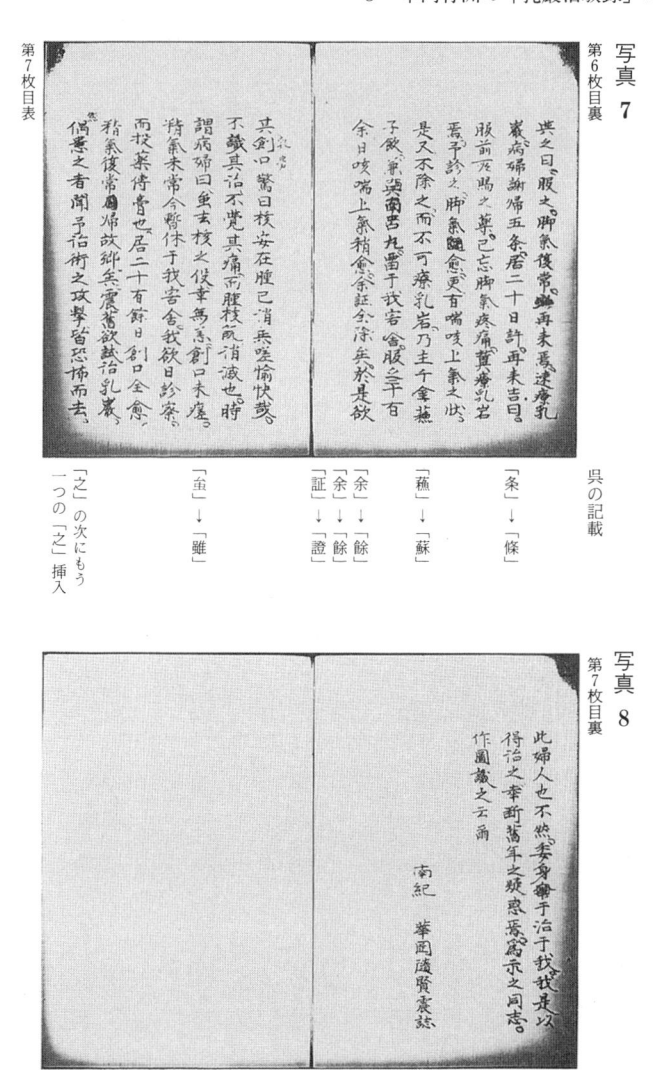

[條]→[條]
[蘓]→[蘇]
[余]→[餘]
[余]→[餘]
[証]→[證]
[虫]→[雖]
「之」の次にもう一つの「之」挿入

写真 8
第7枚目裏

挿入している。もちろん誤りである。

　昭和38年(1963)石原明[8]は，第16回日本医学会総会が大阪で開催され，大阪の大丸デパートで華岡青洲展が開催されたのを記念して「華岡青洲」についての秀れた総説を記したが，その中で「乳巌治験録」の全文を和訳

121

している。その末尾に「乳巖治験録」は「従来は呉氏の著書の中に漢文のままで引用されていたのみで、誤字もあったうえに一般的なものでなかったからあえて拙訳を附録した次第である」と記している。確かに石原は呉の著書の2, 3の誤字を正しているものの、呉の犯した誤りのほとんどを踏襲し、さらに例えば「乳巖治験録」第2枚目表4行末尾から5行目の初めにかけての「始生疼痛。痛則無鮮」を「始めて疼痛を生ず。疼痛は則ち解くことなく」と和訳して、原文にない「疼」の字を補って読んでいる。「疼」の字を加えれば確かに意味はより正確になるであろうし意味も分かるが、あくまでも原文に忠実でなければならない。石原が原文を実見していない一証左である。

森慶三ら[9]の編集した「医聖華岡青洲」の中にも「乳巖治験録」が掲載されているが、呉の誤りをそのまま踏襲していることからすれば、森慶三らも原文を直接参照せず、呉の著書からそのまま文を再掲したものであることは明らかである。さらに、この本の163頁から164頁に掲げてある「乳巖治験録」の4枚の写真も同様に呉の著書からの再掲である。

また、南圭三ら[10]の編する所の「華岡青洲」にも「乳巖治験録」の和訳が掲載されているが、前述した呉の文における脱落部分が訳されないことから、これまた原典を調べることなくして、呉の本をそのまま踏襲したものである。このように見てくると、呉を除いて従来の研究者のほとんどが「乳巖治験録」の全文を実見していないか、あるいは少なくともマイクロフィルムや複写などによる検討をしていなかったことが理解されよう。

2．「乳巖治験録」の乱丁

前項に「乳巖治験録」の原文を示したが、一見して乱丁が在存することが理解されよう。すなわち、1枚目から4枚目までは正しいのであるが、5枚目と6枚目が乱丁になっており、7枚目は正しくなっている。これを分かりやすく記すと表1のようになる。どうしてこのような乱丁が生じたのかは知られるところがない。呉がこの稿本を入手したとき、すでにこのようになっていたのかも分からないが、活字化に際して、呉は乱丁を正しているが、このことについて呉は何も言及していない。また稿本では、1頁に原則として7行、1行は16字記されているが、どうした訳か、第5枚目の裏だけは1行15字となっている。

3 華岡青洲の「乳巖治験録」の新研究

表 1　稿本「乳巖治験録」の乱丁

```
「乳巖治験録」                     正しい順序
1枚目 表
      裏 ─────────────────── 表
                              裏  1枚目
2枚目 表
      裏 ─────────────────── 表
                              裏  2枚目
3枚目 表
      裏 ─────────────────── 表
                              裏  3枚目
4枚目 表
      裏 ─────────────────── 表
                              裏  4枚目
5枚目 表
      裏            ╳          表
                              裏  5枚目
6枚目 表            ╳          表
      裏                       裏  6枚目
7枚目 表
      裏 ─────────────────── 表
                              裏  7枚目
```

表 2　呉の著書中の写真の文と稿本中の箇所

	呉の著書	稿　　本
1.	p 261　第 137 甲「震聳～歳月」	……2 枚目表 1～7 行
2.	p 263　第 137 乙「医唯～既患」	……4 枚目表 3 行～4 枚目裏 2 行
3.	p 264　第 137 丙「取験～付湯」	……6 枚目表 1～7 行
4.	p 267　第 137 丁「精気～云爾」	……7 枚目表 6 行～7 枚目裏 3 行

3．呉による稿本の改竄

　呉[7]はその著において「乳巖治験録」の一部を 4 枚の写真（**写真 9～12**）で示している．すなわち，第 261 頁，263 頁，264 頁，267 頁に示された図 137 の甲から丁の 4 枚である．呉の 137 の甲は原本の第 1 枚目表の第 1 行目から第 7 行目までの全文を収めているが，137 の乙は原本の第 4 枚目表の 3 行目から第 4 枚目裏の第 2 行までを収めている．137 の丙は原本の第 7 枚目表の第 1 行から最後の第 7 行まで，つまり 1 頁をそのまま転写しているが，137 丙の 6 行は原本の第 7 枚目表の 6 行目から 7 行目の 2 行と第 7 枚目の裏の 4 行を合わせたものである．以上，一括して表に示したのが**表 2** である．

123

III　華岡青洲のことなど

写真 9　呉の著書中の「乳巌治験録」

写真 10　呉の著書中の「乳巌治験録」

写真 11　呉の著書中の「乳巌治験録」

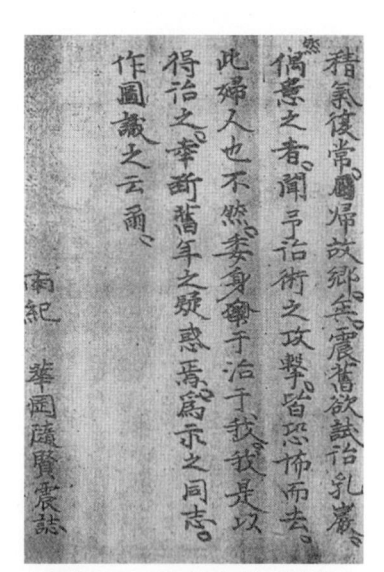

写真 12　呉の著書中の「乳巌治験録」

3　華岡青洲の「乳巌治験録」の新研究

　呉の著書の中の「乳巌治験録」の写真の各々は，稿本においても丁の「表」や「裏」の1頁を示すかのような印象を与えるが，実際にそのようになっているのは137の甲と丙の2枚だけであり，137の乙と丁は原本において丁の「表」「裏」の前後2枚にわたる部分を繋ぎ合わせたものであることが分かる。なぜ呉がこのような操作をしなければならなかったかの理由も容易に知られないが，呉が写真版とした部分はその他の部分に比較して誤字や訂正，削除が少なく，中国の医書「外科正宗」からの引用文でない部である。この写真を青洲自筆稿本として信じて疑わなかった呉は青洲を敬慕するあまり，読者に良い印象を与えようとして上のような箇所の選択を行って写真を作ったものであろうと著者は推察する。

　この著者の推定を裏付ける決定的な証拠がある。まず**写真13**に示した2行の文章を見ていただきたい。右の1行は稿本「乳巌治験録」からで，左の1行は呉の著書中の写真の同じ部分である。稿本では上から第3字目が「勘」となっているが，呉の写真では「如」となっている。もし呉の写真版が正しいとすれば，この「如」となっている写本が別個に存在しなければならないが，現存する写本は唯1本で「如」と記す写本はない。稿本が呉の所蔵するものであったことは，写本の第1枚目の表に「呉氏文庫」の押印があることによっても証される。呉の写真の「如」以外の字を比較したが，全て稿本の字と寸分違わず一致することから考慮すれば，「勘」は「如」と改竄されたことは間違いなく，それを行ったのは呉以外にない。もっとも稿本を精査すれば「勘」の字は「如」の字を訂正した上に記されたものであることが分かる。しかし，稿本においては，この部分は間違いなく「勘」である。呉は文法的に見ても稿本「乳巌治験録」中の「勘」は誤りと見て「如」にしたが，そうすることによって「唯如無和漢経験之術何」となり，「唯和漢経験之術無きは如きは何ぞ」と無理して読むことができる。「勘」は動詞であるから「唯和漢経験之術無きは何ぞを勘える」と読めないことはない。前後の文章の流れや「如」と「何」の文法的組み合わせを考慮すれば「如」のほうが適切であろう。呉は「勘」を誤字とみて文末の「何」に対応させるべく写真に手を加えて「如」にしたのである。いずれにせよ「勘」は呉によって「如」に改竄され，その著書に掲載されたことは間違いない。

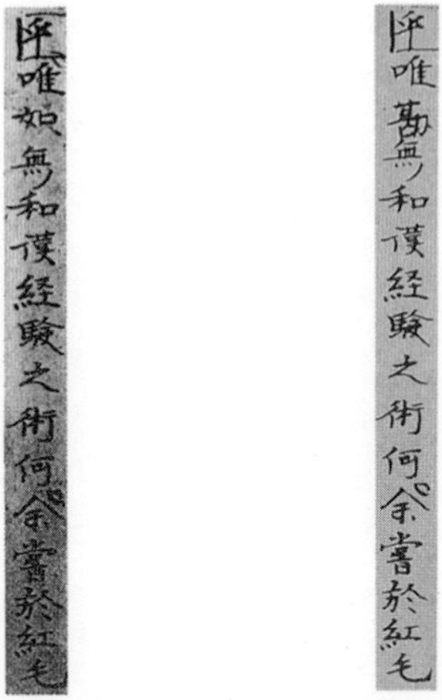

III　華岡青洲のことなど

写真 13

（左）呉の著書の同部分
（右）「乳巖治験録」4枚目表3行

4．「乳巖治験録」に見られる誤字

　「『乳巖治験録』の原文と呉の活字化の誤り」の項においても一部指摘したが，「乳巖治験録」の中には明らかな誤記が7カ所披見される。その誤りの一部は呉によって改められて，その著書中に掲載されている。したがって，呉の著書のみを見ても原文の誤りは分からない。

　まず左に稿本「乳巖治験録」中の誤字を示しておく。

　1．1枚目裏3行目：肉我白骨→切我白骨
　2．1枚目裏7行目：不病→不痛
　3．3枚目裏2行目：方枝→方伎（方技）
　4．3枚目裏5行目：亂岩→乳岩
　5．4枚目表3行目：唯勘無和漢→唯如無和漢
　6．4枚目裏4行目：今羅此患→今罹此患
　7．7枚目表3行目：去核之役→去核之後

1番目の第1枚目裏3行目の「肉」は第4枚目表5行目や5枚目表6行目などにも全く同じ書体の字があって間違いない。なぜか呉はこれを訂正せずそのまま「肉」としている。「肉」には動詞がなく，「肉白骨」では意味としてなさず，ここでは「切」でなければならず，石原[8]は「白骨をきれ」と訳している。2番目の「不病」は「不痛」の誤記である。すでに乳巌になっているのであるから「不病」ではありえず，次に「不痒」とあることを考慮すれば「不痛」でなければならない。第2枚目裏3行目にも「不痛不痒」がある。3番目の第3枚目裏2行目の「方枝」が「方伎」（または方技）の誤りであることは全く異論がない。4番目の「亂岩」も「乳岩」の誤りであることは一見して明らかである。5番目の「勘」が「如」であることは前に詳しく述べたので省略する。6番の「羅」と「罹」も異論を挟む余地はない。7番目の第7枚目表3行目の「去核之役」は「去核之後」である。以上7カ所の誤字の中，1番目の「肉」を除いて，呉は2〜7番目のすべての誤字を訂正してその著に掲載しているのである。このことからすれば，多分一番目の「肉」を訂正するのを失念したのであろう。

呉による訂正の有無はさておき，上の誤字は極めて一般的漢字ばかりである。青洲は二十数年間の研鑽のすべてを注ぎ込み，命を懸けるほどの熱意をもって藍屋勘（かん）の手術を敢行したはずであり，青洲がこの症例の記録を記述するうえで，このような初歩的誤りを犯すとは到底考えられない。青洲自身が「乳岩」を「亂岩」と書き誤ることは絶対にないはずである。あまりにも初歩的誤りであるからである。呉はこのように誤りが多い「乳巌治験録」を人目に晒すことを憚っていたふしがある。前述したように青洲に大きな尊敬の念を呉は持っていたからである。大正8年(1919)10月31日，華岡青洲生誕150年を記念して東京において華岡青洲先生150年記念祭が開催され，もちろん青洲に関する多くの貴重な写本，器具など展示会に出品されているが，なぜか最も出品展示されるべき「乳巌治験録」は呉の手元にありながら，展示されていないのである。呉は後の大著に発展した稿となった論文[11]において，上に述べた展覧会や「乳巌治験録」について言及し，青洲による勘の手術日を文化2年(1805)10月13日と断定している。これだけ貴重な史料をなぜ呉が出品しなかったのかは大きな謎である。

このように現実には多くの初歩的誤りが稿本「乳巌治験録」中に披見される。この矛盾は稿本「乳巌治験録」が漢詩文をよくする青洲の自筆でな

く，弟子が青洲の口述を筆記したとすれば氷解する。青洲が口述し弟子が筆記し，それが何らかの理由で青洲によって十分な推敲と訂正がなされずに今に伝えられたものと著者は考えている。

しかし，なぜ青洲は十分なる推敲を加えなかったのであろうか。「乳巖治験録」の最後でも述べられているように，患者の藍屋勘は文化元年（1804）10月13日に手術を受けたが，術後二十数日，青洲の客舎に滞在した。したがって，彼女が故郷の五条駅に帰ったのは，11月5日頃であったと思われる。藍屋勘が五条駅に帰ったことにも言及しているのであるから，「乳巖治験録」は早くても11月10日頃までに記されて草稿が成ったと考えられる。しかし，勘の容態は決して順調な経過をたどったのでないことは，彼女が翌文化2年（1805）2月26日に没していることからも容易に推測できる。彼女の容態に関する情報は，日をおかず青洲の下に寄せられたことは想像に難くない。弟子に筆記させた草稿を訂正するよりも，勘の容態のほうが気がかりであり，そのために青洲による最終的な推敲がなされないまま草稿が放置されてしまったのではなかろうか。藍屋勘の死が青洲にとって大きなショックであったことは，文化2年（1805）2月以降の約1年間の入門者が一人もいないことによっても傍証されよう。

5．だれが「乳巖治験録」を記したのか

呉は初めから「乳巖治験録」を青洲自身の手になるものと考えていたと思われる。このことは，呉[12]がその著に「青洲先生ノ麻酔法ヲ手術ニ応用シタルハ，此時ニ初マリタルニハアラザルベキモノ。其時日ニツキテハ確タル記載ナキモ，之ヲ乳巖ノ手術ニ応用シテ初メテ成功シタルハ（乳巖治験録ニヨレバ）文化二年ノ十月十三日ニシテ西暦千八百五年ニ当タリシコト確タル記録ノ先生ノ手記トシテ今日ニ存在スルアリ」と記していることによって証明されよう。年記を欠くこの「乳巖治験録」中の「十月十三日」を呉は文化2年（1805）と即断したが，この写本自体には，青洲の自筆であるという証拠や，文化2年（1805）に書き記されたという何の証拠もない。このように呉が「乳巖治験録」を青洲の自筆稿本としたために，後に続く研究者は呉の主張を鵜呑みにし，誰一人として何の疑いも挟まなかった。例えば，石原[13]もその論文の注4に「『乳巖治験録』華岡青洲自筆稿本一冊，奈良・天理図書館蔵」と記し，訳文の末尾に「訳者云，日本医学史上，山脇東洋の最初の解剖観察記録の自筆稿本と並んで，本書は最も貴重

な文献である。」と記しているが，しかし石原が本稿本を実見していなかったことは前述したとおりである。その後，森慶三ら[14]も「乳巖治験録」を「青洲筆」「青洲手記」と記して，写本が青洲の手になるとしている。さらに近年，青洲について積極的に研究した宗田一[15]もその著において「乳巖治験録」の一部の写真を示し，「青洲が自ら記録した乳癌手術例，十月十三日と記され年記はない，前述の勘女の治験である。（天理市・天理図書館蔵）」と述べている。そのほか上山[16]，佐田ら[17]も単に青洲筆という説に従っている。したがって「乳巖治験録」が青洲自筆であるという確たる積極的証拠は何も存在せず，呉が自筆と思い込んだのを，後続の研究者が十分な検証もせずに盲従してきたのである。

　青洲自身の手になるものでないとすれば，だれが筆記したのかが問題になる。文化元年（1804）11月10日頃以降で，翌文化2年（1805）2月26日以前に記述されたと推測されるから，その頃に青洲の弟子中の筆頭者ないし，それに準ずる者が記したものであることは想像に難くない。春林軒門人録によって少数の人物に的を絞ることは可能であるが，最終的にその人物の筆跡がなければ，稿本「乳巖治験録」との筆跡を比較できない。

　呉がこの稿本「乳巖治験録」を青洲の自筆と考えた理由のひとつに，稿本中に削除や訂正がなされていることが挙げられると思われる。しかし，青洲自筆の手になるものでないことを暗示する史料がある。呉[18]はその著において，「青洲先生ノ著述」の一節を設け，青洲の弟子佐藤持敬の「華岡氏遺書目録」を示し，計72冊の書名を掲載している。その第54番に「乳岩治験録　同」が掲げられている。「乳巖治験録」とはなっていないが，この章ではすべて「乳岩」の文字が使われていることから，ここに示されているのが現在問題になっている稿本の「乳巖治験録」と見て差し支えない。その前の書名「托盤集　佐藤敬輯」とあることによって「乳岩治験録　同」の「同」が「佐藤敬輯」を示していることは明らかである。「佐藤敬」とは「華岡氏遺書目録」を作った門人の佐藤持敬のことである。

　この「佐藤敬輯」の文字を佐藤自身が書いたのか，はたまた呉が書き込んだかはにわかに判断しかねる。呉が書き込んだ部は，例えば「乳岩治験録」の次の書，「華岡留熱慢録」に下注して，呉が「今残ル書ニヨリ補フ(呉)」として呉の字を明記しているからである。しかし，少なくとも現存する「乳巖治験録」のどの部分にも佐藤持敬の名前は披見されないものの，佐藤持敬が稿本「乳巖治験録」の筆写などに何らかのかかわりを持っていたこと

結　語

　天理大学付属天理図書館に所蔵される華岡青洲自筆とされる稿本「乳巖治験録」を精査して次のような結論が得られた。
　１．稿本「乳巖治験録」が華岡青洲筆であるという確たる，あるいは積極的証拠は何も存在しない。
　２．自筆説は呉秀三が何の根拠もなく唱えたものである。
　３．「乳巖治験録」には，呉が改竄して発表しなければならなかったほどの誤字などもあり，このため呉は1920年（大正8年）の華岡青洲展にその所有している「乳巖治験録」を出品しなかったと考えられる。
　４．「乳巖治験録」には乱帖や記載上の不統一，用字上の不統一なども見られるが，呉秀三はこれらのほとんどを訂正のうえ，自分の著に活字化収載している。
　５．以上を総合して考えると「乳巖治験録」を華岡青洲自筆とする従来の説ははなはだ疑問である。

引用文献

1) 呉　秀三：華岡青洲先生及其外科．東京，吐鳳堂，1923（大正12年）
2) 松木明知：華岡青洲と最初の全麻下乳手術の期日．麻酔 21：300, 1971(昭和46年)
3) Matsuki A：The correct date of the first general anesthesia by S. Hanaoka. Anesthesiology 39：565, 1973
4) 松木明知：講御堂過去帳による藍屋家の系譜的研究．日本医史学雑誌 43：415, 1997（平成9年）
5) 松木明知：地蔵寺過去帳による華岡青洲の乳癌手術患者三名の死亡年月日．日本医史学雑誌 44：449, 1998（平成10）
6) 松木明知：地蔵寺過去帳による華岡青洲の系譜に関する新知見．日本医史学雑誌 45：45, 1999（平成11）
7) 前掲1) の pp 260-268
8) 石原　明：華岡青洲―日本臨床外科の創始者―．漢方の臨床 10(90)：536-553, 1963（昭和38年）
9) 森　慶三，市原　硬，竹林　弘編：医聖華岡青洲．和歌山市，医聖華岡青洲先生の顕彰会，1964（昭和39年），pp 38-40

10) 南　圭三編：華岡青洲．那賀町，那賀町華岡青洲をたたえる会，1962（昭和47年）6月，pp 87-92
11) 呉　秀三：華岡青洲先生傳記．醫人（華岡青洲号九号付録）：6，1920（大正9年）
12) 文献1) の p 56
13) 文献7) の p 550
14) 文献8) の p 38
15) 宗田　一：図説日本医療文化史．京都市，恩文閣，1989年(平成元年)2月，p 230
16) 上山英明：麻酔, 外科の先駆者, 華岡青洲. 医科器械雑誌 45(特別号)：147，1975（昭和50年）
17) 佐田穎一ほか「医聖華岡青洲展実行委員会」：ロマンと創造への曼陀羅花医聖華岡青洲展．那賀町，1992（平成4年），pp 18-19
18) 文献1) の pp 381-387

4 「乳巖治験録」は青洲の自筆ではない

❖❖❖❖❖❖❖❖❖

はじめに

　日本の医学史上，最も有名な医師の1人が江戸時代の華岡青洲であったことを否定する人はいないであろう[1]。青洲の最大の業績は経口全身麻酔薬である麻沸散，一名通仙散の開発であり，それを応用して当時不可能とされた各種の手術を敢行したことであった。中でも青洲が最も関心を寄せたのがそれまで不治とされた乳癌の手術であったことは，麻沸散を投与しての最初の症例が，大和五条駅の藍屋利兵衛の母「勘」の乳癌の手術であったことによっても理解される。さらに乳癌患者の氏名165名を記した「乳巖姓名録」[2]が遺されていることも広く人々に知られている。

　この藍屋「勘」の手術の詳細は，天理大学附属天理図書館（以下，天理図書館）に所蔵される「乳巖治験録」によって知られている。この「乳巖治験録」は，従来青洲の自筆になる唯一のまとまった医学記録とされ，本邦の医学史上最も貴重な文書の一つと評価されてきた[3]。

　著者は三十数年前から「乳巖治験録」について研究を重ね，以前からこの写本が青洲の自筆ではないと考えていたが，諸般の事情によってその発表を控えてきた。今回その時期に来ていると考えられるので，著者の見解を発表したい。

4 「乳巖治験録」は青洲の自筆ではない

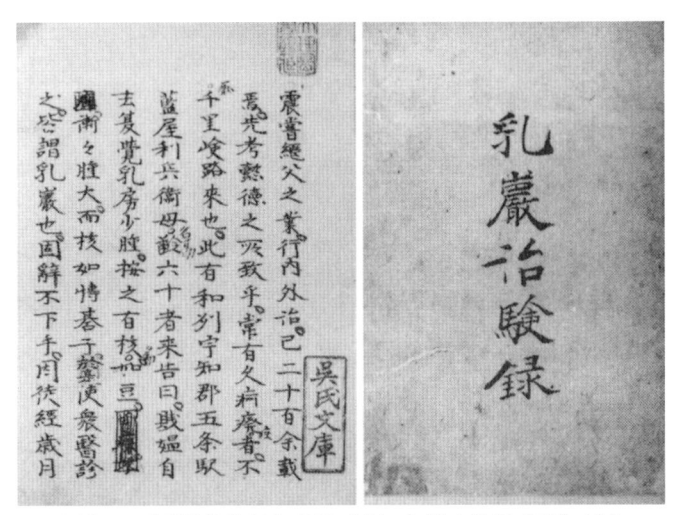

写真1 「乳巖治験録」表紙（右）と第1枚目"表"（左）

1.「乳巖治験録」に関する従来の見解

　青洲の「乳巖治験録」（**写真1**）の存在がわれわれに知られるようになったのがいつであるか定かでない。管見では，文久元年（1861）に青洲の門人佐藤持敬によって著された「華岡氏遺書目録」[4]の中にその名が披見されるのが最も古い言及と考えられる。大正9年（1920）呉[5]は青洲150年（時期遅れの生誕150年―松木註）を記念して発行された「医人」の特別号「本邦外科始祖華岡青洲号」の中で，青洲の伝記を執筆し，「乳巖治験録」を「乳岩治験録」と記しているが詳しい言及はしていない。ただ，この乳癌の手術は患者藍屋「勘」の勇気によるところが大であるとし，「其顛末ハ先生ノ自録ノ記事ニヨリテ見ルベシ」と記したことによって，呉が「乳巖治験録」を青洲自筆と考えていたことが窺われる。

　大正12年（1923）呉は，上の青洲の伝を大幅に増補して『華岡青洲先生及其外科』[2]と題する五百数十頁の大著を上梓した。もちろんこの中で，呉は「乳巖治験録」を全文活字化して詳細に述べており，さらに「乳巖治験録」について「今試ミニ先生ノ治験録ニシテ最初ノ手術ニカゝルモノ」と記している[6]。この「先生ノ治験録」は青洲自身が経験した症例の記録とも，青洲自筆の記録とも解釈されるが，しかし同じく呉の著[7]に「之ヲ乳巖ノ手

133

術ニ応用シテ初メテ成功シタルハ（乳巖治験録ニヨレバ）文化二年ノ十月十三日ニシテ西暦千八百五年ニ当リシコト確タル記録ノ先生ノ手記トシテ今日ニ存在スルアリ」とある。呉がこれを青洲の自筆と考えたからこそ，題箋も含めた5枚の写真を掲載し[8]，全文を活字化したのであり，このことから推察すれば，呉が「乳巖治験録」を青洲自筆と考えていたことは明らかである。

一方，呉[4]は「華岡氏遺書目録」に言及して「青洲先生ノ著書ハ何レモ写本ニシテ且門人ノ筆記又ハ傳写セルモノナリ」と述べている。「乳巖治験録」がこの著書目録の中に含まれていることからすれば，門人の筆記ということになり，「乳巖治験録」が自筆であるとする前述した記述と，青洲の著書のすべては門人の書写になるとする上の記述は矛盾する。

呉[6]は年紀を欠く「乳巖治験録」中の「十月十有三日」の年紀を文化2年（1805）と速断した。もちろんこれは文化元年（1804）10月13日の誤りである[9)10]。

昭和8年（1933）関場不二彦は『西医学東漸史話』[11]を著したが，青洲の伝と業績に一章を割いている。その中で「乳巖治験録」について，「而して此第一着の一大記念碑は青洲が自撰の『乳岩治験録』なる一千五百字の大文章（漢文）に樹立している」と記している[12]。「自撰」とあるから，必ずしも関場は青洲の自筆と考えていたのではないが，しかし門人による写本とも明記していない。なお，関場は青洲による最初の乳癌の手術年月日を正しく，文化元年（1804）10月13日と解釈しているが，「乳巖姓名録」に記されている10月16日との3日の差異を説明していない。

関場以降しばらく華岡青洲に関する研究は行われなかったが，昭和39年（1964）に和歌山医大の森慶三，市原硬，竹林弘らが中心となって華岡青洲の新しい伝記[13]が編纂された。その中で彼らは「乳巖治験録」を活字化して示し，青洲の自筆としている。これは呉の研究[2]をほとんどそのまま踏襲したものである。昭和47年（1972）那賀町の「那賀町華岡青洲をたたえる会」は青洲の伝記一冊を出版した[14]。この中で「乳巖治験録」については「確タル記録ノ先生ノ手記」とみなして青洲の自筆として呉の説[2]に従っている。この中で「勘」の手術が文化元年（1804）に行われたことに言及したことは正しいが，「乳巖治験録」の中に藍屋「勘」の症例のほか「いくつかの乳癌治療実例が詳細に記されている」と記しており，大きな誤りを犯していることは残念である。

4 「乳巌治験録」は青洲の自筆ではない

　昭和 38 年（1963）石原明は第 16 回日本医学会総会を記念して，華岡青洲の業績をまとめ，末尾に「乳巌治験録」の和訳を付した[3]。その最後に次のように記している。

　訳者云，日本医学史上，山脇東洋の最初の解剖観察記録の自筆稿本と並んで，本書は最も貴重な文献である。従来は呉氏の著書の中に漢文のままで引用されていたのみで，誤字もあった上に一般的なものでなかったからあえて拙訳を附録した次第である。

　しかし石原は原史料を実見することはなかった。例えば，呉による活字復刻文の中で, 脱落している第 4 枚表の第 6 行目から 7 行目にかけての「今此乳岩也。未潰爛，未紫黒者。則施其術可也。」の 18 文字が訳されていないのである（写真 2）。つまり，原文を見ないで呉の活字化された文章のみ

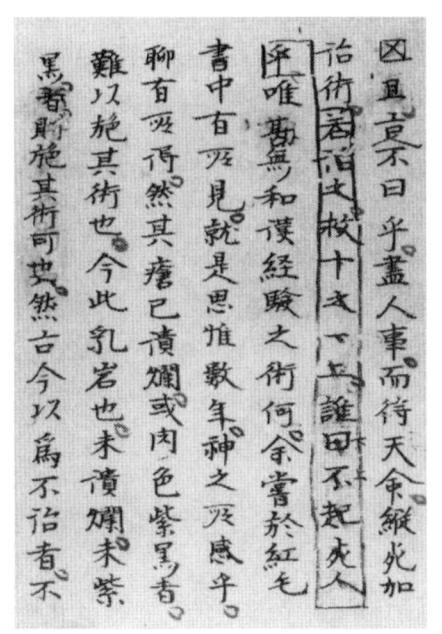

写真 2　第 6 行目から第 7 行目にかけての 18 文字が脱落している（呉の本）。

135

を見て和訳を作ったのである[8]。当然石原の和訳に上の18文字の訳が脱落している。また呉[2]の誤字をほとんど訂正しておらず，読みも誤っている。例えば「外科正宗」からの引用文，第2枚表2行目の「積想在心。所願不得志者。致経絡痞渋。」を「積想は心にあり，志を得ざるを願う所の者は経路の痞渋を致す」と読んでいるが，これは「積想心にあり，願う所，志を得ざる者は，経絡の痞渋を致す」と読まなければ意味が通じない。結局石原は「乳巌治験録」の青洲自筆説を含めて呉の説のほとんどをそのまま踏襲したにすぎない。

長らく華岡青洲顕彰会の会長を務めた上山英明は平成11年(1999)に『華岡青洲先生その業績とひととなり』[15]を著したが，「乳巌治験録」に関しては，「乳癌手術成功第一例の手術の詳細（手術記録）については，青洲自らの手で記録され『乳巌治験録』（写真16，17，18）として，現在奈良県天理市，天理大学中央図書館に保管されています」と記し，青洲の自筆としている。「天理大学中央図書館」は前述したように「天理大学附属天理図書館」である。

上に述べたように呉の研究[2]以来，多くの研究者により「乳巌治験録」は一貫して青洲自筆とみなされ，誰一人としてそれを疑う者はいなかったことが知られよう。

2．「乳巌治験録」にみられる誤字と誤用

「乳巌治験録」には乱丁が認められるが，呉[2]はこのことについて何の言及もせずに，これを訂正して正しい順序に直して活字化している。実際には第1，2，3，4および7枚目は正しく，第5枚目と第6枚目の順序が逆になっている。すなわち第1〜4，および7枚目はそのままで，正しい第5枚目の表裏は実際には第6枚目の表裏に，正しい第6枚目の表裏は実際には第5枚目の表裏になっている。

解読不可能な文字もすべて含めると1532字の「乳巌治験録」には誤字や漢字の誤用が多数披見される。従来の研究者はこのことを指摘したことはなかった。以下，順を追って誤字や誤用を指摘する。

1．「子願肉我白骨」（第1枚目裏，第3行目）：「子願わくば，我が白骨を切れ」であるから，「肉」は明らかに「切」の誤りである。

2．「不病不痒」（第1枚目裏，第7行目）：すでに乳癌が発症しているのであるから，「不病」ではあり得ず，後文に数回出現するように「不痛不痒」

の誤写である。

3．「朋陳実功」（第2枚目裏，第6行目）：「外科正宗」の著者の陳実功であるから，「朋」でなく，中国の国名「明」の誤記である。

4．「我長門独嘯痷」（第3枚目裏，第2行目）：「痷」という字はなく，「庵」の誤りである。

5．「方枝」（第3枚目裏，第2行目）は明らかに「方伎（技）」の誤りである。

6．「亂岩」（第3枚目裏，第5行目）は明らかに「乳岩」の誤記である。

7．「今羅此患」（第4枚目裏，第7行目）は「此患」に「かかる」というのであるから，これは「罹」でなければならない。

8．「非敢可固辞」（第5枚目表，第3行目）は用言の否定であるから「非」は誤りで，「不」でなければならない。

9．「更有喘咳上気之状」（第5枚目裏，第4行目）の「喘咳」という言葉はない。同じく第5枚目裏の第7行に「咳喘上気」とあるので，「咳喘」が正しい。

10．「傳膏」（第6枚目裏，第4行目，第7枚目表，第5行目）は膏薬を塗布するのであるから「傳（でん）」ではなく「傅」である。

11．「虫去核之伇」（第7枚目表，第3行目）は明らかに「後」の誤記である。「伇」という字はない。

12．「震舊欲試治乳巖」（第7枚目表，第6行目）：「震かつて試みに乳巖を治療せんと欲す」と読むから，形容詞として用いられる「舊」は誤りで，副詞の「會」または「嘗」が適切であろう。

以上記した12例，13文字が誤字，誤用である。中でも「方伎（技）」を「方枝」，「乳岩」を「亂岩」と誤記した意義はきわめて重大といわなければならない。医学を勉強した者であれば，決して「方伎（技）」を「方枝」と間違うことはなく，ましてや「乳岩」を「亂岩」と誤ることは決してない。乳癌の治療に生命をかけるほど情熱を燃やした青洲が，たとえどのような環境にあったとしても，「乳岩」を「亂岩」と誤ることはなかろう。麻酔科学の専攻をしている著者がいかに疲れて論文を執筆したとしても，字が似ているからといって「麻酔」を「床酔」とは決して書くことはないのと同じである。「亂」と「枝」の二字の誤りだけでも，この「乳巖治験録」は青洲の自筆でないと考えても差し支えない。

青洲自筆の草稿があって，それを弟子が書写して今日に伝えられた写本

III 華岡青洲のことなど

が現存する「乳巌治験録」であることも考えられるが，そうとすれば，このように多くの誤字が生ずることはないと思う．ただし何度も書写が繰り返されれば，その回数に比例して誤字，誤用が多くなるが，「乳巌治験録」の写本は現在唯1本のみであることを考えれば，書写が繰り返されたために多くの誤字が生じたことは考え難い．

　以上のことから，上に記した誤りは青洲が口述し，弟子が筆写したために生じたと考えられる．この著者の推測を傍証するのが，次節に述べる語順の誤りである．

3．「乳巌治験録」にみられる語順の誤り

　前節で述べた誤字，誤用の他に，語順が誤っていると考えられる個条が数カ所ある．まずそれらを列挙する．

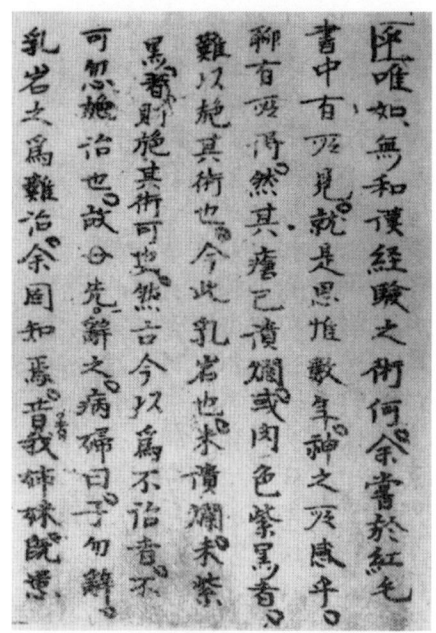

写真3　呉の著書中の「乳巌治験録」
第1行目第2文字が「如」となっており，原文の「勘」ではない．

1．「不百人百必死者也」(第3枚目裏，第6行目)：「百人が百人必ず死ぬ訳ではない」という意味であるから，否定の「不」が冒頭にくるのは誤りで，「必」の前に位置しなければならない。

2．「唯勘無和漢経験之術何」(第4枚目表，第3行目)：語順というよりも，この文章自体が不自然である。「それまでに日本や中国では乳癌の手術を行った経験がないことはどうしたことだろうと考えた」という意味らしいが，「何」だけでは不自然で，少なくともその次に「也」が入るべきかもしれない。呉の著書[2]中の写真では「勘」が「如」となっており，呉による改竄の可能性も否定できない（**写真3**）。

3．「則施其術可也」(第4枚目表，第7行目)：「則ち其の術を施すべきなり」と読むのであるから，「可」は「施」の前に位置しなければならない。なお「則ち其術を施すこと可なり」と読むのであれば問題ない。

以上，指摘した不適切な語順の3個条は書写によって単純に生じたというより，むしろ青洲の口述を筆写した結果発生したと思われる。第3番目に示した「則施其術可也」の「可」の位置は，読み方によっては口述したそのままを筆写した形跡を物語っていると思われる。

4．「乳巌治験録」の筆跡と免状の筆跡
—特に「震」と「術」と「法」について—

青洲の手になる軸物の書や書状は少なくない。近年華岡家から発掘された青洲の手になるという文章[16)17)]が公表されている。しかし，その内容から考えて文章自体は青洲によると思われるものの，華岡青洲家に伝えられている資料であることだけから絶対的に青洲自筆であるとは限らないと著者は考えている。このことは呉[4]も認めるように，華岡本家およびその一門に遺された写本類のほとんどすべてが門人の筆写によるものであることによっても了解されるであろう。

「乳巌治験録」の筆写が青洲本人によるものであるか否かの問題を論ずる上で，筆跡は避けて通ることはできない。筆跡の比較[18)]は著者の専門とするところでなく，また将来多数の文字について考究しなければならないと考えているが，ここでは代表的な3文字について比較する。

比較の対象としたのは，呉の『華岡青洲先生及其外科』[19)]に掲載されている門人稲川梁策に与えられた免状である（**写真4**）。この免状は文化13年(1816)11月23日に出されたもので，「乳巌治験録」が記された文化元年

III 華岡青洲のことなど

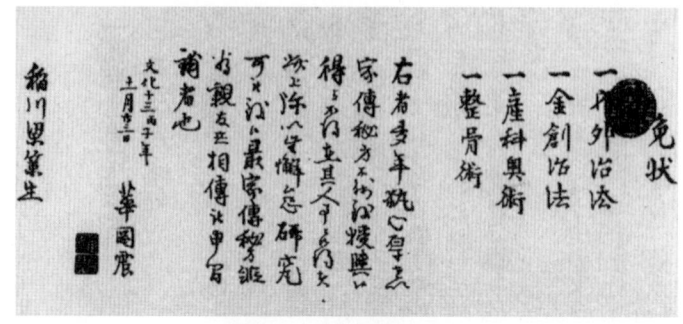

写真 4 稲川梁策の免状

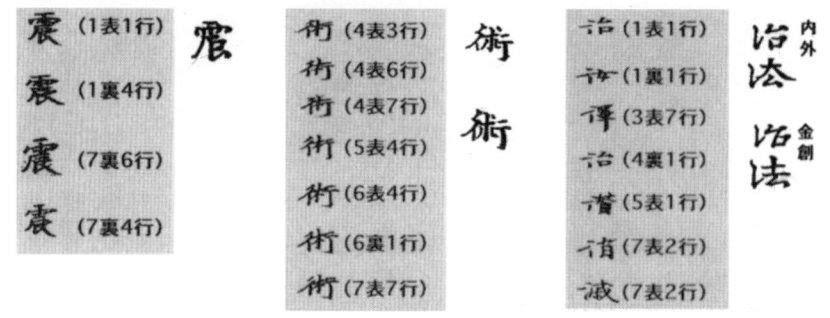

写真 5 「乳巖治験録」(左)と「免状」の字(右)の比較

　(1804)とは約12年の間隔がある。文化元年には青洲が44歳，文化13年には青洲が56歳であり，この年齢では，その記す文字に大きな変化はなかったとみて差し支えなかろう。
　両史料に共通して披見される漢字の中で特徴ある「震」と「術」と，「法」を代表とする三水の文字，計3文字を比較すると**写真5**のようになる。写真の左は「乳巖治験録」中の文字，右は「免状」中の文字である。自分の名前くらい特徴が出る字はない。「乳巖治験録」中に「震」の文字は第1枚目表第1行目，同裏第4行目，第7枚目裏第6行目，第7枚目裏第4行目と4カ所に披見されるが，例外なく「つくり」の「辰」の終筆が長く右下に伸びている。しかし「免状」では短くなっていて，両者で大きく異なっている。「辰」全体でみても明らかに両者で異なる。
　次に「術」の字についてみると，「乳巖治験録」では第4枚目表第3行目，

140

同6行目，同7行目，第5枚目表第4行目，第6枚目表第4行目，第6枚目裏第1行目，第7枚目表第7行目の7カ所に認められるが，例外なく「術」の「朮」の点を欠いている。しかし「免状」中の2つの「術」には正しく「朮」となって点が付いている。「朮」の第4筆の形もまったく異なる。両者は明らかに違う。

「乳巖治験録」中の「治」や「法」など偏が三水の文字では，例外なく三水の第二筆目が横に長く伸びている。これは「乳巖治験録」題箋中の「治」でも例外でない。しかし「免状」中に認められる三水の文字4つはいずれも平仮名の「し」のようになっており，判然と区別可能である。

このほかの漢字を比較しても，一見して字体は異なっており，両者が書写の年代に十数年の隔たりがあるものの，同一人物によって書かれたとは考えられない。

5．「乳巖治験録」に引用された文の誤り

「乳巖治験録」には，他医書からの引用が3カ所認められる。「外科正宗」から2条，「外科百効」から1条である。「外科百効」は正しくは「外科百効全書」である。しかし引用文に多くの誤字や脱字がみられるが，それについて呉[2]を含めて従来の研究者は誰も指摘していない。

下に呉の「乳巖治験録」中の文を引用し，（　）内に正しい字または脱字を補い，脱字の場合，補った字の下に「-脱」を付しておく。

(1) 第2枚目表，第1行目〜第2枚目裏，第2行目

外科正宗曰。憂鬱傷肝。思慮傷脾。積想在心。所願不得志者。致経絡痞渋。襲（聚）結成核。初如豆大。漸如（若）棋子。半年一年。二載三載。不痛（不疼不癢）。漸々而大。始生疼痛。痛則無鮮。日後腫如堆栗。或如覆碗。紫色気穢。漸々潰爛。深者如巖（岩）穴。凸者若泛蓮。疼痛連心。出血作臭。其時五藏（臓）倶衰。四大不救。名曰乳巖（岩）。凡犯此者。百人百必死。

(2) 第2枚目裏，第7行目〜第3枚目裏，第1行目

正宗曰。（一-脱）婦人左乳結核三年。方生腫痛。胗之脉緊数而有力。此陽有余（餘）。而陰不足也。況結腫如石。皮（肉-脱）紫色不澤。此乳巖（岩）証（症）也。辞不治。又一婦乳結腫。或小。或大。（或軟-脱）或硬。倶不為痛。已半年余（餘）。方発腫。如覆碗。堅（硬-脱）木痛。近乳頭垩々（遍-脱）生疙瘡（瘩）時痛時痒。胗之脉弦而数。腫皮惨黒。不澤。此気血已死。辞不可治。又一婦。已潰（腫-脱）如泛蓮。流血不禁。辞後果倶死。

(3) 第2枚目裏，第2行目には，「外科百効」からの引用がある。

又有鬱怒傷肝脾。結（核-脱）如鱉碁子大。不痛不痒。五七年後，外腫紫黒，内漸（々，原文になし）潰爛。名曰乳癧（癌）。滴盡気血。方死。

(返点，一・二点などは省略した)

上に記したように，「乳巖治験録」中の引用文に少なくない脱字や同音でも異なった漢字が用いられていることが明らかである。これは青洲が口述し，それを門人が筆写したために生じたか，あるいは医書の原本を門人が書写したために生じたと考えることが妥当であろう。青洲自ら「外科正宗」や「外科百効全書」を手にして文を引用したならば，上のように多くの異なった漢字の使用や文字の脱落などが生ずる可能性は少ないといわなければならない。この点からも青洲自身が現存する「乳巖治験録」を記したとは考えられない。

6．どのようにして「乳巖治験録」が成立したか

以上述べたように，現存する天理図書館蔵の「乳巖治験録」には，その中にあまりにも多くの誤字，誤用，語順の誤りが存在するなどから考えて，青洲自筆であるとの従来の主張は訂正されるべきと考えられる。これらの誤字や誤用は，漢詩をよくした青洲が犯すとは考えられないので，恐らく門人の手になる書写であることが強く示唆され，加えて筆跡の違いは，著者の推測を強く補強するものであろう。

そうとすれば，どのようにしてこの「乳巖治験録」が成立したかが問題になる。この藍屋「勘」の手術は，麻沸散を投与しての第1例目の手術であったから，青洲はきわめて慎重な態度で臨み，術後管理に際しても不眠不休で当たったことは想像に難くない。そして「勘」が手術からすっかり回復して，故郷の五条に帰ったのが手術の二十数日後であることに言及しているから，「乳巖治験録」は，早くても文化元年（1804）11月3日以降，そして「勘」の死亡した文化2年（1805）2月26日以前に成ったことがわかる。「勘」の死亡について言及していないからである。

この症例の経過を図とともに後世に遺したいと考えた青洲は，11月初旬に門人の一人に口述して筆記させたと思う。口述筆記したゆえに，誤字や誤用，さらに語順の誤りが生じたのであろう。こうしてその門人は筆写した草稿を青洲に提出したが，青洲の訂正も口述してそれを門人にさせたと思われる。というのは，「乳巖治験録」中訂正や削除，追加などが行われた

筆跡は書写した人物と同一の筆跡だからである。そして訂正後清書されずに伝えられたのが現存の「乳巖治験録」であろう。というのは,「勘」は文化2年（1805）2月26日に死亡しているのであり,その原因は乳癌の再発によるものであろう。そうとすれば,徐々に全身状態が悪化していったであろうし,容態の悪化は当然青洲の耳に達していたであろう。「乳巖姓名録」に「文化二乙丑正月六日同国狐井村　彦右衛門　内」とある。もしこの患者が手術を受けたとすれば,この時には未だ「勘」の容態は順調に経過しており,青洲は手術が成功したと考えていたことが推測されるからである。

　このことからあえて想像をたくましくすれば,翌文化2年1月中旬頃から「勘」の容態は徐々に悪化し始め,それゆえ青洲は,「乳巖治験録」の草稿の完成よりも「勘」の容態の動向に関心を寄せていたと思う。

　しかしその後急速に「勘」の全身状態は悪化して2月26日に没した。このため「勘」の手術は失敗したと青洲が考えた形跡があり,このことは入門者が文化2年には皆無であったことからも強く推察されるところである。青洲にとって,「勘」が予想外に早く死亡し,結果としてこの手術が失敗したと考えていたため,「乳巖治験録」の完全な草稿を作る意欲を失ったと思われる。このため未完成の「乳巖治験録」が春林軒に遺されたのではなかろうか。

　文久元年（1861）門人の佐藤持敬は「華岡氏遺書目録」[4]を作ったが,その中に「乳岩治験録　佐藤持敬輯」とある。「巖」が「岩」となっているが「乳巖治験録」のことである。この「輯」が何を意味するのか,速断することは危険である。バラバラになって春林軒に遺されていた「乳巖治験録」をまとめて一本にした意味とも解釈されるが,あるいはこの時誤って乱丁が生じたのかもしれない。

　「乳巖治験録」を誰が筆写したのかも重要な問題である。少なくとも文化元年（1804）10月13日以前に入門していた人物で,青洲が麻沸散投与第一例目の症例を口述筆記させるほど当時の門人の中で重きをなしていた人物であることは間違いないが,文化元年以前の入門者が多数おり,しかも正確な入門年月日を特定できないこと,さらに加えて比較可能な門人の筆跡が明らかでないことによって,この問題は将来の課題である。

おわりに

　現在,天理大学附属天理図書館に所蔵されている華岡青洲の「乳巖治験

録」は，日本の医学史上最も貴重な史料の一つとされ，呉秀三の研究以来，約80年間青洲の自筆と考えられてきた．

しかし「乳巌治験録」には誤字や誤用，引用ミスが多数指摘され，これらは青洲自身が犯したとは考えられない．また青洲の門人に与えた免状の字と「乳巌治験録」中の字を比較してもまったく異なる．これによって，「乳巌治験録」は青洲自身の手になるものとは考えられないと推察される．

文　献

1) 2000年10月23日の朝日新聞は，「この100年『日本の科学者』読者人気投票」を行った結果を発表しているが，華岡青洲は第7位に入っている．
2) 呉　秀三：華岡青洲先生及其外科，東京，吐鳳堂，1923，p 274.
3) 石原　明：漢方の医学，10：536，1963.
4) 札幌市の華岡青洲博士所蔵：文献2)のp 381所収．
5) 呉　秀三：医人，9：6，1920.
6) 文献2)のp 260.
7) 文献3)のp 56.
8) 文献2)のp 260.
9) Matsuki A：Anesthesiology 32：446，1970.
10) 松木明知：麻酔 21：300，1972.
11) 関場不二彦：西医学東漸史語（下），東京，吐鳳堂，1933，p 241.
12) 文献11)のp 241.
13) 森　慶三，市原　硬，竹林　弘編：医聖華岡青洲，和歌山市，医聖華岡青洲先生顕彰会，1964，p 38.
14) 南　圭三（代表）編：華岡青洲，那賀町，那賀町華岡青洲をたたえる会，1972，p 84，p 94.
15) 上山英明：華岡青洲先生　その業績とひととなり，那賀町，医聖華岡青洲顕彰会，1999，p 37.
16) 高橋　均，松村　巧：近畿大医誌 24：397，1999.
17) 高橋　均，松村　巧：近畿大医誌 25：161，2000.
18) 魚住和晃：現代筆跡学序論（文春新書149），東京，文藝春秋社，2001.
19) 文献2)のp 442.

5

華岡青洲のことなど
―医学,医療における時間的概念の
重要性について―

※※※※※※※※※※

　1887年,画家ゴーギャンは遺書的作品ともいうべき1枚の画を完成した。この作品の左上隅には「人はどこから来たのか,人は何者であるか,人はどこへ行くのか」という題名が小さく書き込まれている。この題名は,取りもなおさず,「過去,現在,未来」を表しており,ゴーギャンは時の流れに非常な関心を寄せていたことが理解される。時の流れ,つまり時間の概念は等閑に付してはならない問題であると私も考えている。

　例えば現在最も進歩発展が著しいのは天文学であるという。電波望遠鏡,宇宙探査衛星ボイジャーによって,天王星,海王星などの宇宙のかなたから送信されてきた美しい映像に酔いしれた人も多かったと思う。

　このような発展著しい天文学も,その命題はわずか3つに集約される。宇宙はどうして生まれたか。第2は宇宙はどのようになっているのか。そして第3は宇宙はどのように変化していくのか　である。つまりこの3つの命題を言い換えると過去,現在,未来ということになる。つまり,時の流れということになる。そしてこの時の流れを研究するために,宇宙のかなたから,地球に到着するわずかな光をわれわれは観測している。しかしこの光とて,何億年も前に,発せられた光である。つまりわれわれは過去の遺物を観測しているのである。

　このように天文学さえも,過去のものを見なければならないのであるから,医学,医療の世界に限らず,過去を見ることは大切である。大切どころか,私はこれが不可欠であると考えている。このことを現在の医学教育

では学生たちに教えていないので，種々のトラブルが生じているのであろうと思う。

このように過去のことが重要であると考えるのは，もちろん私がはじめではなく，医聖ヒポクラテスもすでに 2500 年前に明言している。つまりヒポクラテスは，過去に書かれた文献を読むこともまた医療を誤りなく行うには不可欠であると述べているのである。先輩の言に耳を傾け，先輩たちが記した文献を丁寧に何度も何度も読めということである。私も全く賛意を表するものである。さらにこの言葉を裏側から考えてみれば，ヒポクラテスが，このように言わなければならなかった程，当時の医者のなかにも先輩の話に耳を傾けず，ろくに文献も読まず，勉強もしないで医療を行っていた医者が少なからずいたことを如実に物語っていることを示唆しているように思われる。

このように先輩の言，過去に書かれた文献の大切さを教え諭したのは西洋だけに認められるのではなく，東洋でも同様なことが，ヒポクラテスとほぼ同時代から言われ，それが「前車の轍を踏む」とかの諺となって現在に残っていることは，一般の人でも知っていることである。

このように言うと，そんな古い時代の話をしても意味はないし，何ら現代に通ずるものではないと反論されるかもしれないが，古い話が非常に大切である証拠を示そう。

1960 年英国の麻酔科医で医学史研究者であった Sykes は「麻酔科学の歴史の最初の 100 年に関するエッセイ」という 2 巻の単行本を著した。彼の死後もう 1 冊が追加され，現在は全 3 巻本である。Sykes はこの本を執筆した理由を献辞の中で述べているが，「より安全な外科手術のために」というのが，その主な理由であった。というのは彼の父親が胆嚢摘出術という比較的簡単な手術を受けたが，術後にトラブルを起こして死亡し，次に妻の父親もまた，全く同じトラブルで死亡したのである。何ら以前の苦い経験が生かされることなく，トラブルの再発を許したのである。Sykes は外科医が前回のトラブルのことを忘れ，同じ誤ちを繰り返したことを指摘しているのである。正に前車の轍を踏んだのである。

自分自身で経験する直接体験は重要であるが，すべてのことを直接体験することは不可能である。自分の生命が有限であるからである。したがって，他人から直接体験を聞く，あるいは他人の書いたものを読むという間接体験が重要なことが理解されよう。これによって誤りのない，トラブル

5　華岡青洲のことなど—医学，医療における時間的概念の重要性について—

のない医療がはじめて可能となるのである。

　前述したようにヒポクラテスの教えは換言すれば間接体験をも重要視せよということに外ならない。

　さて日本の医学，医療，歩みの中で，傑出した人物をあげるとすれば，まず華岡青洲が想起される。青洲の事績は，有吉佐和子の小説「華岡青洲の妻」で一般の人々にも広く知られるようになった。

　有吉佐和子はこれを小説としているが，巻末には青洲に関する史料をそのまま原史料として掲載しているほどであり，その内容は，作中の人物の心理描写以外は事実に基づいているのである。この小説のクライマックスは2つある。第1は青洲が麻酔薬「麻沸湯」の研究開発を行う上で，動物実験だけではどうしても処方内容の改変や至適投与量を確定できず，人体実験が必要であり，この問題を巡っての母親と妻の葛藤を姑と嫁の問題として巧みに描いているのである。多くの女性の共感を呼んだのもこのためである。第2のクライマックスは，青洲の妹の小陸が嫁にも行かず，母と兄嫁の葛藤の中で，兄を助けて青洲の麻沸湯の開発を助けたのであるが，有吉佐和子の小説では，その小陸が喉の血瘤（現在では正確な診断名は不詳）のため文化2年10月（1805年）に行われたとされてきた青洲の全身麻酔下の第一例の大成功を見ずに死んだとする部分である。これまた多くの人の涙を誘うのである。

　青洲が全身麻酔下に乳癌の手術を最初に行ったのは，五条駅（現在の奈良県五条市）の藍屋利兵衛の母，勘であった。従来はこの期日は文化2年10月13日とされてきた。そして青洲が勘を初診したのが前年つまり文化元年（1804年）10月16日とされてきたのである。

　常識的に考えても，乳癌の患者を1年も放っておくことはない。青洲の時代でもそのことは知られていたのである。有吉佐和子も含めて，これまでの研究者がろくに史料を読まないで，自説を主張したから誤ったのであり，加えて青洲自身が正確な年月日を付した記録を残しておかなかったことが，このような誤った説を生み出す原因となった。正確に言うと，青洲は文化元年（1804年）10月13日に手術を行ったのである。そして勘は文化2年（1805年）2月26日死亡した。奈良の講御堂寺の過去帳に記述されている。このように，私の研究によって最初の手術は1年前に行われていたことが明確になったのである。このことを考えると，有吉佐和子の小説に出てくる青洲の妹小陸（こむつ）は，兄の手術の大成功を見届けてから

147

死亡したことになり，クライマックスの一つは消えてしまうことになる。私はこのことを，生前有吉佐和子に史料を付けて手紙を出したのであるが，返事はこなかった。

さて青洲には多くの業績がある。その第一には麻沸湯の開発があげられよう。この陰には多くの苦労があったことは容易に想像される。しかしこの処方自体は青洲の創意になるものではない。中国の元代，明代に用いられた骨折治療や脱臼整復時に鎮痛のため用いられた処方と内容的には大変近似している。青洲は処方の加除，量の増減を企てたのである。だからといってこれで青洲の業績の価値が決して低下するものではない。

青洲は動物実験を繰り返したといわれているが，いくら動物実験をやっても人に対する至適投与量は分かるはずはない。そのため人体実験をしなければならず，母と妻が協力し，妻が失明したのである。このようなプロセスをとったことに青洲の偉さがあるのである。

第2の業績は，教育熱心さにある。全身麻酔は当時として全くの先端技術であった。それでもって青洲は当時いかんとも出来なかった多くの外科手術を敢行したのである。そしてその技術を求めて青洲の許には全国から多くの医師が蝟集した。青洲在世中，直接教えを受けた弟子だけでも千数百人を下らないという。青洲はこの弟子たちに熱心に，そして厳しく教えた。教育に当たって青洲は，上達の可否は，本人の資質，本人の努力次第であるとして，その修業年限も人によって区別していた。現在の画一的教育とは全く違うのである。そして数年間修業をして故郷に帰る弟子に向かって，青洲は「私は熱心に教えたのであるが，それをきちんと習得したか否かはあなた自身の問題である。だから故郷に帰っても決して怠ることなく，修業するように努力しなさい」という旨の免状を与えたのである。そしてその次にこの秘伝を決して他人に伝えないようにと念を押したとある。

このことから従来の多くの研究者は，青洲は自分の開発した麻沸湯の処方の秘密を守るために，このようなことを弟子に強要したと非難している。

それは史料の字面だけを読んで主張する極めて皮相的な見方である。単に秘密を守ろうとしただけであれば，どうして青洲は多くの弟子に麻沸湯の処方を教えたのであろうか。教える必要はないのである。「他人に伝えるな」と青洲が教えた本心は，弟子から弟子や他人へ，そしてさらにその弟子や他人へ処方や技術が繰り返し伝えられている中に，青洲の考えたこと

5 華岡青洲のことなど―医学,医療における時間的概念の重要性について―

とは全く異なった,いいかげんな考えや技術が誤り伝えられて行くことを青洲は恐れたのである。安易な普及を恐れたのである。当時としては全身麻酔は他のだれもが開発しえなかった知識であり技術であった。麻沸湯によって意識を失うため,舌根の沈下を来し,呼吸の抑制も来す。この対策に青洲なりに苦労したことであろう。このような細かいことも弟子たちに教えたのであるが,弟子から弟子へ伝えられる過程で,内容が誤解され,歪曲されることを青洲は最も恐れたのである。

このことを多くの研究者は見落としている。麻酔科学を研究したものでなければ,このことを見逃すのも無理はない。さらに付け加えるとすれば,青洲の弟子たちによって多くの手術が全国各地で行われたと思われるが,それを実証する史料がまだ十分に発掘されていないのである。津軽地方で元治年間に,九州の佐賀地方では明治30年代に華岡流の手術が行われたという史実を発見したのも著者である。

青洲の第3の業績は,彼の医学,医療に対する思想である。

彼のモットーは「内外合一活物窮理」であった。内外合一とは,青洲は内科だけを極めても不十分であり,外科をも極めなければならないとした。このことは単に現在でいう内科と外科という意味ではなくして,内科系,外科系を問わず治療は学際的,集学的でなければいけないということを意味しているものである。

「内外合一」にはさらなる意味が暗示されていると思う。それに内なる医学,つまり漢方医学と,外なる医学つまり蘭医学をも合わせて勉強しなければならないとも暗示したのである。

現在でも,西洋医学だけを勉強した人から「東洋医学なんて,あれは科学ではない」という言葉をよく耳にし,一方漢方に傾倒している人には「西洋医学」に全く耳を傾けない方もいる。どちらに偏してもだめであり,やはり両者の長所を取り,短所を捨てることが大切である。青洲はこのことを見抜いていたのである。

次の「活物窮理」は少し難しいが,私なりの解釈は,病人といっても生きているのだから,時に応じ様々に変化する。生きている病人に対して画一的な治療を施すのではなくて,その個性に適した治療を行うのが最善の方法であるということであろう。

第5の業績といっても,人格についてであるが青洲は応分の名誉と金銭しか求めなかった。そして青洲の心は終始故郷を離れなかった。麻沸湯を

III　華岡青洲のことなど

開発した自信と故郷を愛する気持ちからである。ややもすれば，自分自身を売り込むため，他人を踏み台にし，足を引っ張り，虚構の名誉を求めてあくせくしている人が多い現在，改めて青洲の生涯に思いを寄せることは，一服の清涼剤となるばかりでなく，現在盛んに唱えられている，医道，医の倫理について改めてわれわれに考えさせるものである。因みに平成3年2月5日付けの全国紙は，医師免許取り消しの記事を大きく載せている。

（平成3年1月25日　外科談話会講演）

❻ 華 岡 青 洲

※※※※※※※※※※

　華岡青洲（1760〜1835）は江戸後期の外科医で，江戸時代以前の医師として外国にまで名前が知られている唯一の人物である。本稿では彼の業績の中2つを述べる。

　第一は全身麻酔薬「麻沸散」の開発であり，これを用いてそれまで不可能であった多くの外科的治療を行ったことであろう。

　青洲は中国古代の名医華佗を目標にした。華佗は秘薬「麻沸散」を用い

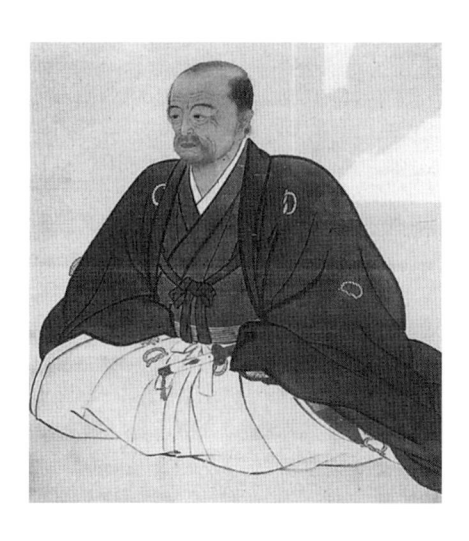

て開腹術を行ったとされる人物であるが，華佗の「麻沸散」については全く史料がなく，その本態は謎に包まれている。

青洲は遊学先の京都で麻酔薬の処方を求め，遂に先学の花井，大西などがすでに用いていることを知った。これらの処方は中国の宋，元時代から骨折や脱臼の整復時の痛みをとるために用いられたもので，主成分は附子（トリカブト）と曼陀羅華（朝鮮アサガオ）などであった。

青洲は，この処方では乳癌などの大きな手術を行うことは不可能と考えた。京都での3年間の修業を終えて故郷に帰ってから，彼は麻酔作用を増強するため，処方改良の研究にとりかかった。鎮痛作用を高めるためには附子を増量する必要がある。増量すれば徐脈を来たし，時としては心停止がおきる。これを防ぐため，心拍を増加させる曼陀羅華，この主成分はベラドンナであるが，この量を増やすことを青洲は考え，さらにベラドンナの意識消失作用を積極的に利用したのであった。

彼は動物実験を行ったとされるが，詳しいことは知られていない。いくら動物実験を行っても，人体に対する至適投与量は決定されない。そのため巷間伝えられているように，母の継（つぎ）と妻の加恵が生体実験に協力したのである。加恵はこのため失明した。処方を完成する前に実験的に患者に投与する訳には行かなかったし，他に手段はなかったのである。最終的処方の決定まで十数年の歳月を要したといわれるが，附子と曼陀羅華の量的バランスに苦労したと思う。青洲の偉さは，動物実験を行っていること，患者に使用する前に家族に投与していること，さらに研究に時間をかけていることであろう。最終的処方は附子・曼陀羅華・当帰・白芷・川芎・天南星の6種からなっている。

著者もここ十数年，青洲が用いたと同じ処方を用いて動物実験を繰り返している。ラット・ウサギなどに対して人体の5倍，10倍と投与しても麻酔状態を作ることはできず，イヌでは3倍量で急死した。志願者の女性1人では8時間麻酔状態が続いた（日本醫事新報3336号，1988年）。

青洲は文化元年から乳癌患者を求めているから，この時までに臨床的に投与しても良い処方が完成していたはずである。こうして五条駅の藍屋かんの手術を行ったのは文化元年（1804）10月13日のことであった。全身麻酔下の待期的手術は，日本はおろか世界的に行われていなかった時であるから，青洲の先見性は高く評価されよう。

青洲の第二の業績は，医療は実践であり，理論だけでは解決しないこと

を十分に理解していたことである。この考え方から青洲は，知識や技術の教育は個人的に対して行われるべきと考え，弟子の個人の資質を重視した。物事を十分に理解したか否か，つまり「得」と，理解しなかったか，つまり「不得」は生徒本人の努力次第であると弟子たちに教えたのである。青洲は医療が無批判に普及すると，その過程において重篤なトラブルを招くことをも知っていた。これを人々は誤解し，青洲を秘密主義者と非難する。非難する人は，サイエンスが何であるか，アートが何であるかを十分に理解していないと私は思う。医療は100％サイエンスではあり得ないからである。患者の望む医療は完璧な医療であり，いかに進歩したサイエンスでも患者の要求との間には大きなギャップがある。この間隙を埋めるのは医師のアート以外にない。これを青洲は理解していたと思う。

　彼のモットーは「内外合一活物窮理」である。「内外」とは内科と外科のみならず，内なる医学つまり「漢方」と，外なる医学つまり「蘭学」の両者を意味し，これらを兼学する必要を説き，結局は学際的であれということである。

　「活物窮理」は少し難しいが，人間は生きており，変化しており，それを固定的なものと考えてはならず，生きていることの本質，つまり理を窮める必要があるというのである。若い研修医の方々には少し難しいかも知れない。一言でいうと，患者は「物」でなく，生きている人間なのである。しかし教科書を表面的に理解するだけでは，それは物に対する治療であり，人に対する医療ではないことを青洲は教えているのである。

　現代においても，われわれは青洲の中に学ぶべき多くのことを見出すことができる。それらの多くは現代の医学，現代の医療，現代の医学教育が見失ったものである。

7

大麻とケシの文化史
—「麻沸散」の謎—

　　　　　　※※※※※※※※※※

　植物は，二つの面から世界の歴史を変え続けてきた。
　第一に，食物としての植物である。食料不足が人々のイデオロギーをも変え得ることは，歴史が繰り返し証明している。
　第二に，薬物としての植物である。一部の植物から薬効成分が取り出され，疾病の治療や予防に利用されてきた。中でも麻薬は数千年前から知られており，人間の生活に大きな影響を及ぼしてきた。
　麻薬を巡る現在の状況は，悪性腫瘍の末期患者の疼痛対策に用いられるだけでなく，麻薬の密輸や麻薬汚染など，政治的，経済的，文化的，教育的に見ても大変深刻な影響を与えていると言わなければならない。世界の歴史を変えた植物という著書[1～3]が出版されているのもこのためである。
　本稿では，麻薬の歴史というよりは，麻薬を巡る文化史的意義を中心に述べようと思う。

1．華佗の「麻沸散」と青洲の「麻沸散」

　華岡青洲は 1804（文化元）年 10 月 13 日，五条駅（現五条市）の藍屋利兵衛の母かんに「麻沸散（まふつさん）」を飲ませ，左の乳癌に対する腫瘍摘出術を行った（**写真 1**）。術者名，患者名，手術名，手術日が判明しており，手術記録が残されている点において，世界最初の全身麻酔下の手術であった。従来の見解では 1805（文化 2）年 10 月 16 日に手術が行われたと考えられていたが，かんの歿年月日が 1805（文化 2）年 2 月 26 日であるこ

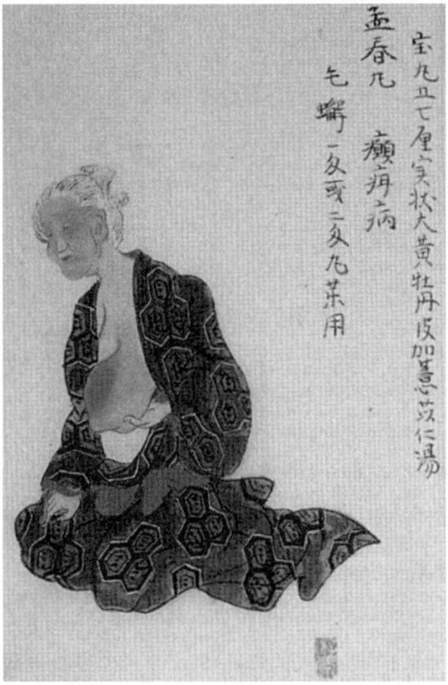

7　大麻とケシの文化史—「麻沸散」の謎—

写真 1　華岡青洲は世界で初めて全身麻酔を施した。

とが判明し，手術日も1年前であったことが確定した。

　青洲は十数年の歳月をかけて「麻沸散」（**写真2**）を開発したのであったが，それは曼陀羅華（朝鮮朝顔），附子（烏頭）などを主成分とする6種の生薬から成っている。しかしその中に大麻は含まれていない。青洲は「麻沸散」を用いて動物実験も行ったと伝えられているが，それだけではどうしても人に対する至適投与量を決定できず，母や妻を使った人体実験を行わなければならなかったのである。著者も青洲の「麻沸散」と同じ処方の薬を作って動物実験をしたが，犬，ウサギ，ラット，マウスなどでは麻酔状態を作ることはできなかった。

　青洲は何人も治療できなかった難病を治療しようと考えた。そのためには手術を行わなければならず，手術時の痛みを除くために必要な全身麻酔というコンセプトを得た。しかしこのコンセプトは青洲の独創ではなかった。彼は強力な鎮痛法を捜し求めて，中国の宋や元時代の骨折，脱臼時の整復時鎮痛法，さらには古代中国の医聖華佗の医術にまで遡ったのである。

　『後漢書』によれば，華佗は「麻沸散」なる薬物を用いて無意識の状態を

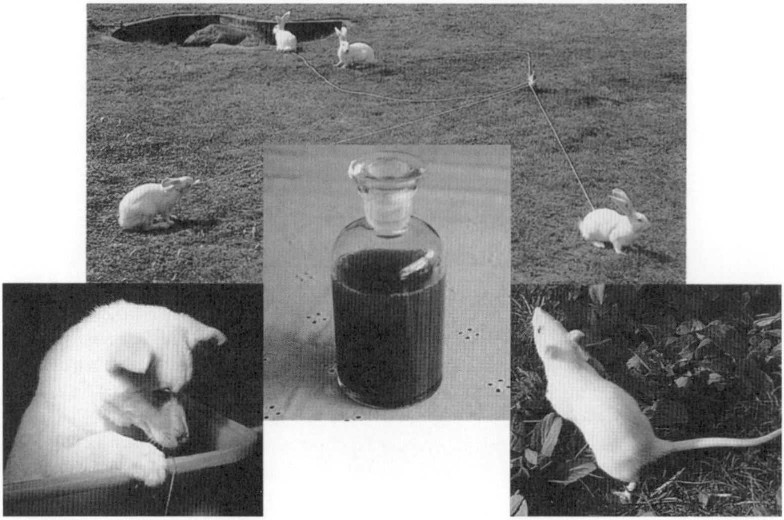

III 華岡青洲のことなど

写真 2 上が青洲が作ったのと同じ処方の「麻沸散」。6種類の生薬から成る煎じ薬である。筆者はこの「麻沸散」を使って、動物実験をしてみたが、麻酔状態を作ることはできなかった。ウサギやネズミはいたって元気に活動を続けたままだった。

創り出し、開腹術まで行ったという。華佗の事績はわが国でも古くから広く知られ、青洲は華佗たらんと懸命な努力を重ねたのである。そして青洲は自分で開発した薬の命名に際して、華佗の「麻沸散」の名称を借りたのである。

このようなことから、巷間青洲の「麻沸散」と華佗の「麻沸散」を同一視する傾向がある。名称が両者とも「麻沸散」だから無理もない話である。しかし青洲の「麻沸散」は処方がすっかり判明しているのに反し、華佗の「麻沸散」については全く史料がなく、名称以外何も知られていない。そのため処方について様々な説が生まれることになる。

2．「麻沸散」の主成分は？

最も有力な説は麻沸散の名称から来るもので、麻の字があることから、麻（**写真3**）を主成分とするものである。麻は大麻と称され、古来麻酔成分を有すると言われてきた。

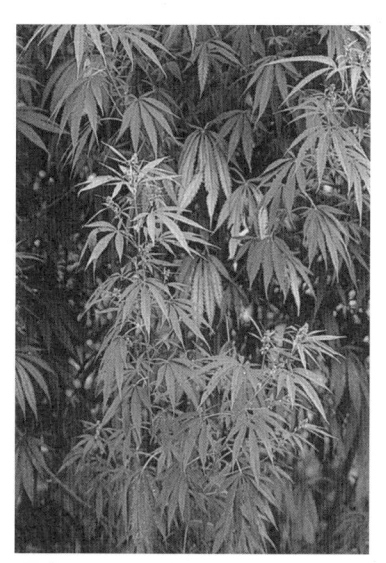

写真 3 アサ（アントフォト提供）

　小川鼎三[4]も大麻の麻と麻酔の関連について言及して，大麻が麻酔性を持つと誤った見解を述べている．人文系の研究者[5)6)]は，各種文献を引用して議論し，もっともらしい結論を出しているが，立場上致し方ないにしても，それらの研究はあくまでも机上の理論であって実証的でない．
　著者は実験医学史の立場から，果たして大麻が麻酔作用を有するか否か，動物実験を行った．1985年，著者[7]は第86回日本医史学会の会長講演「華佗の麻酔薬」のため実験を行ったが，その後にさらに実験を追加した．
　大麻の主成分はテトラドカンナビノール（THC）であるため，このTHCをウサギ，犬に投与した．THCを体重1kg当たり1.0, 3.0, 5.0, 10.0, 20.0 mgを与えても，これらの動物の行動は，麻酔はおろか全く変化が認められなかった．THCが胃液中の酸で一部分解されることも考慮し，小型の犬にガス状にして与えたが行動に全く変化はなかった（**写真2左側**）．ラットに投与しても同様であった．
　米国における人体実験報告を見ても，大麻によって，いわゆる全身麻酔の状態を作ることはできない[8]．もちろん著者はマリファナ（THC）によって人における聴覚，視覚が鋭敏になったり幻覚が現れたりすることを否定

III 華岡青洲のことなど

しない。しかしこれらの変化と全身麻酔とは全く異なるものである。

このような結果から，華佗の「麻沸散」の主成分として大麻を認めることは甚だ無理がある。つまり，もし本当に華佗が無意識下に手術を行ったとすれば，彼は大麻以外の成分を主成分として用いたと考えられる。

3．古代欧州とアジアでは大麻は繊維用

このような著者の考えを強く支持する研究がある。まず，大麻の歴史をひもといてみよう。

大麻は古くから世界各地で自生していたが，ヨーロッパや古代中国においては専ら繊維を採るために用いられており，その薬効には全く注目されていなかった。アルタイ山脈地ではスキタイ人が葬儀に際して大麻を用いたことが，ヘロドトスの『歴史』に披見される。

さらに有名なのは11世紀から約150年ほど続いた中世の暗殺者教団であろう。彼らはイスラム教の一派であるイスマイリ派に属し，若者に大麻を飲ませ，幻覚の世界に導いて敵を暗示し，暗殺をかりたてたという[9]。このことは，マルコポーロの『東方見聞録』にも記述されている。大麻を意味するHasheeshから，暗殺を意味するAssassinationという言葉が生まれたのも，このような歴史が背景にある。

以上のように，ヨーロッパ大陸，アジア大陸では，大麻は専ら衣料用としてその繊維を利用し，その薬効は全く注目されなかった。これに対し，中東では繊維として利用するよりも，その薬効が注目されてきた。

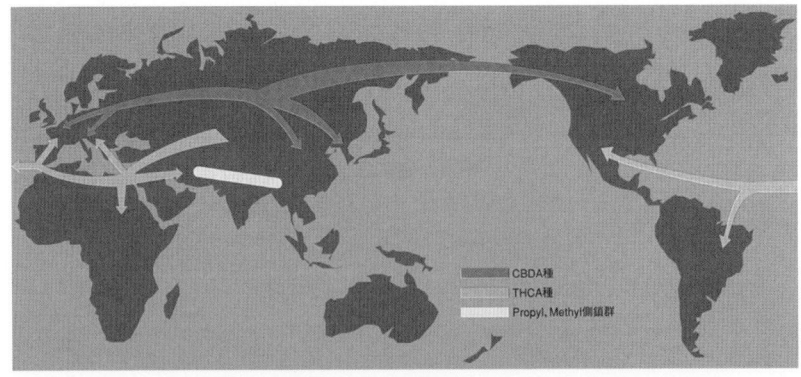

図　アサの移動と分布（西岡氏の論文から引用）

その歴史的事実について，九州大学薬学部教授の西岡五夫氏[10]は，大麻の特徴的成分カンナビノイドのパターンを解析するという植物育種学的研究を行った。その結果，古代ヨーロッパや中国の大麻はCBDA種であり，この種からは大麻の主成分であるテトラハイドロカンナビノールはほとんど生成されないという。一方，中東の大麻はTHCを生成できるTHCA種であったと述べている（図）。

なお，ヒマラヤ山系にはプロピルカンナビノイドという種が発見されている。中国の唐の時代にシルクロードを通して中国に至ったイラン系の胡人が大麻を用いたことは，有名な江上波夫[11]の『幻人と麻酔薬』でも知られている。近世のヨーロッパでは，ボードレールが大麻による幻妖の世界を叙して有名である。

日本ではもちろん，古代の大麻はCBDA種であったと考えられ，専ら衣服の材料や夾紵（きょうちょ）棺などに用いられてきた。しかし6世紀中葉の欽明朝には多くのイラン系胡人が来日しているから，ひょっとして彼らがマリファナを持ってきた可能性は残されている[12]。このように考えると，上に述べた謎が大変明確に解けるのである。

4．ケシはどこから日本に渡来したか

さて，麻薬と言えばモルヒネを等閑に付する訳にはいかない。モルヒネは阿片から精製され，その阿片はケシから採れる。

ケシは従来，中近東の原産と考えられてきたが，最近の考古花粉学的研究によれば，ドイツ中部のライン河畔が原産地であり，後に中近東や地中海に拡がったと考えられる。エジプトでは阿片は3000年前から睡眠剤として使用されており，ギリシャ医学でも止瀉剤として用いられていた。

9〜10世紀にはアラビア商人によってケシがインド，スリランカを経て，スマトラへ普及された。中国には一つはシルクロードを通して，また一つには上記の南海ルートを経て入った。しかし，漢方医学は附子（ぶし）という強力な鎮痛薬を持っていたため，阿片は漢方医学では用いられなかった。

日本にケシが渡来した詳細は知られていないが，口碑によれば足利義満の時代にインドから直接津軽の地に渡来したという。事実，昔大阪地方では阿片のことを"津軽"と称したことは，津軽がケシの先進栽培地であったことの傍証となる。

著者はここ30年，日本におけるケシの栽培についても調べているが，記録として残っていることからは，貞享3 (1686) 年まで遡ることができる。一方，口碑を重視すれば，義満の死後3年の応永19 (1412) 年に，スマトラからの南蛮船が若狭の小浜に入港し，この船乗りたちがケシを持って，たまたま同港に入っていた津軽の北前船の船乗りにみやげとして与えたものと推定することができる。

津軽では初めは単に鑑賞用としてケシを栽培していたが，後に阿片が採取できることを知った。そして，津軽藩ではそれを利用して秘薬「津軽一粒金丹」を製したのである。このように考えなければ，ライン河から中近東にかけてが原産地であるケシが，九州などの西日本地方に先駆けて，突如として日本で最初に北辺の津軽で栽培されたという史実を説明できない。

ケシの歴史は，今なお日本文化史上の大きな謎の一つである。

参考文献

1) ノーマン・テイラー（難波恒雄，難波洋子訳注）：世界を変えた薬用植物，東京，創元社，1977.
2) バーサ・ドッジ（因幡節子訳）：世界を変えた植物―それはエデンの園から始まった―，東京，八坂書房，1988.
3) ヘンリー・ボブハウス（阿部三樹夫，森仁史共訳）：歴史を変えた種，東京，パーソナル・メディア，1988.
4) 小川鼎三：医学用語の起り，東京，東京書籍，1983.
5) 加納喜光：謎の麻酔薬―中国薬学史上の奇跡―，薬・自然文化1：1, 1992.
6) 山田慶兒：夜鳴く鳥，東京，岩波書店，227, 1990.
7) 松木明知：華佗の麻酔薬，日本医史学雑誌33：170, 1985.
8) Hollister LE：Health Aspects of Cannabis. Pharmacol Rev 38：1, 1986.
9) 岩村　忍：暗殺者教団イスラム異端派の歴史，東京，リブロポート，1981.
10) 西岡五郎：大麻に関する生薬学的研究，生薬学雑誌35：159, 1981.
11) 江上波夫：幻人と麻酔薬，民族学研究2：285, 1936.
12) 松木明知：麻酔科学のパイオニアたち，東京，克誠堂出版，1983.

IV

麻酔科学史とパイオニアたち

1
「麻酔」誌1〜50巻に見られる麻酔科学史の論考

✷✷✷✷✷✷✷✷✷

はじめに

　現在，日本麻酔科学会は理事の2名を学会の準機関誌「麻酔」の編集委員に指名している。著者は1999年（平成11）4月から2001年4月までの2年間，この編集委員を委嘱されたので，この職責を全うすべく努力しているが，この期間中偶然「麻酔」誌は創刊50周年を祝うことになった。洵に慶賀すべきことである。

　編集委員会においても，この特別な機会に何かの事業をすべきであるということが話題になり，この記念号を発行することに決まった。その際，以前編集の任に当たられた諸先輩にお願いして，「麻酔」誌誕生の経緯などを記してもらうことにし，一方，現編集委員も「麻酔」誌に関しての論考，随想を寄稿することになった。

　著者は長年国内外の麻酔科学史について研究してきたので，過去50年間の「麻酔」誌に披見される麻酔科学史関係の論文に関して，反省を含めて簡単な解説を加えたい。

1．日本と諸外国における麻酔科学史の研究

　自然科学を含めて，先行する研究を知悉することの重要性は今さら贅言を要しない。医学の分野でもこの例に漏れない，否，漏れないどころか，医学の分野ほど史的研究が活発な分野はないのでないかと思う。医学の分

野の中でも，麻酔科学史については殊の外研究が活発であり，国際的なシンポジュームが4年毎に開催されているのは多くの医学の分野の中でも恐らく麻酔科学だけではないかと思う。これまでロッテルダムやロンドン，アトランタ，そしてハンブルグで行われた国際シンポジュームの内容は各々大冊のプロシーディングとして発行されている[1]～[4]。以上は外国のことで，残念ながら日本では貧弱な研究体制にあると言わざるをえない。

確かに一部の分野においては，日本人ないし日本における研究は世界のトップレベルにあることは十分に承知しているが，一般的に日本人は過去を水に流して忘れようとする往古からの傾向が強い。加えて明治維新以来，欧米に追いつき，追い越せのスローガンの下に，欧米の科学の技術面のみを追い求めてきた経緯が，「過去」つまり歴史を軽視する傾向を生んだ一原因ではないかと考えている。

著者は最新の技術を何ら否定するものではなく，積極的にその導入普及を企てることを必須と考えているが，同時にその科学技術を生んだ背景や歴史的経緯を学ぶことも極めて肝要と考えている。「画期的」という言葉があるが，「ある事柄」があって，それに比較して劇的な変革，改良，改善が認められるから「期」を画すのであり，何もなければ「期」を画すことは不可能である。西洋の諺で"Nothing new under the sun"が生まれた所以である。本邦でも一層この分野における研究が盛んになることを念願する。

2．「麻酔」誌に見られる麻酔科学史の論考

「麻酔」の第1～2巻（1952～3）にかけて宮本忍[5]は「麻酔の歴史」を4回に分けて記載した。主として欧米の吸入麻酔の草創期の葛藤から Guedel の麻酔深度についての提唱辺りまでの歴史を述べたが，その種本は Raper[6]の著書であった。第5巻には順天堂大学医学部外科の林周一[7]が，気管麻酔を開始した頃の想い出を発表した。林は後に東北大学医学部麻酔科の第二代教授となった綿貫喆と一緒に東京大学医学部の第2外科に在職中の1950年に福田保教授の指導の下に，気管麻酔の研究を開始した経緯を述べている。林の記述には一部記憶違いなどがあるが，後に著者[8]がこの件について詳しく調査して論考を発表した。その後しばらく麻酔科学史に関する論文が掲載されなかったが，第12巻には和歌山医大外科の竹林[9]が華岡青洲について論文を発表した。それは恩地裕会長の第10回日本麻酔学会

〔1962年（昭和37）〕における特別講演であった。なお竹林[10]は，これを英文化して翌年他誌に発表した。

第21巻には，著者[11]による注目すべき論文が発表された。華岡青洲による最初の全身麻酔の期日に関する論文である。従来の説によれば，その期日は1805年（文化2）10月13日とされてきた。初診日は1804年（文化元）10月16日であったが，全身状態が良くなかったので，状態の改善に約1年を要して，翌年に手術が行われたという理由であった。著者は華岡青洲自筆とされる「乳癌治験録」を丁寧に読み，初診の1年後に手術を受けたのではなく，約40日後に手術が行われたことを確認した。それを証するため藍屋かんの死亡年月日を求め，五条市の講御堂寺の過去帳にそれを発見した。かんは1805年（文化2）2月26日に歿しており，このことによって手術が行われたのは1804年（文化元年）10月13日と確定したのである。同じく，21巻には中村敏寛が太平洋戦争終結前の陸軍軍医学校における麻酔の教育などを述べている。

1972年（昭和47），著者は米国留学中であったため，麻酔科学史関係の論文を「麻酔」誌に発表しなかったが，1973年（昭和48）からは多くの知見を発表した。表に示すように，1985年（昭和60）までの約12年間にわたって単発ないしシリーズとして多くの論考を発表した。これらの論文は一本に纏められ「麻酔科学のパイオニアたち」[13]として出版された。この間，他の著者による論文はほとんどなく，著者と同じ教室の山下が2篇の論文を発表しているにすぎない[14)15]。

著者は1986年（昭和61）から1990年（平成2）にかけて，中国から兎唇の手術を伝えた高嶺徳明の事績[16)17]，日本における硬膜外麻酔の歴史[18]，さらに本邦における気管麻酔のパイオニアである林らの事績[19]，日本における脊椎麻酔の歴史[20]など精力的に発表した。また名古屋大学斎藤（眞）外科で，高比重液（ペルカミンS）を用いた脊椎麻酔を実質的に開発した朴蘭秀の詳細な伝記が失われていたが，それを明らかにした[21]。さらに「麻酔」の語史についても従来の自説を補強強化する論考を発表した[22]。

1991年（平成3）の第40巻に，著者[23]は日本の麻酔科学史に関する史料の収集の必要性を訴えたが，これに対する反応は皆無であった。洵に残念なことで，これに関する日本の麻酔科医の意識が薄いという深刻な事態を如実に物語っていると考えている。

以降2000年（平成12）の現在まで著者以外に2,3の論考が散見される

IV 麻酔科学史とパイオニアたち

表 22巻から34巻に現わ

欧米における麻酔学史研究最近の知見 (1). 麻酔 22：1311-3, 1973
欧米における麻酔学史研究最近の知見 (2). 麻酔 24：1315-9, 1973
エーテル麻酔のイギリスへの伝搬に関する一考察. 麻酔 24：1404-6, 1975
日本における Ferdinand Edelbert Junker. 麻酔 23：777-8, 1974
麻酔科学史研究最近の知見 (3). 麻酔 26：345-8, 1977
麻酔科学史研究最近の知見(4)―本土に最初に麻酔を伝えた伊佐敷道與―. 麻酔 27：438-9, 1978
麻酔科学史研究最近の知見 (5)―陸軍軍医学校教官永江大助の業績―. 麻酔 27：438-9, 1978
麻酔科学史研究最近の知見 (6)―"麻酔学"の名称改正について―. 麻酔 28：1099-101, 1979
麻酔科学史研究最近の知見 (7)―わが国におけるペインクリニックの先駆者・大久保適斎―. 麻酔 29：182-4, 1980
麻酔科学史研究最近の知見 (8)―エルウィン・フォン・ベルツと産科麻酔―. 麻酔 29：287-90, 1980
麻酔科学史研究最近の知見 (9)―華岡青洲の麻酔法はいつまで行われたか―. 麻酔 29：828-30, 1980
麻酔科学史研究最近の知見 (10)―漢の名医華佗は実はペルシャ人だった―. 麻酔 29：846-8, 1980
麻酔科学史研究最近の知見 (11)―Hannah Greener 事件―. 麻酔 29：1090-4, 1980
麻酔科学史研究最近の知見 (12)―Hannah Greener 事件―. 麻酔 29：1541-6, 1980

が，いずれも新知見ないしは従来の説を訂正するという論考ではない．
　著者は 2000 年（平成 12）の第 50 巻に改めて「麻酔科学史の新研究」と題するシリーズで論考を発表中であるが，従来の見解を大きく訂正する新知見を提供しており，是非熟読をお願いしたい．それによって初めて麻酔科学を含めて適切な教育と臨床研究ができるものと考えられる．

3．麻酔科学史の論考の意義

　従来，麻酔科学においても医史学的研究は無用であるという考えが支配的であった．「あった」という過去で表現することは誤りで，現在もそうで

れた松木による一連の論考

麻酔科学史研究最近の知見(13)―Hannah Greener 事件―. 麻酔 30：317-20, 1981

麻酔科学史研究最近の知見(14)―Hannah Greener 事件―. 麻酔 30：637-41, 1981

麻酔科学史研究最近の知見(15)―エジンバラに James Young Simpson の事績を尋ねて―. 麻酔 30：1142-6, 1981

郎氏の論文に対する反論. 麻酔 31：181-2, 1982

麻酔科学史研究最近の知見 (16)―John Snow の跡をロンドンに尋ねて―. 麻酔 31：264-9, 1982

麻酔科学史研究最近の知見 (17)―世界初の麻酔関連死を巡って―. 麻酔 31：408-14, 1973

麻酔科学史研究最近の知見(18)―もう1人の米国近代麻酔科学の紹介者田中憲二博士―. 麻酔 31：535-9, 1982

麻酔科学史研究最近の知見(19)―再び麻酔科の名称改正について, 佐藤教授に対する反論―. 麻酔 31：1302-5, 1982

麻酔科学史研究最近の知見 (20)―本邦で発見された筋弛緩薬 magnocurarine を巡るエピソード―. 麻酔 31：1414-9, 1982

麻酔科学史研究最近の知見 (21)―「麻酔」の語史学的研究―. 麻酔 32：1012-7, 1983

麻酔科学史研究最近の知見 (22)―江上波夫博士の論文「華佗と幻人」の紹介―. 麻酔 34：257-60, 1985

麻酔科学史研究最近の知見 (23)―華佗の麻酔法と大麻の分布に関連して―. 麻酔 34：375-9, 1985

あり，そして未来もそうであろう．一人の病める手術患者を目前にして，どんな麻酔法を選択し，どんな麻酔薬が適しているかは医史学的手法によっては決定されないからである．したがって医史学的研究は何の価値もないというのである．この視点から観れば，異を唱える人はだれもいないと思う．しかし，これは一つの視点からの話であり，他の視点から観れば必ずしも普遍性のあることではない．他の言葉で表現すれば，上記は部分の真理といってもよい．医史学的研究はもっと広い視野からの俯瞰をわれわれに与えるのである．

科学は真理を探求する．そのためにはまず正しく観察することが前提と

なる。観察するためには，この二つの方面がある。一つは物理的に観察する方法である。換言すれば"空間的"観察法であるから，分析という手段を用いる。もう一つは"空間的"方法に対比して表現すると"時間的"方法ともいうべき方法である。もっと分かりやすくいうと，歴史的研究法である。さらに時間的にものごとを把握するためには，retrospective であり，prospective でなければならない。この両者を合わせて perspective というのである。perspective な見方をして初めてものごとの全貌が分かろうというものである。全ての学問，全ての分野において，微視野の真実はある視点からだけの事実であり，全体から観察した場合は必ずしも真実ではない。医学史の研究，ここでは麻酔科学史においても然りで，ある文献が扱うのはある狭い部分の事実であろうが，それが麻酔科学全体の真実とは必ずしもいえない。ある分野が正しい方向に向かうためには絶えず，その分野全体を perspective な目で眺め，修正を加えて行く必要がある。それが医史学的手法を用いた研究であり，これを欠くといかなる事態を招くかは想像するまでもない。

おわりに

50周年を迎えた日本麻酔科学会の準機関誌「麻酔」に掲載された麻酔科学史関係の論考について概説した。

欧米においては，医学の分野の中で麻酔科学の歴史研究はその他の分野より盛んであり，発表される史的研究も多いが，それに比較すると日本では少ないことが過去半世紀の「麻酔」誌を調査して判明した。日本の麻酔科医がもっとこの方面に関心を寄せることが望ましい。

参考文献

1) Rupreht J, van Lieburg MJ, Jee JA, et al (eds)：Anaesthesia, Essays on Its History. Berlin, Springer-Verlag, 1985
2) Atkinson RS and Boulton TB (eds)：The History of Anaesthesia. London, Royal Society of Medicine Services, 1989
3) Fink BR, Morris LE and Stephen CR (eds)：Proceedings the History of Anesthesia. The Third International Symposium. Park Ridge, Wood-Library Museum, 1992
4) Schulte am Esch J and Goerig M (eds)：Proceedings of the Fourth

International Symposium on the History of Anaesthesia. Lubeck, Dräger Druck, 1998
5) 宮本　忍：麻酔の歴史（1）〜（4）．
　　(1) 1：124-129, 1952（昭和27）
　　(2) 1：182-186, 1952（昭和27）
　　(3) 2：54-57, 1953（昭和28）
　　(4) 2：114-116, 1953（昭和28）
6) Raper HR：Man against Pain—The Epic of Anesthesia—. London, Victor Gollancz, 1945
7) 林　周一：気管内麻酔をはじめた頃の思出．麻酔 5：592-594, 1956（昭和31）
8) 松木明知：本邦最初の気管内麻酔に関する新知見，日本麻酔科学史資料．藤田俊夫ほか編．東京，克誠堂出版，1987（昭和62），p 140-152
9) 竹林　弘：華岡青洲―全身麻酔下手術へのあけぼの―．麻酔 12：444-448, 1963（昭和38）
10) Takebayashi H：Seishu Hanaoka. Pioneer of the general anesthesia and the modern surgery. Wakayama Medical J 9：75-86, 1964
11) 松木明知：華岡青洲と最初の全身麻酔下乳癌手術の期日．麻酔 21：300-301, 1972（昭和47）
12) 中村敏寛：陸軍軍医学校における麻酔の教育及び臨床について．麻酔 21：1367-1371, 1972（昭和47）
13) 松木明知：麻酔科学のパイオニアたち―麻酔科学史研究序説―．東京，克誠堂出版，1983（昭和58）
14) 山下正夫：閉胸式心蘇生術―1960年以前―．麻酔 25：502-505, 1976（昭和51）
15) 山下正夫：サイクロプロペイン誕生地で葬り去られた革命的麻酔薬のエピソード―．麻酔 28：744-747, 1979（昭和54）
16) 松木明知：高嶺徳明の麻酔薬について（1）―本邦における全身麻酔の先駆者―．麻酔 35：673-676, 1986（昭和61）
17) 松木明知：高嶺徳明の麻酔薬について（2）―本邦における全身麻酔の先駆者―．麻酔 35：842-846, 1986（昭和61）
18) 松木明知：日本における硬膜外の歴史．麻酔 35：978-986, 1986（昭和61）
19) 松木明知：本邦最初の気管内麻酔に関する新知見―林，綿貫氏の業績―．麻酔 35：1131-1139, 1986（昭和61）
20) 松木明知：日本における脊椎麻酔の歴史
　　(1) 麻酔 36：1462-1465, 1987（昭和62）

(2)麻酔 36：1666-1670，1987（昭和62）
　(3)麻酔 36：1846-1849，1987（昭和62）
　(4)麻酔 37：607-609，1988（昭和63）
　(5)麻酔 37：868-874，1988（昭和63）
　(6)麻酔 37：1402-1406，1988（昭和63）
　(7)麻酔 39：1417-1426，1990（平成2）
21）松木明知：わが国における脊椎麻酔の先駆者，朴蘭秀の業績．麻酔 39：1720-1723，1990（平成2）
22）松木明知：「麻酔」の語史学的研究―補遺―．麻酔 39：1067-1070，1990（平成2）
23）松木明知：日本麻酔科学史史料収集についてのお願い―麻酔科図書資料館の設立のために―．麻酔 40：1559，1991（平成3）

② "麻酔科学"の歴史
―その意義とパイオニアたち―

▷◁▷◁▷◁▷◁▷◁▷◁▷◁▷◁

1. なぜ歴史を知る必要があるのか

　多くの人たちにはなかなか理解してもらえないと思うが，"歴史"の重要性がわからないことが若さなのかもしれない。逆に若いときに"歴史"の重要性を理解すれば，その人はバランスのとれた考え方で，大局を観ることができて，大きく成長するのではないかと思う。
　さて，誰もが納得する医療を行うためには，誰もが納得するものの見方をしなければならない。一人よがりの見方をして，それにもとづく医療を行うと，結果的に事故や訴訟につながることが多い。一方的に医療者側の論理だけで医療を進めるという従来のパターナリズムも，その一例といってもよい。
　医療者が納得し，そして医療を受ける者をも納得させるものの観方とは，別な言い方をすると，perspective なことで，これは present, retrospective と prospective の三つからなる。つまり過去，現在，未来である。これらは医療において現症（現在）をしっかり観察し，既往歴（過去）を丁寧に聴取すれば，予後（未来）の把握が可能になることと同じであろう。特に過去を振り返ることが大切であることを別な言葉に喩えると，高くジャンプする（進歩する）ためにはいったん身を縮める（過去を振り返る）必要があるということになる。
　以上のことをもう少し具体的に示そう。英国の麻酔科医で医史学の研究

者であった W. Stanley Sykes*¹ は，1960 年に著書¹⁾を執筆して出版した。この本を執筆した理由は，より安全な医療のためであった。その背景には，彼の親と彼の妻の親が単純な胆嚢切除術のミスで死亡した事実があった。彼の両親に対する献辞が本の見返しに次のように記されている。

In the hope that this work may help indirectly towards safer surgery. For the value of history lies in the fact that we learn by it from the mistakes of others. Learning from our own is a slow process.

すなわち，自分で一つ一つ経験することも大切だが，時間がかかる。歴史という手段によって他人の経験（失敗）を学べばより早く学ぶことができ，トラブルを予防できるというのである。このことを古い中国の言葉で表現すると「前車の覆るは後車の戒めなり」である。ここに医学史研究の必然性と重要性が存する。

2．近代麻酔科学の歩み：それはクリフトン気体研究所から始まった

さて，これから少し麻酔科学史について記す。18 世紀の後半には，化学の発達に伴って気体の研究が盛んとなった。このような背景の下に，英国の Thomas Beddoes は 1794 年，ブリストルの近郊のクリフトンに気体研究所を設立した。各種の気体を吸入させて疾病を治療しようと考えたからである。そして 1798 年に弱冠 20 歳の Humphry Davy を所長に抜擢した。

各種の気体を試みた Humphry Davy は，特に笑気（亜酸化窒素）の研究を深く行ってその鎮痛作用に気付き，手術時の除痛に応用できるかもしれないと考えた。しかし，彼のこのアイデアが実現されるには至らなかった。それから 30 年ほど経って，英国の Henry Hickman は，二酸化炭素を応用して麻酔状態をつくり出そうと考え，研究資金の援助をフランスの Charles（シャルル）10 世に求めたが，不成功に終わり 30 歳で早世した。

---

*¹：オックスフォード大学麻酔科の前教授の M. K. Sykes とは違うので注意。この W. Stanley Sykes は，喉頭鏡で有名なオックスフォード大学麻酔科の初代教授 Robert Macintosh が米国を訪問したときの，いわゆるカバン持ちであった。

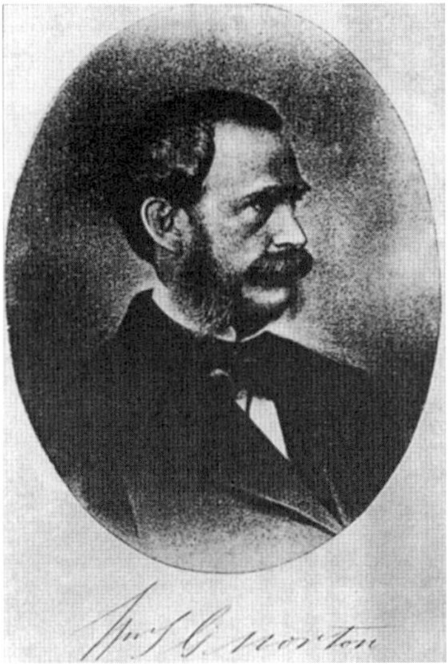

写真 1　Thomas G. Morton の肖像
　　　（Keys TE. The History of Surgical Anesthesia. New York：Dover, 1963 より）

3．真のエーテル麻酔の発見者は誰？

　以上は近代麻酔科学史の前史である。近代麻酔科学は今から約 150 年前に始まった。米国の歯科医 Thomas G. Morton が，1846 年マサチューセッツ総合病院でエーテル麻酔の公開実験を行ったのである（**写真1**）。

　エーテル麻酔自体は，これより 4 年も前に，ジョージア州の Crawford Long が頸部腫瘍切除術に応用し成功していたのであったが，Long は直ちに論文として発表しなかった。加えて Morton に笑気の鎮痛作用を教えた Horace Wells と，一時 Morton の師であった Charles T. Jackson の 3 人がエーテル麻酔の先取権を争うことになった。

　三人とも自分が真のエーテル麻酔の発見者であると主張した。この問題に決着をつけたのが William Osler で，彼は真の発見者とは，「そのアイデアが最初に頭に浮かんだ人」ではなくして，そのことを「世界の人々に周知させた人」であるとした[2]。この Osler の言葉で，エーテル麻酔発見の最

大の功績者は Morton ということになった。

エーテル麻酔発見の情報は，American discovery として非常な速さでヨーロッパに伝えられた。これに刺激されてエジンバラ大学の James Y. Simpson 教授は，エーテルよりも迅速に麻酔の導入が可能な薬物を求めた。そして翌 1847 年 11 月にクロロフォルムの麻酔作用を発見し，即刻臨床に応用した。最初のハロゲン化吸入麻酔薬の登場である。これ以降クロロフォルムは，約 1 世紀にわたってエーテルを駆逐して全世界に普及して用いられた。上述したように，西欧において吸入麻酔が発達した蔭には，英国の Thomas Beddoes がクリフトンに気体研究所を設立したことが大きい。

4．気管麻酔法の確立へ

気管挿管については，すでに 1543 年に Andreas Vesalius[3)] が気管切開下に空気を送り込むと動物の生命を延長できることを記述している (**写真 2**)。

1871 年，Friedrich Trendelenburg は，気管切開口から麻酔薬を投与し，グラスゴーの William MacEwen は経口的気管挿管を提唱し，産科麻酔に応用した。1909 年から翌 1910 年にかけて，Charles A. Elsberg と Samuel J. Meltzer は，気管挿管下にガスを吹送する方法を提唱した。その 10 年後

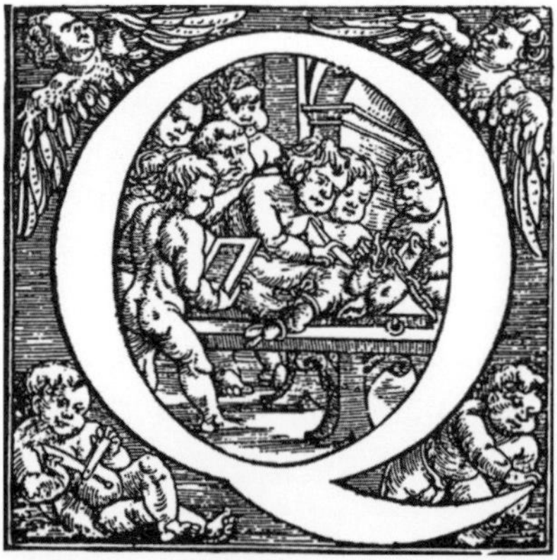

写真 2　Vesalius 著書中の大文字 "Q"
　　　　葦のパイプを差し込むため気管切開を行っている．

の1920年に，Ivan W. Magill と Edgar S. Rowbotham は気管麻酔法を開発し，1928年に Magill は盲目的経鼻気管挿管を普及した。

この Magill らの方法が，今日の気管麻酔の基礎を築いたと言えよう。これから約50年経って，1973年 A. I. Brain がラリンゲルマスクを開発した。

この気管麻酔の普及の蔭には，喉頭鏡の存在を無視するわけにはいかない。直接喉頭鏡検査器は，1895年ベルリンの Alfred Kirstein が開発した。4年後の1899年に米国の Chevalier Jackson が気管支鏡検査を行ってから，この方法は世界的に普及した。Jackson も喉頭鏡を開発したが，Macintosh は，ロンドンの耳鼻科医 William Hill の喉頭鏡のブレードの彎曲をより強くした Macintosh のブレードを1932年に開発し，これが現在世界的に普及している。

5．クラーレ：麻酔科医のもう一つの武器

全身麻酔，特に気管麻酔を容易ならしめたのは，末梢性筋弛緩薬の発見とその臨床応用である。16世紀の末に，南米の矢毒の情報がヨーロッパにもたらされた。しかし，実際にクラーレがヨーロッパに持ち込まれたのは19世紀の初頭であった。英国の Charles Waterton が南米の旅行から持ち帰ったことが，彼の旅行記"Wandering in South America（1825）"に披見される。

1850年，フランスの生理学者 Claude Bernard は，クラーレの作用は神経筋接合部であることを巧みな実験で証明した。当初クラーレは破傷風などの疾病の治療に用いられたが，麻酔科領域で初めて応用されたのは1942年1月で，カナダ・モントリオールの Harold Griffith と Enid Johnson はサイクロプロペイン麻酔下でクラーレを用いた。

以来，クラーレの薬理学的研究がさらに進み，より副作用の少ない後続の薬物が次々と開発された。これによって麻酔科医は，自由自在に人工呼吸を行うことができるようになり，集中治療の面でも大きく発展した。

19世紀末に，英国の Frederick Hewitt は，全身麻酔薬を投与するのは特別にトレーニングを受けた者だけが行うべきであると主張し，麻酔科医の社会的地位の向上に尽力した。このための法案も議会に上程される予定であったが，第一次世界大戦のため実現しなかった。英国の麻酔科医の地位が高いのは，Hewitt の努力にあることをわれわれも銘記するべきである。

IV 麻酔科学史とパイオニアたち

表　主な麻酔科学のパイオニアたち

1799 年	ハンフリー・デービー	笑気の鎮痛を示唆，翌年に著書で発表
1824 年	ヘンリー・ヒックマン	二酸化炭素を用いた麻酔を提唱
1844 年	ホレース・ウェルズ	笑気を抜歯術に応用
1846 年	トーマス・モートン	マサチューセッツ総合病院でエーテル麻酔の公開実験
1847 年	ジェームズ・シンプソン	クロロフォルムの麻酔作用を発見し臨床に応用
1847 年	ジョン・スノー	エーテル麻酔に関する単行本 Inhalation of the Vapour of Ether in Surgical Operations を出版
1863 年	ガードナー・コルトン	笑気を歯科麻酔に普及
1872 年	ピエール・シプリエン・オーレ	抱水クロラールによる静脈麻酔を施行
1884 年	カール・コラー	コカインの局所麻酔作用を発見
1892 年	カール・シュライヒ	局所浸潤麻酔の開発
1898 年	アウグスト・ビーア	脊髄くも膜下麻酔に成功
1907 年	アーサー・バーカー	高比重液による脊髄くも膜下麻酔を提唱
1908 年	アウグスト・ビーア	局所静脈麻酔を提唱
	ジョージ・クーライル	Anociassociation のコンセプトを提唱
	イヴァン・マギル，イー・スタンレイ・ローボーサム	気管麻酔の開発
1920 年	アーサー・ゲデル	エーテル麻酔深度を 4 期に分類
1921 年	レオン・パジェス	腰部硬膜外麻酔を実施
1923 年	ラルフ・ウオーターズ	二酸化炭素吸入装置の開発
1926 年	ジョン・ランディ	バランス麻酔の提唱
1928 年	イヴァン・マギル	(盲目的) 経鼻挿管を普及
1934 年	ラルフ・ウオーターズ	サイクロプロペイン麻酔の臨床応用
1934 年	ジョン・ランディ	サイオペントンの臨床応用
1947 年	トルステン・ゴルドゥー	リドカインの臨床応用
1956 年	ミカエル・ジョンストン	ハロタンの臨床応用
1959 年	デ・カストロ，ポール・マンデレール	ノイロレプトアナルゲジアの提唱
1973 年		セボフルラン，イソフルランの臨床応用
1973 年	アーチー・ブレイン	ラリンゲルマスクを開発
1984 年		大豆油を溶媒としたプロポフォールの導入
1987 年		デスフルランの臨床応用

おわりに

麻酔科学史に興味をもつ人は，まず私の『麻酔科学のパイオニアたち』[4]と，私が監訳した『麻酔の歴史―150年の軌跡―』[5]を読むことをお奨めしたい。その後にもっと詳しい研究に進んでいただきたいと考えている。これらの著書には，麻酔前投薬，気管挿管など各項目に重要な参考文献が示されている。これらの文献を丁寧に読めば一層の理解が深められると思う。

麻酔科学史全般について記した単行本は，上述の訳本の附録に一括して示されている。ほとんどの著書は現在でも簡単に入手可能である。

表には，麻酔科学史上の重要な項目を簡単に示しておく。これらの人物が麻酔科学のパイオニアたちと考えてよい。

文　献

1) Sykes WS. Essays on the First 100 years of Anaesthesia. (vol 1). Edinburgh：E. and S. Livingstone, 1960.
2) Cushing H. The life of Sir William Osler. London：Oxford University Press, 1940, p 1290.
3) Vesalius A. De hamani corporis fabrica, Basel, Opporinus. 1543.
4) 松木明知．麻酔科学のパイオニアたち―麻酔科学史研究序説―．東京：克誠堂出版，1983．
5) Rushman GB (松木明知監訳)．麻酔の歴史―150年の軌跡―．東京：克誠堂出版，1998．

3
Anesthesiology 誌に
最初に論文を執筆した日本人はだれか

❖❖❖❖❖❖❖❖❖

はじめに

　グローバリゼーション，国際化時代，ボーダーレスの時代と喧伝されて久しいが，日本でも麻酔科学を含めた医学が急速に発展，展開している。このような状況を反映して，麻酔科学領域においても，年間数百編の論文が本邦から諸外国の雑誌に投稿され掲載されている現在，タイトルに示したような事項は，全くの史的興味以外の何物でもなく，臨床的にも直ちに有用な結果をもたらすわけではない。

　しかし日本の麻酔科学史の歩みの真実の姿を後世に伝えることが，今後の発展のためには必須であることを考慮すると，このような些細な事項でも綿密に調査し，発表しておく必要があろう。歴史学の第一の任務は過去の真実，事実を誤りなく後世に伝えるものである。この真実，事実が正しいか否か，善いか悪いかを評価するのは，医学の問題ではなくして，哲学の問題であると思う。幸い当教室には著者が約 10 年前に第 1 巻から 30 巻までを購入して教室に寄贈したため，Anesthesiology 誌の創刊以来の全巻が揃っており，タイトルに示したような研究が容易である。二，三の関連したことも含めて，以下に記しておきたい。

1960 年までの Anesthesiology 誌に現われた日本人の著者とその論文

　日本に近代麻酔科学が導入されたのは，1950 年（昭和 25）の米国ロード・アイランド病院の麻酔科医 Dr M. Saklad の来日と講演をもって嚆矢とする[1]。本稿では，これ以降 10 年間を研究の対象とした。

　1940 年（昭和 15）から 1960 年（昭和 35）までに発行された Anesthesiology 誌に披見される日本人が著者の論文を表に示す。全部で 12 編である。もっとも初期の論文は 1955 年の第 16 巻，848 頁の Akira Horita らによる論文であり，最後は 1960 年，第 21 巻 374 頁の Martin Lloyd Norton と Yukio Kubota らの論文である。12 編の論文中，日本人が筆頭著者であるのは 8 編で，残りの 4 編は外国人が筆頭著者である。日本人が筆頭著者の論文 8 編の中で，その研究が日本国内で行われたのは，わずか No. 2，10 の 2 編しかない。これは無理もない話で，前述したように 1950 年（昭和 25）米国の Dr M. Saklad が来日して，気管挿管などを中心とする麻酔科学の講演を行ってから，日本においても麻酔科学に対する認識がとみに高まり，それ以来，米国に留学して麻酔科学を研修する外科医などが急増した。彼らが米国へ留学したとて症例報告を含めて直ちに論文が書けるわけはない。日常の臨床が難なくこなせるようになって初めて論文執筆のことが脳裏に浮かぶのが通例であろう。このような状況を如実に反映しているのがこの表である。

　少なくとも日本人の筆頭著者として Anesthesiology 誌に最初に論文を執筆したのは Akira Horita である。その論文の要旨は次のとおりである。彼らは犬を対象とし，気道圧を指標として測定した声帯反射に対するチオペンタールの影響を検討したもので，声帯反射には上喉頭神経が深く関係して，反回神経は関与せず，上喉頭神経の働きを中枢性にチオペンタールが抑制するという結論である。

　著者は，この Akira Horita という人物の名前を日本麻酔科学会では聞いたこともなく，「麻酔」誌などでも見たこともなかったので，インターネットで検索したところ，現在も米国シアトル市のワシントン大学医学部薬理・精神・行動科学教室名誉教授としてご活躍されていることが判明した。早速，直接連絡し詳しい状況をご教示いただいたので，下記に簡単に紹介したい。

表 1960年までAnesthesiology

---

1. Akira Horita and James M Dille
   Observations on the action of thiopental (Pentothal®) on the laryngeal reflex.
   Anesthesiology 16：848-853, 1955
2. Tetsuo Kitahara, Shinnosuke Kuri and Jun Yoshida
   The spread of drugs used for spinal anesthesia.
   Anesthesiology 17：205-208, 1956
3. Vincenzo Traina, Noboru Takeshima and Shozo Hirokawa
   Effects of steroid anesthesia upon cardiac rhythm of the dog.
   Anesthesiology 17：787-791, 1956
4. Tsutomu Oyama
   Effects of anesthesia on thyroid function of rats.
   Anesthesiology 18：719-722, 1957
5. Arthur S Keats, Yoshio Kurosu, Jane Telford and Denton A Cooley
   Anesthetic problems in cardiopulmonary bypass for open heart surgery：experiences with 200 patients.
   Anesthesiology 19：501-514, 1958
6. Etsutaro Ikezono, MH Harmel and BD King
   Pulmonary ventilation and arterial oxygen saturation during ether-air anesthesia.
   Anesthesiology 20：597-600, 1959

　氏のご両親は広島県の出身で，1900年初頭に移民として米国に渡った。そして氏は1928年6月，シアトルで生まれた。つまり氏は日系二世ということになる。1946年（昭和21）ワシントン州のモーゼスレーク高校を卒業して，ワシントン大学に入学して，動物学を勉強し，1950年にBAの資格を取得し，次いで同じくワシントン大学医学部の薬理学教室で1951年にM. S., 1954年にPhDの資格を取った。以来，同大学の薬理学教室で講師，助教授を務め，1966年には教授に昇任した。1972～75年には主任教授代行，1987年からは薬理・精神・行動科学教授，そして1996年には同教室の名誉教授となって現在に至っている。
　Anesthesiology誌に最初に論文を書いた日本人ということでお手紙を差し上げたところ，早速最近のお写真とともにご丁重なご返事を頂戴した

誌に発表された日本人による論文

7. Kunio Ichiyanagi
   Sciatic nerve block : lateral approach with the patient supine.
   Anesthesiology 20 : 601-604, 1959
8. Stanley W Weitzner, Benton D King and Etsutaro Ikezono
   The rate of arterial oxygen desaturation during apnea in humans.
   Anesthesiology 20 : 624-627, 1959
9. Kunio Ichiyanagi and Lucien E Morris
   Effect of cyclopropane and various oxytocics on cardiac rhythm in the parturient woman.
   Anesthesiology 20 : 669-673, 1959
10. Nobuo Nishimura, Tetsuo Kitahara and Teruo Kusakabe
    The spread of lidocaine and I-131 solution in the epidural space.
    Anesthesiology 20 : 785-788, 1959
11. Mitsugu Fujimori and Robert W Virtue
    The value of oxygenation prior to induced apnea.
    Anesthesiology 21 : 46-49, 1960
12. Martin Lloyd Norton and Yukio Kubota
    Experiences with cardiac catheterization using halothane-compressed-air anesthesia.
    Anesthesiology 21 : 374-379, 1960

が，その中で氏は"I was pleasantly surprised to learn that I was the first Japanese to have published an original article in the Journal of Anesthesiology in 1955. That was a long time ago!"と記してある。

氏はこれまで neuropsychopharmacology の領域で190編の論文を執筆されているが，氏自身，麻酔科学に対する貢献としては1994年出版の "Pharmacological Basis of Anesthesiology"[2] の編著としての仕事ではないかと考えている。これまで多くの学会や社会活動で要職に就かれておられ，現在もなお矍鑠としてパートタイムながら neuropsychopharmacology を学生に教えておられる。お写真（**写真1**）と著者宛のお手紙（**写真2**）を示して，併せて氏の益々の御健勝を祈念したい。

次の論文は Tetsuo Kitahara（北原哲夫），Shinnosuke Kuri（九里慎之

181

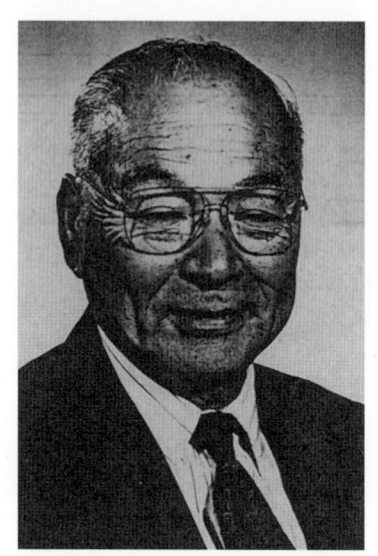

写真 1　Akira Horita 名誉教授

輔),Jun Yoshida(吉田潤)の 3 名による論文で,1956 年 Current Comment and Case Reports 欄に発表された "The spread of drugs used for spinal anesthesia" である。日本人の著者だけによる,日本で行われた研究として Anesthesiology 誌に披見される最初の論文である。これはくも膜下腔に投与された局麻薬の移動をアイソトープ[131]I を用いて追跡した研究で,等比重液の移動は注入部位より頭部へ 15 cm,尾側へ 5 cm 程度の移動に留まるに反し,ブドウ糖によって高比重液とした場合には,局麻薬は脊柱の彎曲に従って頭側へ 30〜35 cm も移動するという。したがって,高比重液を用いた場合,脊柱の彎曲を利用して麻酔高を任意に調整できると結論している。実は,この論文の内容は,北原らが 1953 年(昭和 28)に日本臨床外科医会雑誌に,原著「腰麻に関する基礎的研究」[3]として発表した論文と内容は同一である。Anesthesiology 誌では著者は Kitahara ら 3 名であるが,日本では北原哲夫,九里慎之輔,吉田潤のほかに三浦成元,松原嗣郎,野村公子,山城幸子の計 7 名である。

　両論文がほぼ同一であることは両論文の図を比較してみると一目瞭然たるものがある(図)。Anesthesiology 誌には図に示すように Fig. 1〜4 まで

3 Anesthesiology 誌に最初に論文を執筆した日本人はだれか

UNIVERSITY OF WASHINGTON SCHOOL OF MEDICINE

Departments of Pharmacology
and Psychiatry

Akira Horita, Ph.D.
Professor Emeritus
Box 356560
Seattle, WA 98195

Phone: (206) 543-1936
Fax: (206) 543-9520
e-mail: horita@u.washington.edu

October 19, 1999

Akitomo Matsuki, M.D.
Professor and Chairman
University of Hirosaki School of Medicine
Department of Anesthesiology
5 Zaifucho, Hirosaki, 036-8562
JAPAN

Dear Professor Matsuki:

Thank you for your letter of September 28 requesting my photograph and curriculum vitae. I was pleasantly surprised to learn that I was the first Japanese to have published an original article in the Journal of Anesthesiology in 1955. That was a long time ago!

I am enclosing a recent photograph and my curriculum vitae. I did not attach my publication list, but if you wish that information, I can send it to you separately. But briefly, I have published about 190 papers, mostly in the field of neuropsychopharmacology, over the past 50 years. I think my most relevant contribution to Anesthesiology was as a coeditor of the book "The Pharmacological Basis of Anesthesiology" that was edited by Bowdle, Horita and Kharasch, in 1994.

An additonal piece of information that may be of interest is that I was born in the United States of Japanese parents who came from Hiroshima during the early 1900s. I am therefore a second generation (Nissei) Japanese-American. The rest of my professional history is listed in the curriculum vitae. Currently, I have an emeritus standing, but I continue on a part-time basis to teach medical students the subject of neuropsychopharmacology.

Thank you for your plans to incorporate this information as part of the Japanese History of Anesthesiology. I am honored to be included in this undertaking.

Sincerely yours,

Akira Horita, Ph.D.

写真 2

であるが，日本臨床外科医会雑誌では図1～6まで6図である。後者は図5 ペルカミンLと図6 脊柱の整理的彎曲（ともに省略）は Anesthesiology 誌の論文にはない。さらに図に示すように，図の順序と説明を変えている。Anesthesiology の Fig. 4 は日本文では図3に相当するが，説明は全く食い違っている。英文では，題は Glucose-Nupercaine (hyperbalic) となっており，本文中にも "When spinal anesthesia is desired at the thoracic level (Fig. 3) or at the sacral segment (Fig. 4) the spread of solution can be influenced by position changes" となっているのに反し，日本文

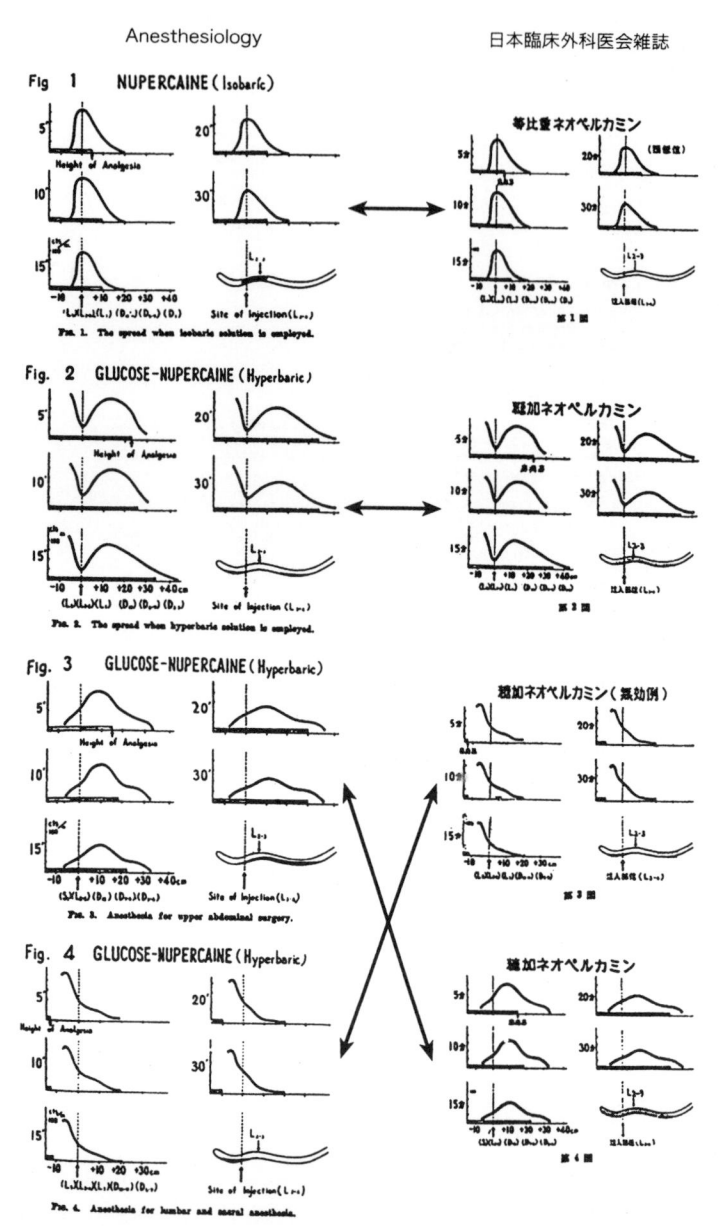

IV 麻酔科学史とパイオニアたち

図　Anesthesiology と日本臨床外科医会雑誌に現われた図の比較

の第3図では題は糖加ネオペルカミン（無効例）と題され，「その甚だしい場合には（第3図）注入薬が皆無となって，麻痺は肛門周辺に限局し，腹部手術に対しては無効例となる」とあって意図的に sacral block を行ったとは記されていない。現在であれば，文章が多少異なっても全く同じ図が用いられていることからすれば，二重投稿と評価されて然るべき論文であろうが，1956年（昭和31）当時はむしろあたりまえのことであった。いずれにせよ，前述したように日本人著者のみによる日本において行われた研究の論文としては，この論文が嚆矢といってもよい。

　北原哲夫らは東京逓信病院の外科に勤務していたが，彼らは脊椎麻酔に関して精力的に研究した。その結果は学位論文として諸誌に発表された[4)~8)]。後に彼らの研究は脊椎麻酔から硬膜外麻酔に拡大されて，その結果は No.10 の論文として1959年（昭和34）に発表された。しかし，これも著者の一人，日下部輝夫が発表した論文[9)]の内容を英訳したものである。

　第3番目の論文の筆頭著者は Vincenzo Traina である。彼はカリフォルニア州・サンフランシスコのアメリカ空軍病院所属の麻酔科医であったが，1956年前後に名古屋のアメリカ進駐軍病院に勤務していた。ちょうどそのころ，後に名古屋大学麻酔科教授となった竹島登が米国留学から帰ったことから，両者の間で麻酔科学研究の話が盛り上がり，ファイザー社から Viadril の提供を受けて犬を対象としてその心調律に及ぼす研究を名古屋大学で行った。要旨は1956年（昭和31）5月9日，東京で行われた Far East Command Surgeon's Conference で Traina により口頭発表された。この研究に著者として名を連ねている広川正三博士は現在北九州市門司区で開業されているが，この間の事情を詳しく著者に語ってくれた。博士はその後，外科医として所属していた名古屋大学医学部第2外科（今永外科）で門脈圧亢進症に関する研究を行って，学位を授与されている[10)11)]。

　そのほかの論文の著者について簡単に記しておく。No.4 の Tsutomu Oyama（尾山力）は当時オレゴン大学医学部麻酔科に所属した後に，北海道大学医学部麻酔科助教授を経て，弘前大学医学部麻酔科教授になった。No.5 の Yoshio Kurosu（黒須吉夫）は論文発表当時，テキサスのベイラー大学医学部麻酔科に所属し，後に東邦大学医学部麻酔科教授となった。No.6と8の Etsutaro Ikezono（池園悦太郎）は当時ニューヨーク州立大学医学部麻酔科に属し，後に東京医科歯科大学麻酔科教授となり，No.7と9の Kunio Ichiyanagi（一柳邦男）はシアトルのワシントン大学医学部麻酔科

に属し，帰国後，新潟大学および山形大学医学部麻酔科教授に就任した。No. 11 の Mitsugu Fujimori（藤森貢）はデンバーのコロラド大学医学部麻酔科に属し，後に大阪市立大学医学部麻酔科教授となっており，No. 12 の Kubota Yukio（久保田行男）はニューヨーク大学病院の麻酔科に属し，帰国後，大阪厚生年金病院麻酔科の部長として活躍された。

おわりに

Anesthesiology 誌に最初に論文を書いたのは，Akira Horita 名誉教授である。彼は広島県出身の移民の子として 1928 年に生まれ，ワシントン大学を卒業された。つまり二世である。したがって氏の研究はワシントン大学で行われたものである。1955 年に発表された。

日本人の著者による，日本で行われた研究の論文として最初に披見されたのは，1956 年に発表された北原らによる脊麻に関する論文である。この論文は北原らの 1953 年の日本語の論文の英訳である。

本稿を草するに際して，多くの方から種々ご教示を頂戴した。特に米国ワシントン州シアトルの Akira Horita 名誉教授からは詳細な経歴書，業績集とお写真を頂戴した。改めて深謝の意を表する。

また，北九州市門司区原町別院の広川正三博士〔広川外科胃腸科医院 Tel (093) 381-0582〕からは研究を行った当時の事情を直接お聞きすることができた。感謝の意を表する。また広川博士についてご教示いただいた名古屋大学第二外科学教室（今井常夫医局長）にも厚く御礼を申し上げたい。

引用文献

1) 藤田俊夫，松木明知編：日本麻酔科学史資料 (3)―Dr Saklad と日本の麻酔科学―．東京，克誠堂出版，1989（平成元）
2) Bowdle TA, Horita A, Kharasch ED：The Pharmacological Basis of Anesthesiology. Basic Science and Practical Applications. New York, Churchill Livingstone, 1994
3) 北原哲夫，九里慎之輔，三浦成元ほか：腰麻に関する基礎的研究．日本臨床外科医会雑誌 14：163, 1953（昭和 28）
4) 北原哲夫，九里慎之輔：脊麻無効及事故例に対する批判．手術 9：319, 1955（昭和 30）
5) 北原哲夫，日下部輝雄，上田正憲ほか：麻酔における麻痺固定の実相．治療 43：111, 1961（昭和 36）

6) 吉田　潤：脊麻に於ける注入薬液の分布．臨床外科 9：717，1954（昭和 29）
7) 九里慎之輔：脊麻時髄液腔内注入薬液の吸収に関する研究（其 1）．日本外科学会雑誌 55：934，1954（昭和 29）
8) 九里慎之輔：脊麻時髄液腔内注入約液の吸収に関する研究（其 2）．日本外科学会雑誌 55：1018，1954（昭和 29）
9) 東京逓信病院：東京逓信病院三十年史．東京，東京逓信病院，1969（昭和 44），p 126〜132
10) 日下部輝雄：脊髄硬膜外注入薬剤の分布に関する研究．逓信医学 10：1129，1958（昭和 33）
11) 広川正三：門脈圧亢進症患者における尿アミン様物質について．名古屋医学 76：873，1958（昭和 33）
12) 今永一教授定年退官記念事業発起人会：今永一教授定年退官記念教室業績集．名古屋，名古屋大学医学部第 2 外科，1966（昭和 41）

④
わが国における脊椎麻酔の先駆者・朴蘭秀の事績

❖❖❖❖❖❖❖❖❖❖

はじめに

　約半世紀も前に開発された医学の技術や知見が，日常の診療において，今なお頻繁に用いられている例はきわめて少ない。高比重液を用いた脊髄くも膜下麻酔（以下，脊麻）がその一例であることは疑を容れないところである。

　すでに拙稿[1])で明らかにしたように，日本における脊麻の歴史は北川乙次郎[2])が「脊髄ノ古加乙涅（コカイン―松木註）麻酔ニ就テ」と題して，1901年（明治34）の第3回日本外科学会総会で発表したのに始まる。ちなみにドイツのA. Bierが脊麻法を発見したのは，これより2年前の1899年（明治32）のことであった[3])。

　以来，脊麻に関して幾多の研究が積み重ねられてきたが，臨床上の重大問題のひとつは，麻酔の高さの調節に難渋したことであった。

　名古屋大学外科の斎藤眞教授は，虫垂切除術のため低比重液による脊麻を受けたが，呼吸困難を来して九死に一生を得た経験から，より安全な脊麻の開発を目指し，それに関する研究を教室員の朴蘭秀に命じた。朴は苦心の実験の末，高比重液を用い，手術台の傾斜によって麻酔の高さを調節する脊麻法を開発し，1940年（昭和15）4月の第41回日本外科学会総会で発表したのである。以来この脊麻が日本で普及し，今日に至っているのであるが，実際の開発者の朴蘭秀に関しては生没年すら知られるところがな

4 わが国における脊椎麻酔の先駆者・朴蘭秀の事績

く今日に至った。名古屋市立大の青地修名誉教授[4]も種々調査されたが，朴の消息についてはまったく不明であった。筆者は20年前から朴について研究してきたが，今回まったく偶然なことから，朴の生涯について知ることができたので報告する。

1. 糸　口

著者は日本麻酔科学史資料4[5]の編集のため，以前から名古屋大学斎藤外科出身の諸橋鉄弥の業績に注目していた。諸橋の研究は，脳脊髄液の還流に関するもので，研究を始めた動機などについて，諸橋に直接尋ねたいと以前から考えていたのである。しかし，諸橋の消息確認に時間を要し，ようやく本年（1990）2月になって福島県いわき市平（たいら）で開業されていることを知った。早速，いわき市の医師会に問い合わせたところ，残念なことに氏は昨1989年（平成元）10月24日に90歳で逝去されたことを知った。

幸いにも1910年（昭治43）1月生まれの幸子夫人が御健在であるというので，せめて夫人からでも諸橋が研究した当初のことをお伺いしようと思い，本年（1990年）6月中旬平のお宅を訪問した。

夫人からは生前の諸橋について種々御教示を賜ったが，ついでにと考えて，同じ斎藤外科に学んだ後輩の朴蘭秀という人を知らないかと尋ねた。ちなみに諸橋が入局したのは1925年（大正14）7月で，朴のそれは1936年（昭和11）4月である。入局年が大きく離れているので，名前さえも知らないだろうという程度の軽い気持ちで質問したのであったが，意外にも夫人の口から朴蘭秀についてよく知っており，当時諸橋が医局長であった関係上，朴夫妻を自宅に招待して夕食をいっしょに食べたことも数回あったことを聞くことができ，さらに"朴の奥様は師範学校を卒業した方だったと思う"と付け加えられた。

早速，当時の関西地区の師範学校を中心に調べ，1935年前後の卒業生の中に朴姓の卒業生を求めた。わたくしは，ここで決定的な誤りを犯したのであった。韓国では女性は結婚しても姓が変わらないということをこの時うっかり失念していたのである。こうして，著者は奈良女子高等師範学校，つまり現在の奈良女子大学の1935年（昭和10）卒業生の中に朴容郷という方の名前を見つけた。この方は同大学同窓会の韓国支部長であるという。朴容郷女史の名前を得たときは結婚によっても姓が変わらないことを思い

189

出したのであったが，なんらかの手がかりはつかめるかもしれないと考え，京城（ソウル）在住の女史に直接電話をした。

電話口に出た女史からは，意外な返答が返ってきた。女史は朴蘭秀のことをよく知っており，朴蘭秀の妻は彼女の同級生で名前は林玉仁であるという。はじめて朴蘭秀の妻の名前が判ったのであった。しかし，もっと驚いたことには，林玉仁女史が今も健在で京城市内にいるという。まったく僥倖であった。こうして林玉仁女史の名前，住所の御教示を受けた。

1990年（平成2）7月13日，著者は林女史と直接電話で話をし，朴蘭秀について種々教えを受けたが，その後お手紙を頂戴した。さらに事の正確さを期するため，韓国のカソリック医科大学附属聖母病院麻酔科の鄭雲赫 (Woon-Hyok Chung) 教授に，さらなる質問をして下さるようお願いし，教授は早速7月27日，林女史を尋ねて朴について種々調査した。以下にこれまで明らかとなった事項の大略を示したい。

2．朴蘭秀の生涯

朴蘭秀は朴昌洽（Chang-Heup Park）の長男として1908年（明治41），現在の朝鮮民主主義人民共和国，咸鏡北道の吉州（キルチュ）に生まれた。姉，朴，弟，妹の4人兄弟であった。1921年（大正10）から1926年（昭和元）まで咸興公立高等普通学校に学んだ。その後の数年間のことは不祥である。1929年（昭和4）名古屋大学の予科に入ったというが，これも定かでない。1932年（昭和7）名古屋大学医学部に入学し，1936年（昭和11）卒業した。ただちに斎藤眞教授の主宰する外科学教室に入局した。卒業時の写真が**写真1**で，斎藤外科御出身の渡辺茂夫博士（元国立熱海病院長）のご紹介で，石川県珠州市の荻野定夫博士から借用したものである。荻野定夫博士は名古屋大学を朴と同期に卒業し，同じく斎藤外科に入局した方である。間もなく朴は斎藤教授から脊麻に関する研究テーマをもらい，前述したように，1940年（昭和15）の第41回日本外科学会総会で発表し，翌1941年（昭和16）日本外科学会雑誌に掲載された[6]。この論文によって朴は1941年（昭和16）6月に学位を授与された。

朴の業績については，拙稿[1]や拙編[5]の著書に詳しく述べてあるので，ここでは繰り返さない。

この間，入局の翌年の1937年（昭和12）に朴は同郷の1911年生まれの林玉仁女史と結婚した。幼なじみだったという。1937年（昭和12）に斎藤

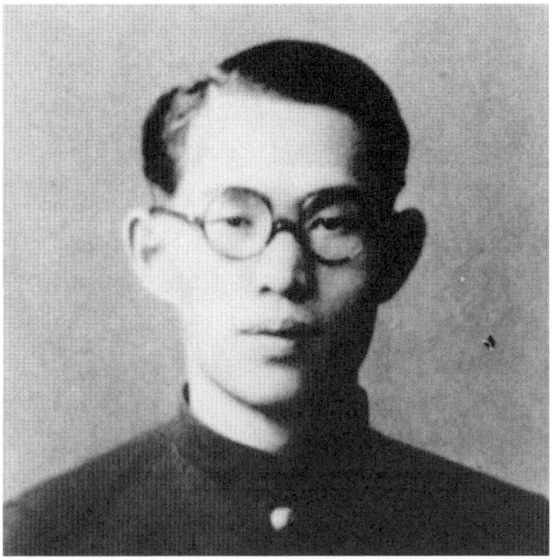

4 わが国における脊椎麻酔の先駆者・朴蘭秀の事績

写真1 名古屋大学医学部卒業時の朴蘭秀

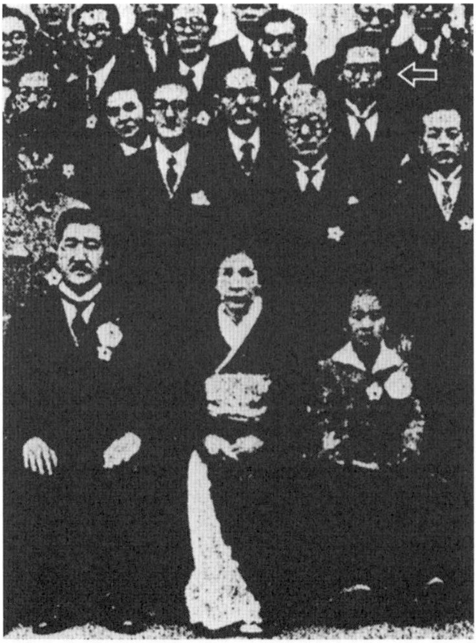

写真2 斎藤教授20周年記念写真
矢印が朴蘭秀

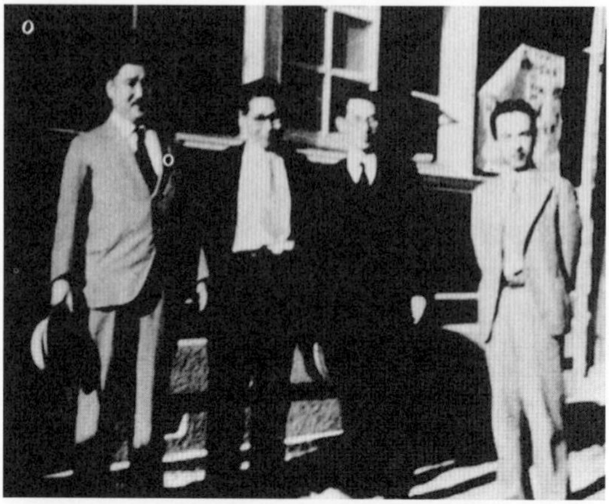

写真 3　日和佐駅頭での朴蘭秀（右から2人目）

　教授の在職20周年が開催され，その記念写真が残されている(**写真2**)。脊麻の実験を行っていた頃であるが，この中にも朴が写っており，拡大して示すと写真2のようである。諸橋夫人が所有する教室員の名札の写真によれば，1938年(昭和13)12月当時の朴の序列は，斎藤教授，田代講師，戸田講師，毛受英次，野口雄二，福慶逸郎，加藤貞三郎について8番目であった。日支事変の影響で多くの医師が出征し，先輩の教室員も不足した時代であった。

　学位取得後，朴は斎藤外科の関連病院であった愛知県安城町(現在は市)の安城組合病院や徳島県の日和佐組合病院に勤務した。**写真3**は1940年(昭和15)10月，斎藤教授が尋ねてきたとき，日和佐駅で撮影したものである。この写真は諸橋夫人の所蔵されているものである。

　朴は父の要望により1943年(昭和18)暮れに故郷に帰ることになったが，とりあえず咸鏡北道の元山(ウオンサン)の山祭洞にあった救世病院に勤務することになった。その理由は同病院から名古屋大学医学部の内科に全栄乙医師(米国で健在)，耳鼻科に鄭憲済医師(故人)が研修にきていた関係であったという。これに加えて林女史が元山樓氏女子高等普通学校に教師として勤務していたとき，結核のため元山の松濤園で短期間療養したことがあるが，そのときの校医が全栄乙医師であった関係にもよる。

　全栄乙博士からの私信によれば，元山では朴蘭秀と約2年間いっしょに

働いたという。その間，斎藤眞教授が元山に彼らを尋ねて激励したこともあったという。これは斎藤眞教授が旧満州へ出張したときに元山に寄ったものと考えられるが，これは1943年（昭和18）2月19日から同年9月14日までのことであったから，朴が名古屋大学を辞して元山へ帰ったのは1943年（昭18）であったことは間違いない。

どうしても故郷に帰ってくるようにとの父の命に従って，朴は吉州に帰った。そこでは玄昌燕が公医として勤務していた吉州医院で働くことにし，1945年（昭和20）の春から共同でその医院を経営することになったという。

ちょうどこのころ，咸鏡南北道一帯に発疹チフスが大流行し，不幸にも朴夫妻も時期は異なるがこれに罹患した。朴は発疹チフスに罹った従兄のところへ往診して感染し，そのため1945年（昭和20）5月28日急逝した。すでに発疹チフスからも回復していた朴女史は，当時文筆活動のため京城滞在中であったが，夫の急死の報を受けて吉州に帰り，葬儀を執り行った。朴の墓は，自宅の裏山の小高仙というところにあるという。文筆活動のため再び京城へ戻ったが，その後(1950年)，朝鮮戦争が勃発したため国土が分断され，以来林女史は故郷を訪れていない。

林女史に関しても直接お尋ねし，また鄭教授にもお願いして種々情報を得たが，御本人の強い希望により，奈良高等女史師範学校文科を1935年（昭和10）に卒業したことだけを記し，そのほか詳細については割愛した。取材など煩わしいことから避けて，静かに余生を送りたいという理由による。

おわりに

日本の脊椎麻酔のパイオニアである，名古屋大学斎藤外科出身の朴蘭秀について事績を述べた。朴の詳細については，これまでの長年の研究にもかかわらず，生没年さえ明らかではなかった。

本稿では，調査の過程を少し詳しく記した。その理由は，著者が多くの方々からどのようにして調査研究をするのかという質問をたびたび受けるが，本稿が少しでもそれに対する回答になるのではないかと考えてのことである。

本年（1990）は，朴蘭秀が1940年（昭和15）に脊麻法を開発してちょうど50年になる。50年目にして彼の生没年などが明らかになったのも何かの因縁かもしれない。

Ⅳ　麻酔科学史とパイオニアたち

　本稿を草するにさいして，種々御協力を頂戴した林玉仁女氏，朴容郷女氏，鄭雲赫教授(カソリック医科大学附属聖母病院麻酔科)，全栄乙博士(米国メリーランド州在住)，諸橋幸子氏（諸橋鉄弥夫人），荻野定夫博士，渡部茂夫博士に厚く御礼申し上げる．

　とくに鄭教授には，大変御多忙中のところ，わざわざ直接林玉仁女史から当時の詳しい事情を聴取され，著者の研究を補強して戴いた．心から謝意を表するしだいである．

引用文献

1) 松木明知：日本における脊椎麻酔の歴史 (6)―昭和11年 (1936)～昭和20年 (1945)―．麻酔 37：1402，1988（昭和63）
2) 北川乙次郎：脊髄ノ古加乙涅麻酔ニ就テ．東京医事新誌 1200：653, 1902（明治34）
3) Bier A：Versuche über Cocainisierung des Rückenmarks. Dtsch Z Chir 51：361, 1899
4) 青地　修：ペルカミンS．臨床麻酔 8：1049，1984（昭和59）
5) 松木明知編：日本麻酔科学史資料4―日本における脊椎麻酔・硬膜外麻酔の歴史―．東京，克誠堂出版，1990年（平成2）
6) 朴　蘭秀：高比重化麻痺液ニヨル脊髄調節麻痺法．日本外科学雑誌 42：805，1941（昭和16）

5 斎藤眞教授と脊椎麻酔

はじめに

　本稿は2004年（平成16）5月27日，名古屋市で行われた第51回日本麻酔科学会学術集会で行われた学術講演5の"斎藤眞教授と脊椎麻酔"の講演原稿に大幅に加筆したものである。なお"脊椎麻酔"の用語は，日本麻酔科学会用語委員会編"麻酔科学用語集"（第3版）[1]では"脊髄くも膜下麻酔"と改められているが，長年"脊椎麻酔"の用語に慣れ親しんできたので，この章の表題にのみ用い，文中には"脊髄くも膜下麻酔"とその略語として"脊麻"を用いることにしたい。

　第51回の学術集会が名古屋市で開催されるにちなんで，日本の麻酔科学史上に大きな足跡を遺した名古屋大学第1外科の斎藤眞教授を顕彰する講演を求められたことは著者にとって大変光栄であり，学術集会会長である名古屋大学医学部麻酔科の島田康弘教授に感謝の意を表したい。先人を顕彰することは非常に有意義かつ重要であることを，特に教育の任に当たっておられる方々ばかりでなく，若い方々にも理解していただきたい。まず本講演の内容について説明したい。

　第1に，なぜ医学史，つまり医学の歩みを知ること，医学の歩みを研究することが大切であるかを述べる。

　第2に，1950年（昭和25）は日本の麻酔科学史上，忘れてはならない年であるが，この年にどんな事件が起きたのかという社会的背景に言及する。

第3に，名古屋大学第1外科学教室の斎藤眞教授はどのような業績を上げたのかについて，まず斎藤教授の経歴から述べ，業績の詳細について概説する。

第4に，斎藤教授が脊麻の研究をいつから開始したのかは，これまで不明であったが，このことについて当時教室に在籍した方々に尋ねた結果を述べる。

第5に，多くの教室の研究がそうであるように，教授がアイデアを出し弟子たちが実際の研究を行うのが通常である。斎藤教授自身が脊麻の研究を行ったのでなかったが，誰が実際に行ったのか，その人物はどのような人であったのかについて興味深い，しかし悲しいエピソードを交えて紹介する。

第6に，最後に1950年1月早々斎藤眞教授は急逝するが，その死によって大きな悲劇が日本の医療界を襲うことになる。それはいったいどのようなものであったのかについて追求する。

以上が本講演の骨子である。

1．なぜ医学史の研究が不可欠か

改善し，改革し，新発見するためには研究することが不可欠である。緻密な研究の土台なしに，改善，改革を試みようと思っても，無駄骨を折るばかりであろう。その結果は改善どころか改悪になることは目に見えている。したがって，少なくとも現状を一歩でも進歩・発展させ，事態を改善するためには正しい研究が必須である。

正しい研究のためには，研究対象の"ものごと"を正しく観察することが肝要である。肝要どころか不可欠であるといっても過言ではない。この"ものごと"の観かたに2つ方法がある。ひとつは物理的，空間的に観る方法である。日進月歩の著しい分子生物学，遺伝子医学なども所詮，空間的な観かたをしているにすぎない。単にものごとを空間的に観ているだけでは，医学・医療という"ものごと"の森を観ていることにならず，1本の木を見ているにすぎない。否，1本の木どころか単に一枚の葉っぱを観ているにすぎないと思う。

研究は科学的でなければならない。科学は分析的手法をとるが，そのためにどうしても部分に分けて，つまり分析して考えることになる。しかし"あるもの"を分析して観察するが，分析はあくまでもその"あるもの"全

体を観察するための手段である。このことは日本の電気生理学者橋田邦彦[2]がすでに指摘したことである。

分析によって観察しても，それは"ものごと"の部分しか観ていないことになる。これに加えるに，時間的に"ものごと"を観察することによって全体を観ることができるようになる。つまり，空間的に，かつ時間的に眺めることによって，初めてその全体像がはっきりと把握できることになると思う。

全体を把握することを形容して英語では perspective という。日本語では俯瞰的という。観察者の位置も含めて全体がよく観えるのである。perspective（俯瞰的）であるためには prospective（先見的）でなければならないし，retrospective（回顧的）でなければならない。つまり perspective であるためには，時間的に未来のことに加えて，過去のこともよく分からなければならないというのである。

以上によって，研究するためには分析的な手法のみでは対象を正しく把握できず，時間の因子を加味した観察によって初めてその全体像を明確に観て，理解することができるのである。

少し抽象的になったので，より具体的な事例を示そう。1999年（平成11），横浜市立大学病院で，患者の取り違え事件が発生した。この事件を契機に医療側に対する人々の不信感が爆発的に増大したことは記憶に新しい。事件発生後，早速事故調査委員会が設けられ，間もなく結論が出されたが，一般的な予防策として，いわゆるインシデント・レポート，アクシデント・レポートの制度を確立する必要があるとされた[3]。インシデントにせよ，アクシデントにせよ，それらは過去の事象である。過去の事象を収集し，それらを十二分に検討することによって将来のこの種の事故が予防可能となるのである。このことによって，過去の研究，つまり医学史的研究の重要性が証明されているのである。このことが多くの医学，医療研究者，医療従事者によって十分に理解されているとは思えないことは残念である。

もう一つ付け加えることがある。米国のクリントン大統領は Institute of Medicine に命じて，米国における医療事故の実状を調査させたが，2000年（平成12）にその報告書「To Err is Human」[4]（人間は誤ちを犯すものである）が出版された。これによれば，米国では医療上のミスによって1年間に44000人から98000人の生命が失われていると推計されるという。このことは，極めて重要な示唆を含んでいると思われるが，日本の識者の多

197

くはこの報告書を表層的にしか読んでいない。

　横浜市立大学病院の事件の後，事故防止のためマニュアルの重要性が強く叫ばれた。しかし，果たしてそれで十分であろうか。多くの方々が承知しているように，米国ではマニュアルが完備しているといってもよい。彼らのマニュアルは，頁数からすれば，少なくともわれわれ日本の各施設のそれらの十数倍になると思う。にもかかわらずである。「To Err is Human」に示されたように死亡事故が多発しているのである。死亡事故は氷山の一角で，死亡するに至らなかったものの重篤なトラブルはこの数十倍といってもよい。つまり，このことはいくら立派なマニュアルを作っても，それだけでは真の意味で事故の防止にはならないということなのである。もちろんマニュアルの必要性を著者は否定するものではなく，その重要性を認めるものであるが，単に米国を含めた欧米のマニュアルの作成の意義を表面的にのみ理解し，マニュアルを作っておきさえすれば良いとする風潮が，日本の医療界の底流に脈々と流れていることを強く指摘したい。要するにマニュアルを作っても魂が入っていないのである。このような状況では事故の続発は避けられないと思う。

　著者は諸書を渉猟して，医学，医療における史的研究の重要性を認識し，それを臨床の場に活用しようと考えた。著者が麻酔科の道を選択したのも，1965年（昭和40）のインターン時代に全身麻酔による死亡事故を目撃したからであるが，これを教訓に過去の事故，過去に発生した合併症の研究は，事故合併症の予防に不可欠と考えた。このことをマクロ的に考えて，日本における麻酔に関連した事故，合併症がどうであったかを詳らかにすることが重要と考え，1966年（昭和41），弘前大学大学院医学研究科に入った年から研究を開始した。1874年（明治6）から1978年（昭和53）までの日本で発行された医学雑誌約12万冊を閲覧した。月刊誌，週刊誌を各々1冊と数えた。麻酔科関連の論文を選択したがその数は25000篇を数えた。その中から死亡事故や重篤な合併症の論文700篇を抽出して詳細に検討した。この約12万冊の文献の調査に約17年を要した。その結果，事故の原因は7つに大別され，それらについての対策をしっかりしておけば死亡事故や重篤なトラブルを避けることができることを提唱した。このことをMATSUKI'S SEVEN RULESと題して1984年（昭和59）に発表した[5]。これさえ守れば，現在発生している事故の95%は予防可能と考えている。しかし，このルールは多くの方々によって無視されている。非常に残念な

ことである。

著者が MATSUKI'S SEVEN RULES を提唱してから10年後の1994年，ハーバード大学の Leap[6] は JAMA に "Error in Medicine" を発表したが，著者が提唱したこととほとんど同じことを述べている。JAMA の編者は Leap の論文を取り上げ，過去の事故を単なる事故に終わらせるのでなく，それを深く研究することによって将来の事故予防が可能になるのであるから，むしろ"医学上の宝"として重要視すべきであるとした[7]。著者の考えと全く同じである。

ここで，一言付け加えておきたい。MATSUKI'S SEVEN RULES がそれほど重要であるならば，なぜ英文で発表しないのかとの指摘があろう。この RULES は日本の過去100年間の事象を基礎に作成したものであるから，医療文化の全く異なる欧米にはただちに通用しない。表面的には7条の RULES はすべてどこでも通用するが，微妙なニュアンスの違いがある。複数のアメリカやヨーロッパの麻酔科の教授方と議論したこともある。

それではグローバルな普遍性がないではないかといわれれば確かにそうである。しかし著者はまず自分の足下，つまり日本の現状を改善したいのであり，足下を考慮せずに他国の医療に思いを寄せることはあまり好ましい問題ではなく，それは将来の課題であると思う。さらに普遍性ということであるが，この普遍性を追究するという一見錦の御旗のモットーによって，いかに多くの患者が過去に生命を落としたか考えていただきたい。普遍性ということについてはもっと慎重であるべきというのが，著者の哲学である。

2．どんな事件が1950年（昭和25）に起きたか

国外的には6月25日に朝鮮戦争が勃発した。この戦争はいわゆる軍事特需をもたらして，太平洋戦争で疲弊した日本経済が一挙に立ち直るきっかけを与えた。

国内的には7月2日に心ない一僧侶が金閣寺に放火して炎上した。この上ない貴重な文化財が失われた。8月10日には陸上自衛隊の前身ともいうべき警察予備隊が誕生した。前述した朝鮮戦争の勃発によって誕生が加速されたことは間違いない。

麻酔科学に目を転ずると，7月19日に米国ロードアイランド病院の Saklad 博士が来日し，日米連合医学教育者協議会が開催され，全国の外科

教授が強制的に集められ，講習を受けた。講習会が外科の教授たちに"麻酔"の重要性を認識させ，麻酔科学講座の誕生へとつながっていったことを考慮すると，この年1950年(昭和25)はきわめて重要な年であったと思う。さらにこの1950年(昭和25)の正月早々に，斎藤眞教授が心筋梗塞で逝去した。後述するように，この死がその後数十年にわたって幾多の悲劇を生むことになる。

3．どんな業績を斎藤眞教授は上げたのか

斎藤（**写真1**）の業績を紹介する前に，彼の経歴について略述したい[8]。

斎藤は1889年(明治22)6月に宮城県志日郡敷玉村に生まれた。宮城県立第二中学校を経て第二高等学校に入学し，1911年(明治44)6月に同校を卒業した。同年9月，斎藤は東京帝国大学医科大学医学科に入学し，1915年(大正4)12月に卒業して，翌1916年(大正5)1月，同帝大の近藤次繁教授の主宰する第一外科学教室に入局し，副手となった。同年2月には医師免許証(第38106号)が下付された。入局して1年余りの翌1917年(大正6)3月，斎藤は近藤教授から愛知県立医学専門学校の教授として赴くことを命じられたが，あまりにも若年であったため当初は講師として採用さ

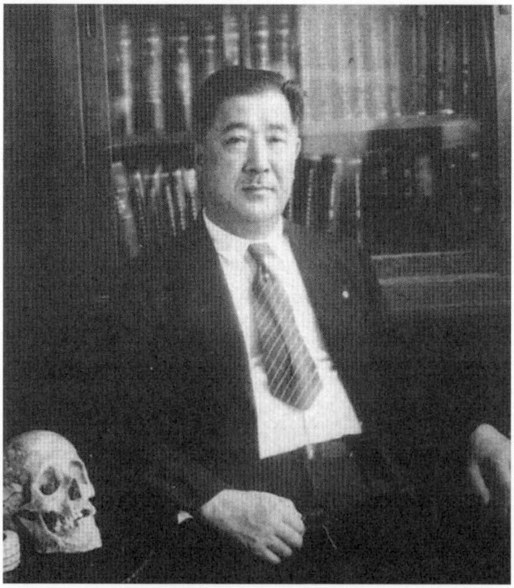

写真1　斎藤　眞

れ，教授に昇任したのは2年後の1919年（大正8）3月であった。

　この間，在局期間が短く，手術などが未熟と考えた斎藤は，毎週のように夜行列車で東京に行き，師の近藤教授の手術を見学し，研鑽を重ねた。斎藤は近藤教授の手術日について電報で教えてもらうよう婦長に依頼したのであるが，実際に電報を打ったのは近藤教授自身であったという。

　1920年（大正9）9月から斎藤はウィーン大学，パリ大学に留学したが，約4年間の留学を終えて1924年（大正13）に帰国した。この間"脈路叢の病理"というドイツ語の論文で東京帝国大学から医学博士の学位が与えられた。これより1年前に大学名が改められ，愛知医科大学となり，斎藤は愛知医科大学教授となったが，その後さらに学制改革で1939年（昭和14）に名古屋帝国大学と改められ，斎藤は同大学教授，第一外科担当となった。

　1929年（昭和4）ハワイで第1回汎太平洋外科学会が開かれたが，斎藤は日本の代表者の一人として出席し発表した。1936年（昭和11）第37回日本外科学会を主催し，斎藤は会長として"血管，神経撮影法"を講演した。この間，斎藤はヨーロッパや中国，朝鮮などに出張し，教室の研究の紹介に尽力した。1948年（昭和23）新潟で開催された第1回日本脳神経外科研究会を会長として主催したが，この研究会は後に日本脳神経外科学会へと発展した。しかし斎藤は1950年（昭和25）1月2日に心筋梗塞で死亡した。病理解剖によってこの病名は確認されている。

　さて斎藤の教室からは斎藤自身による合計153篇の論文が発表されている。分野別に見ると，脳神経外科52篇（32%），血管病変，造影法26篇（17%），外科一般24篇（16%），臨床講義16篇（10%），麻酔14篇（9%），消化管12篇（8%），レントゲン診断法9篇（6%）であった。脳神経外科関係が52篇（32%）と圧倒的に多いが，斎藤がもっとも力を入れた分野であったことは，これらの業績が日本脳神経外科研究会，日本脳神経外科学会へと発展したことは前述した。なお，斎藤は日本医学映画研究会を組織し，映画を教育，臨床の場に普及することにも尽力した[9]。

　斎藤の麻酔に関係した14篇の論文を少し詳しく見る。いずれも斎藤自身によるものである。時期別に見ると，1941年（昭和16）に5篇，1942年（昭和17）に1篇，1943年（昭和18）に2篇である。1945年（昭和20）の終戦も含めて前後1年間に1篇もないのは当然のことであり，1947年（昭和22）5篇，さらに1950年（昭和25）に1篇執筆されているが，これは生前に書かれ死後に雑誌に掲載された。14篇の中で3篇は麻酔死に関するもの

で，このうち1篇は脊麻死についてであるから，合計12篇は脊麻に関する論文である。

　ここで注目しなければならないのは，最初の脊麻の論文は1941年（昭和16）に執筆されていることで，脊麻の基礎的・臨床的研究が一通り完成し，斎藤が紹介普及を始めたことを示している。なお斎藤は原則として脊麻など局所麻酔に対して"麻痺"，エーテル麻酔などの全身麻酔に"麻酔"の言葉を用いている。

4．なぜ斎藤教授は脊麻の研究を始めたのか

　斎藤教授の研究，臨床の最大の関心が，脳神経外科にあったことは上述したが，突如として脊麻の研究を開始した。それが，いつ，どのようなきっかけで始まったのか明確ではないが，その解明の手懸かりを斎藤自身が残している。斎藤の著書[10]の中に次のような記述がある。

　　余はパントカイン-Lで，虫垂炎切除を受けたのであるが，此の時には，麻痺が余り上方に来り過ぎて，胸郭呼吸が不可能になり，次いで横隔膜呼吸も殆ど停止する程になった。
　　或る時より横隔膜呼吸が深く出来る様になり，死を免れた。麻酔時間は約六時間持続した。後には何等の後胎症状もなくなった。

　斎藤は脊麻の合併症で危うく一命を落としかけた。このエピソードがあって，斎藤はより安全な脊麻を開発しようと考えたことは間違いない。しかし，斎藤がいつ虫様突起切除を受けたのかは不明であった。
　当時の斎藤外科に在籍していた多くの方々にお尋ねしたが，正確な時期を特定することは不可能であった。1933年（昭和8）入局のいわき市の松村亨博士は，術者が河石助教授であったことを明瞭に記憶しており，このことはほかの証言者の言によって確実であり，加えて斎藤教授の海外出張のことなどを考慮すると，手術は1937年（昭和12）7月から1938年（昭和13）1月までの間と推定される。脊麻も河石助教授が最初に行ったが，穿刺を数回繰り返しても穿刺針がうまくくも膜下腔に入らず，術者の一人であった桐山太郎が河石助教授に代わって1回の穿刺で成功した。ただ不思議なことに，松村亨博士は斎藤教授が手術台に腰をかけて脊麻を受けている姿を記憶している。穿刺困難であったから，最終的に坐位で穿刺を行っ

たのかもしれない。

どんな局麻薬を脊麻に用いたのかについて多くの証言者の意見は一致しなかったが，結果的に上述した斎藤自身の記憶によって低比重液のパントカイン-L であることが分かった。60 年も前のこととなると，いかに現場を目撃した人でも記憶が薄れ，60 数年という歳月の長さを感ずる。

5．だれが実際の研究を行ったのか

名古屋市立大学麻酔科の故青地修教授は，脊麻の歴史について調査し，斎藤教授について次のように記している。

故斎藤眞教授（1950 没）に与えられた研究テーマとして高比重麻酔薬の研究を実施しペルカミン S を創製した朴蘭秀博士はこの研究により医学博士の称号をえられた。…中略…

戦後帰国されたのち夭逝されたと聞く。朴蘭秀博士に関する調査は継続しており，ソウルで開業されている李柱傑博士の返事をまっている[11]。

著者は，この数年後に青地教授にその後の調査の進展を尋ねたが，全く不明であるとの返事であり，さらに"君は医学史の研究の専門家だから，調べて下さい"とのことであった。

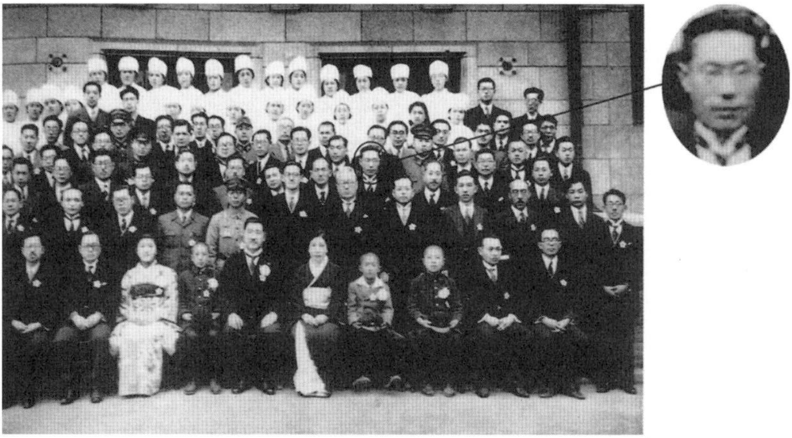

写真 2　斎藤の在職 20 年の記念写真中の朴蘭秀

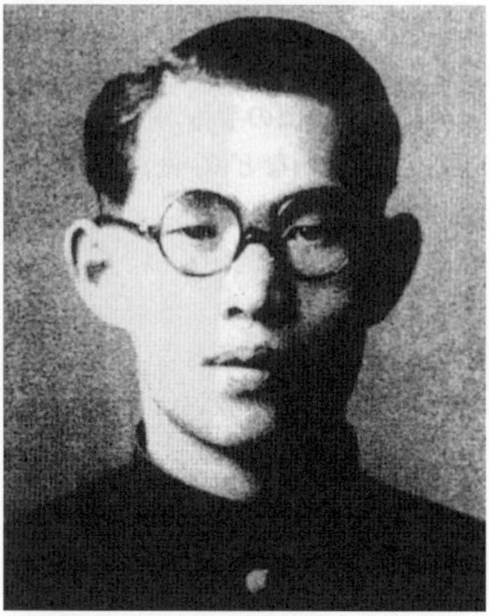

IV 麻酔科学史とパイオニアたち

写真 3 朴蘭秀（入局ごろの写真）

そこでまず，この朴蘭秀博士がどのような方であるかを調査することにした。斎藤教授の伝記である"斎藤眞"[8]の中に教授在職20周年の記念写真がある(**写真2**)。関係者の方にお願いして朴博士を探してもらったところ，写真の右側で前から第3列目，右から4人目の人物と判明した。拡大したものを写真の右横に示した。

これでははっきりしないので，同期に入局した方を探したところ，珠洲市にお住まいの荻野定夫博士は朴博士の写真を所持されていた。それが写真3である（**写真3**）。そして萩野博士から朴博士の入局後の動静が明らかとなった。朴蘭秀博士は1932年(昭和7)名古屋帝大医学部に入学し，1936年（昭和11）に卒業し，ただちに斎藤外科に入局した。そして1937年（昭和12）に脊麻の研究を命じられて，3年後の1940年（昭和15）の第41回日本外科学会（大阪）において，研究結果を発表し，その詳細は翌年に日本外科学会雑誌に掲載された[12]。

斎藤教授から，より安全な脊麻の方法の開発を命ぜられた朴は，基礎実験を開始したが，斎藤教授の脊麻のトラブルは低比重液によって生じたので，斎藤教授自身が高比重液開発のアイディアを出したのでないかと思う。当時，高比重液の脊麻の情報についてはPitkin[13]が1928年に発表してから約10年経過しており，日本でもきわめて少数ではあるが，高比重液を用

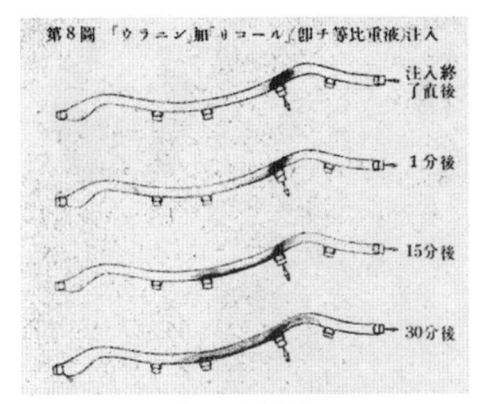

Control (CSF)

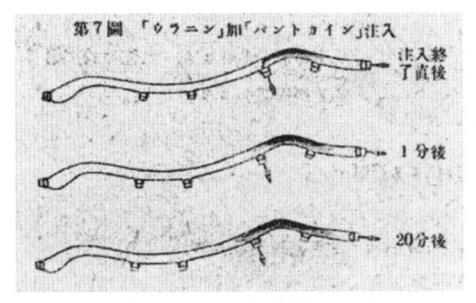

0.8%Pantocain L (SG 1.001)

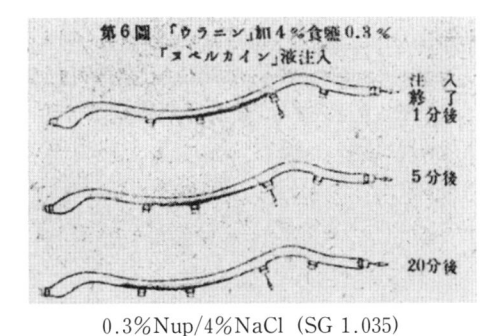

0.3%Nup/4%NaCl (SG 1.035)

写真 4　脊柱モデルを用いた朴の実験

いる人[14]がいたから，高比重液による脊麻は斎藤の独創ではない。

　朴の研究はまず，ガラス製の脊柱管モデル（ファントム）を作り，黄色のウラニン色素で着色した等比重液，低比重液，高比重液を腰椎部に相当する部位から注入し，その移動を観察した。

　写真4に示すように，対象として等比重液の脳脊髄液では注入部位に滞るが，15分以降は頭側に移動するのが観察された。比重1.001の0.8％パントカインを注入すると，時間が経過しても注入部の腰部に滞った。

　0.3％のヌペルカイン液は，4％の食塩水で1.035の高比重となり，注入1分後にすでに頭側に移動し始め，20分には注入液のほとんどが上部胸椎部に移動することが観察された。このような結果から，次に朴は患者を用いた生体実験を行った。患者のL_{1-2}とL_5-S_1など2か所の部位に同時に2本の穿刺針を刺入した。ウラニン色素で着色した10％ブドウ糖をL_{1-2}に注入すると，1分後にL_5-S_1部から排出された。しかしL_5-S_1から注入した場合，L_{1-2}からは全く排出されなかった。比重1.002の0.5％のウラニン液をL_{1-2}から注入すると，4分後に大槽部から色素が排出されたが，L_5-S_1部からは排出されなかった。

　このような基礎的実験を経て，朴は高比重液を臨床に応用したが，用いた局麻薬は0.3％ヌペルカイン・4％食塩水（Ss），0.5％ヌペルカイン・5％食塩水（Ss），0.3％ヌペルカイン・5％食塩水（Ss），0.8％パントカイン・10％ブドウ糖（Sg），0.5％パントカイン・10％ブドウ糖（Sg），0.5％ナルカイン・10％ブドウ糖（Sg）液である。局麻薬は高濃度の食塩水に溶解しにくいことから，朴は後に主として10％の濃度のブドウ糖液を用いることになる。

　朴は高濃度の食塩水で溶解して高比重液にした場合Ssという略号を，高濃度のブドウ糖で溶解した場合にSgという略号を用いている。大文字は高比重を意味するSchwerのSで，小文字のsはSaltzのS，gはGlukoseのgである。このことから後に正式に高比重の0.3％ヌペルカイン液はペルカミンSとされたが，このSは高比重液を意味するSchwerのSであり，このことは低比重液パントカイン-L（LはLeichtの略）と対比して考えても妥当であろう。偶然であるが，Sは斎藤のSでもある。

　朴らが行った臨床例は総数464例で，このうち乳癌10例，肋骨カリエス7例，膿胸1例など胸部の手術が18例含まれている。胃癌19例，胃潰瘍9例など上腹部は36例，イレウス19例，腸管破裂5例，腎摘17例など中腹

部は41例,虫様突起炎146例など下腹部の手術が200例,鼠径ヘルニア34例,下肢切断など63例,痔瘻など肛門部72例であった。

脊麻の失敗例は464例中9例,1.9%で,当時の諸報告に比較してきわめて低かったという。

出血性ショックなど重症な4人の患者にも脊麻が行われたが,いずれも救命された。死亡例は1例であった。患者は62歳の男性で,胃穿孔後36時間経過した汎発性腹膜炎の患者であった。きわめて状態が悪かったので,前処置,輸液,輸血などをせず,急いで手術が脊麻下に行われたが,脊麻の詳細は知られていない。しかし脊麻施行後30分に,脈拍は触知不能となり,死亡した。朴はこの症例について,手術を急いだことが死を招いた原因であり,エフェドリンなどの術前の昇圧薬の投与,輸液,輸血などを積極的に行って万全を期すべきであったと反省している。

以上述べてきたように朴蘭秀の業績の詳細は判明したものの,名古屋帝大入学以前の朴,学位取得後の朴については全く知られるところがなかった。このことを解明しようとした故青地修教授の努力も無駄に終わったことは前述したとおりである[11]。

著者は朴蘭秀が脊麻の研究にウラニン色素を用いていることに注目し,同じく斎藤外科の先輩の諸橋鉄弥[15]がウラニン色素を用いた脳脊髄液還流の研究をしていることを知った。諸橋は福島県いわき市で開業していたが,著者がこの住所を知って連絡したときは,すでに逝去して1年経過していた。しかし奥様の幸子夫人がご健在だったので,お宅を訪ね種々当時のお話を伺った。

幸子夫人の話によれば,諸橋鉄弥は医局長をしていたこともあり,教室員を自宅に招いて夕食をしばしば供した。その中の一人に朴蘭秀夫妻がいたことを鮮明に記憶しているという。朴蘭秀の経歴については明確に記憶していないが,その妻は姓名は忘れたものの,女子高等師範学校の出身ではなかったかという。当時,女子高等師範学校といえば東京と奈良にしかなく,地理的に見て奈良女子高等師範学校の卒業生ではないかと推察された。同校は現在奈良女子大学となっており,同校の同窓会に問い合わせ,1933年(昭和8)から1937年(昭和12)頃の卒業生で朝鮮半島の出身についてご教示をいただいた。この中でソウル在住の朴容郷氏が同窓会の韓国支部長であることを知った。1990年(平成2)7月8日,ソウルの朴容郷氏に直接電話をかけ,話を聞いたところ,全く偶然としか表現しようがない

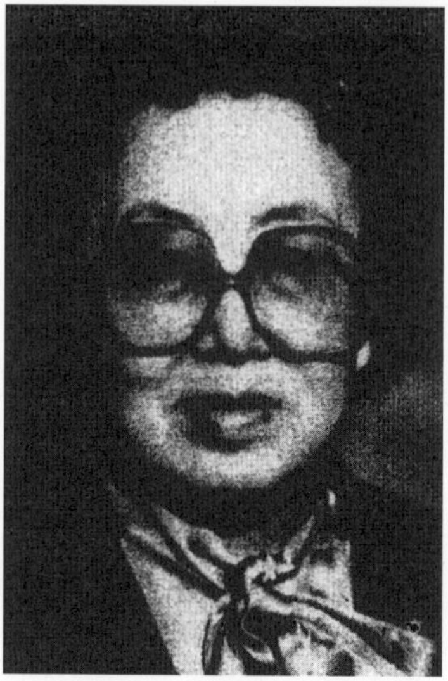

写真 5 朴の妻，林玉仁氏

が，氏は朴蘭秀夫人と師範学校の同級生であり，姓名が林玉仁氏であることを話してくれた．さらに驚くべきことに林玉仁氏は現にソウルに居住しており，その電話番号もご教示くださった．7月13日林玉仁氏に電話を差し上げ，著者の研究の目的を申し上げたところ，快く朴蘭秀の大学入学前のこと，そして脊麻研究完成後のことを詳細に語っていただき，その後改めてご丁重なお手紙をいただいた（**写真5**）．

　林氏によると，朴蘭秀は咸鏡北道の吉州の出身で，林氏と幼なじみであった．咸興高等普通学校を経て，1929年（昭和4）名古屋帝国大学の予科に入り，それから名古屋帝大医学部を卒業し，斎藤外科に入局した．研究が完成する直前に助手となり，1941年（昭和16）秋に研究を終えてから愛知県の安城町組合病院，さらに徳島県の日和佐組合病院に勤務した．1943年（昭和18）には帰国し，元山の救世病院に2年ほど勤務した．同病院には朴と同じく名古屋帝大の内科に留学した全栄乙博士が勤務しており，全医師の強い要請があり，同病院に勤務したのである．なお全医師はその後米国に渡り，メリーランド州で開業したが，著者は全氏と直接連絡を取り，以上のことを確認した．

1945年(昭和20)春，父親の要請もあり，朴は故郷吉州に帰り開業した。そのころ同地方で発疹チフスの流行があり，朴夫妻は罹患したが，幸いいったん回復したものの，従兄の発疹チフスの治療中，朴蘭秀は再度感染して1945年(昭和20) 5月28日に没した。自宅裏の小高仙という場所に埋葬されたという。夫妻に子供はいなかった。

　朴の妻，林玉仁氏は文学を専攻した。朴の死後小説を執筆し，その原稿を携えてソウル（京城）へ赴いたが，ソウル滞在中に朝鮮戦争が勃発した。そのため林氏は故郷に帰ることはできなかった。以来一度も故郷の吉州に帰っておらず，林氏はその後韓国で再婚した。林氏は六十数年前のこと，加えて前夫のことであり，記憶が薄れ何の役にも立たないと著者に謝しながらも，朴蘭秀が原稿数百枚もの学位論文を仕上げるのを手伝ったことだけは鮮明に記憶しているという。こうして朴蘭秀の知られざる生涯が明らかとなった。

　電話による取材は，時間的，状況的（当初，林女史は前の夫の朴について語りたくないと述べた）にも限界があるので，著者の知人である聖カトリック大学医学部麻酔科の鄭雲赫名誉教授にお願いし，林女史のお宅に伺って詳細に当時の模様を話していただいたことを記録してもらった。したがって朴蘭秀に関しての調査は，当時として可能な限りのことは行ったと考えている。

　当時，斎藤外科に在籍した方々や戦後入局した方々は唯一人として，朴蘭秀の正確な没年を知らなかったが，朴の死は戦時中の混乱にもかかわらず，斎藤教授に伝達されたと思われ，斎藤が1947年(昭和22)に執筆した論文[16]の中で，"故朴蘭秀博士"と記述していることによって，このことは証明されるであろう。

6．どんな悲劇を斎藤教授の死がもたらしたのか

　1945年（昭和20) 8月の終戦後，斎藤は名古屋帝大，間もなくその名称は名古屋大学となったが，その復興に多大の労力を費やした。さらに斎藤の年来の宿願ともいうべき脳神経外科の研究会の設立にも奔走し，第1回の研究会は前に述べたように1948年(昭和23)に斎藤を会長として新潟で開催された。このような多忙なスケジュールの間合いを縫うようにして，斎藤は学術書院から『局所麻痺法及び全身麻酔法』[10]という小著を出版した（**写真6**）。

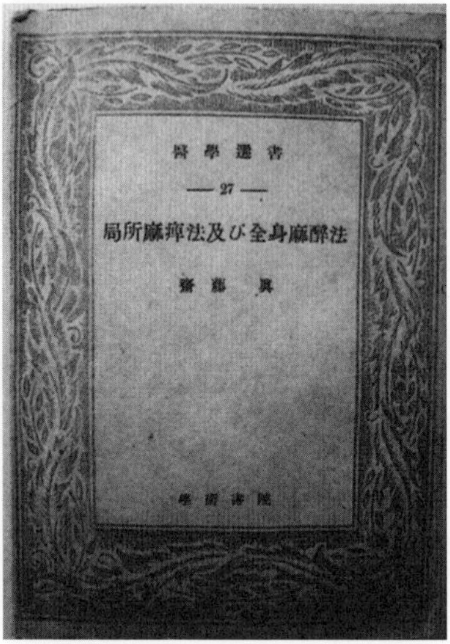

IV 麻酔科学史とパイオニアたち

写真 6 斎藤の著書『局所麻痺法及び全身麻酔法』

　この著書は現在，全くの希覯本となっている。終戦時の混乱も少し治まり，落ち着き始めたころの出版であるが，発行部数などの詳細は不明である。常識的に考えて少なくとも 500 部は発行されたと考えられるが，現在までの調査では，国立国会図書館，金沢大学医学部図書館，そして著者の手許にある計 3 部のみが知られている。発行して 1 年もしないうちに斎藤教授が没したので，その著書の価値がなくなったと考えられて，読者に顧みられなくなったとも思われるが，そのことが一つの悲劇を生み出した。
　ブドウ糖液による高比重液の脊麻がほぼ確立したのは 1941 年（昭和 16）で，この方法がようやく普及し始めた頃の 1943 年（昭和 18）の 12 月には太平洋戦争が始まって，医療界は脊麻の話をしている場合ではなかったというのが実情であろう。このために斎藤の意図する脊麻のエッセンスは，日本の外科系の医師の間に十分に伝えられなかった。このことを認識していた斎藤教授は，多忙な時間を割いて上述の小冊[10]を著したのである。そのエッセンスとは昇圧薬などの術前準備はもちろんであるが，脊麻中の頭部挙上と骨盤高位である。斎藤は，麻酔高が上胸部にまで上昇しても，頭部

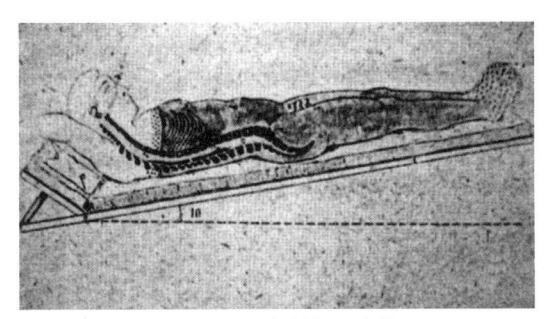

写真 7　頭部低位の体位

挙上さえしっかり確保されると問題はないと考えていた。高比重液であるがゆえに主として後根が遮断され，前根は麻痺されることが少なく，したがって運動機能は残存し，呼吸は保たれる。麻酔高が上胸部に達すれば，肋間筋による呼吸は抑制されるが，横隔膜呼吸は可能である。頭部挙上さえしっかりしていれば，それ以上麻酔高は上昇しない。加えて，骨盤高位によって静脈還流（venous return）が促進されるので，血圧低下はそんなに顕著でない。このエッセンスが術者たちに十分に伝わらなかった。日本の脊麻史上きわめて重大なエピソードではなかったかと思う（写真7）。

　悲しむべき事態は，これだけではなかった。斎藤教授の死後，名古屋大学第一外科の教授となった後任の戸田博は，斎藤の死の直後から，教室で低比重液による脊麻を推奨したのである。まさに180度の方向転換であった。戸田教授が他大学から名古屋大学に赴任したのならば，まだ話は分かる。しかし戸田は斎藤教授の直弟子であった。直弟子が師匠の死後ただちに方向転換して低比重液を用いた脊麻の研究を行って，それを推奨したのである。名古屋大学第一外科が日本における脊麻研究のメッカと目されていたから混乱が起きた。昨日まで高比重液が良いとされたが，夜が明けて朝になって今度は低比重液のほうが良いというのであるから迷うのが当然である。

　ところが悲劇はまだこれで終わらなかった。戸田教授が1953年（昭和28）2月に突然死亡したからである。病名は脳卒中であった。戸田教授が逝去せず，低比重液による脊麻の研究を続行すれば，それなりに普及したと思う。しかし研究を始めてわずか2年余りで提唱者が不在となったから，事態は高比重液がよいのか，低比重液がよいのかということがきわめて曖

味模糊となった。こうした混乱の最中の 1953 年（昭和 28）2 月に，東京の有名な前田病院で低比重液を用いた脊麻で死亡事故が発生し，全国的に大きな話題を呼んだ。患者は 44 歳の男性で，左脛骨，腓骨骨折に対する手術を行った。低比重液のペルカミン 1.8 ml を L_{1-2} から注入して，約 5 度の骨盤高として手術を開始した。35 分経過した時点で息苦しさを訴えたが，まだ第 2 肋間に麻酔高が及んでいなかったので，それ以上の上昇を防ぐ意味で手術台を 10 度の骨盤高位にしたところ，呼吸が停止したという。ただちに人工呼吸を行ったが，自発呼吸は回復せず 6 時間後に死亡した。この症例は，事故発生 6 日後に開催された第 515 回東京外科集談会で演題の一つとして取り上げられたが，原因はよく分からないと結論された。翌 3 月の 14 日に開かれた第 516 回の東京外科集談会では脊麻が主題として取り上げられ，多くの演者から各施設における脊麻の状況が報告された。

　総体的な結論として，脊麻に用いる局所麻酔薬自体に原因が求められる風潮にあった。術者の多くが脊麻の本質を知らなかったからである。前述の前田病院の例にしても，低比重液を用いたというものの結果的にこの患者にとっては高比重液であったのであり，それゆえに呼吸苦を訴え，麻酔

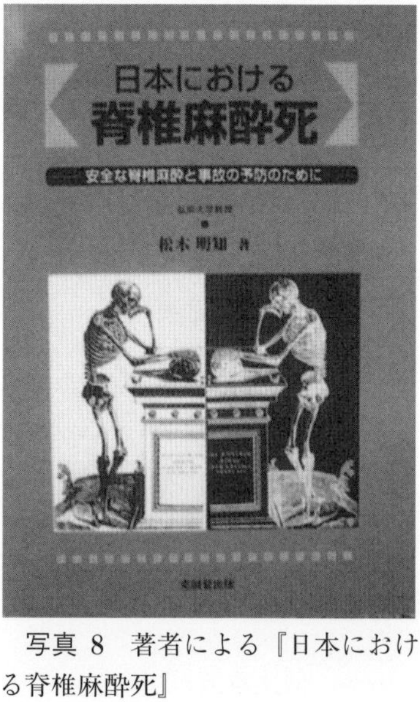

写真 8　著者による『日本における脊椎麻酔死』

高をそれ以上上昇しないようにとさらに骨盤高位の体位をとったため，"高比重液"がさらに上昇してついに呼吸が停止しただけのことである．10%ブドウ糖による高比重液は必ず高比重液であるが，低比重液は低比重でもあり，等比重でもあり，時として高比重ともなりうることを考慮していないのである．脊麻における高比重液，低比重液についての重要性の明確な認識が斎藤教授の死によって失われ，それが戸田教授によってさらに拍車がかけられたといっても過言ではない．このような状況が，日本に脊麻法が紹介・導入され，最初の死者が出てから約半世紀も連綿と続いていた．このことを指摘したのが拙著『日本における脊椎麻酔死』[7]である(**写真8**)．

真に患者の視線に立脚して，特に脊麻を施行しようとするならば，拙著が不可欠の教科書であろう．単に自著だからこのようにいうのではない．批判するならば，その前にこの拙著の"まえがき"と"あとがき"を読んでいただきたい．その批判は雲散霧消するであろう．

なお本稿のさらなる詳細な内容については，拙編著「斎藤眞教授と脊椎麻酔」[18]を参照されたい．

参考文献

1) 日本麻酔科学会編．麻酔科学用語集．第3版．東京：克誠堂出版；2002．p. 127.
2) 橋田邦彦．碧潭集．東京：岩波書店；1934．p. 413.
3) 外部評価委員会(委員長猿田享男)．横浜市立大学医学部附属病院における医療事故の再発防止策及び病院改革に関する外部報告書．横浜市．2000年2月．
4) Institute of Medicine：To Err is Human. Building a Safer Health System. Washington：National Academy Press；2000.
5) 松木明知．MATSUKI'S SEVEN RULES．麻酔 1984；32：1406-8.
6) Leap L. Error in medicine. J Am Med Assoc 1994；272：1851-7.
7) Blumenthal S. Editorials：Making Medical Errors Into "Medical Treasures". ditto 1994；272：1867-8.
8) 同心会（代表者橋本義雄）編．斎藤　眞．名古屋：名古屋大学医学部第一外科同心会；1956.
9) 日本医学映画研究会編．日本医学映画目録―昭和15年度―．大阪：日本医学映画研究会；1940.
10) 斎藤　眞．局所麻痺法及ビ全身麻酔法．医学選書27．東京：学術書院；

1949.
11) 青地　修. ペルカミンS. 臨床麻酔 1984；8：1049-51.
12) 朴　蘭秀. 高比重化麻痺液ニヨル脊髄調節麻痺法. 日本外科学会雑誌 1941；42：805-64.
13) Pitkin GP. Controllable spinal anesthesia. Am J Surg 1928；5：337-53.
14) 今津九右衛門, 後藤量平. 脊髄麻痺法に関する研究. 外科 1939；40：907.
15) 諸橋鉄弥.「ウラニン」注入ニ依ル脳脊髄液内ノ吸収及ビ環流ニ関スル臨床的竝ビニ実験的研究. 日本外科学会雑誌 1930；31：7-74.
16) 斎藤　眞. 脊髄麻痺法，特に高比重麻酔薬溶液に依る調節脊髄麻痺法に就て. 1947；治療 20：81-5.
17) 松木明知. 日本における脊椎麻酔死. 改訂2版. 東京：克誠堂出版；2001.
18) 松木明知編著. 斎藤眞教授と脊椎麻酔. 東京：岩波出版サービスセンター；2000.（限定300部）

⑥ 日本における脊椎麻酔死

※※※※※※※※※※

はじめに

　コンピュータを基礎にしたテクノロジーがこれほど進歩発展を遂げている時代に医療事故が多発している。このことは現在われわれが行っている日常の医療行為の中で，何か非常に大切なことが欠如していることを示唆していると思われる。

　著者はその欠如しているものの1つが，過去の失敗を無視して何の反省もせず，そのために次から次へと過失を繰り返す構図と考え，このことが先進諸国の中ではとくに日本において顕著に認められることを指摘したい。日本人は過去のことを水に流し，きれいさっぱり忘れてしまう「禊」の習性，習慣を持つ[1]。この千数百年の長きにわたる風習が医療事故の多発を招いている大きな遠因でもある。

　このような状況が医療において，顕著に認められるのが脊髄くも膜下麻酔（以下脊麻）による事故である。1947年10月13日英国のチェスターフィールド・ロイヤル・ホスピタルで，同じ日に，同じ麻酔科医による脊麻による下半身麻痺の事故が起きた[2]。3例続けて起きたらしいが，1人は腹膜炎により数日の中に死亡したので，事故が起きたのは一応2例とされている。この事件以来，英国では脊麻が極めて慎重に行われ，この地方ではほとんど行われなくなった。当然裁判が行われたが，当時オックスフォード大学のRobert Macintosh教授の証言によって，注入された局麻薬の中

にフェノールが混入したために麻痺が起こったとするフェノール説が採用され，医師に過失はないとされた。当時局麻薬のアンプルをフェノール液中に浸漬して消毒していたのである。アンプルにかすかなキズがあればそこからフェノールがアンプルの中に入るというのである[2)3)]。しかしその後約50年振りにフェノール説は否定され，注射筒，注射針の消毒に用いられた"酸"が麻痺の原因とされた[4)5)]。

いずれにせよ，外国ではある事故に対して，それを忘れることなく執拗に原因究明がなされるが，このような例は日本では稀有であろう。

1．日本における脊麻の草創[6)~8)]

1898年ドイツ，キール大学のAugust Bier（1861~1949）はコカインによる脊麻法を行った。もっともこれより先，1885年にニューヨークのLeonard Corning（1855~1923）が脊麻法を発見したといわれているが，偶然薬液がくも膜下腔に入ったものであり，真の意味での脊麻のパイオニアはAugust Bierである。しかしBierは脊麻後の頭痛などで脊麻を断念したが，フランスのTheodore Tuffier（1857~1929），ドイツのArthur Läwenなどにより普及し始めた。脊麻の情報は当然のことながら世界中に伝えられた。1899年に発表されたBierの論文[9)]は日本にも伝えられ，1900年に名古屋の北川乙次郎と金沢の東良平が各々独立して脊麻を行った。これが日本で最初の脊麻である。翌1901年（昭治34）の第3回日本外科学会で北川は1900~1901年にかけて行ったコカイン，オイカインを用いた6例の脊麻について発表した。中でも注目すべきはこの中の2例は疼痛除去のため，モルヒネが用いられていることで，いわゆるくも膜下腔へのモルヒネ投与の世界で最初の事例である。東は30人程に行って嘔吐が見られたのは1人であったという[10)]。

このようにして脊麻は徐々に日本で普及していく。当時多くは低比重液が用いられ，このために多くのトラブルが発生したが，それよりも嘔吐，頭痛，髄膜炎などの発生が注目された。クロロフォルムを中心とする全身麻酔による重篤な合併症が決して少なくなかったので，徐々に脊麻が普及していったが，大病院で脊麻を熱心に研究した医師たちが脊麻を行っている限り，死亡などの重篤な合併症が少なかったと思われる。

脊麻上最も問題になったのは麻酔高の調節であった。低比重液を用いても，必ずしも低比重液であるとは限らないため，確実に高比重液にして手

術台の傾斜を調節する方法が採用されるようになった。

　低比重液を用いて頭部を低くしたものの，麻酔高が上昇して呼吸麻痺に陥った経験を有する名古屋大学の斎藤眞[11]は5%食塩水，または10%ぶどう糖を溶媒として用いる脊麻を開発提唱した。今なお日本で広く用いられているペルカミンSを用いた方法である。このSは高比重を意味するSchwerのSと斎藤のSである。しかし1950年（昭和25）斎藤が急逝したため，この高比重液を用いた脊麻法のエッセンス，つまり麻酔高が上がりすぎないように頭部を挙上する意味が，外科医やそのほかの術者に十分浸透しなかった。そのために以来高比重液を用いた脊麻による事故死が多発して現在に至っているのである。

2．欧米における脊椎麻酔死

　欧米においても同じような脊麻普及の歴史があり，事故も起きた。例えば1940年代の後半，米国においては脊麻が簡単，容易，人手も要らないという理由で急速に普及したが，その結果事故の山を築いた。事故調査委員会が調べてみると，脊麻が容易に行われた（easeと記されている）ことが事故死多発の原因であった[12]。以来患者を綿密に観察し，適切なモニターを装着して合併症を早期に発見し，対処することが必須とされ，それが実行されている。したがって，現行の欧米の教科書には脊麻による死亡についてはほとんど言及されていない。

3．日本における脊椎麻酔死

1）1926年（昭和1）〜1945年（昭和20）

　1900年（明治33）の日本で最初の脊麻施行以来，明治年間（1901〜1912），大正年間（1912〜1926）には脊麻による死亡例は医学雑誌に披見されない。実際には事故が発生したものと容易に想像されるが，実態は不明である。このことは脊麻を行って幸いにも死亡を免れた4例の経験を持つ近森[13]が原因究明の研究を行っていることでも容易に想像されるであろう。彼はウサギを用いた実験を行い，脊麻に伴って生ずる脳脊髄液圧の変化をもって呼吸麻痺の原因とした。もちろん現在の知見からすれば近森の見解は誤りであるが，脊麻による死亡についての本格的な研究の嚆矢である。

　同じくこの年1926年（大正15，昭和1）に慶応大学産婦人科の大淵[14]は脊麻死2例を報告した。したがってこれが現在文献上知り得る日本最初の

脊麻死である。第1例は30歳の女性で，両側卵巣嚢腫の診断で手術を施行した。$L_{3,4}$間からトロパコカイン0.06g(5%溶液1.2mlと思われる。低比重液—松木注)を注入し，骨盤高位とした。3分50秒後に手術台を水平位に戻して手術を開始したが，その時すでに呼吸は停止していた。ロベリン，カンフルなどを投与して蘇生に努めたが死亡した。第2例は45歳の女性で子宮癌の診断で，子宮摘出術を予定した。第1例と同様にトロパコカイン0.06gを注入したが，間もなく呼吸は停止，心臓も停止した。カンフル注射，人工呼吸を行った結果，1時間後には心拍は再開し，自発呼吸も出現したが，意識の回復を見ないまま，4日後に死亡した。大淵によれば同教室では8年間同じ方法を取ってきたが，事故は今回が初めてであり，原因は不明であるとしている。1930年(昭和5)慶応大学の深町ら[15]は，病院開設以来10年間の本院，関連病院での脊麻死を8例報告したが，その中の2例は上述の大淵[14]の例であった。千葉大の瀬尾[16]は大腿骨折患者にトロパコカイン10mlを坐位で注入し，心停止となり，26時間後に死亡した1例を報告している。このような状況が1945年(昭和20)まで続くが，文献上1926年(昭和1)から1945年(昭和20)までの20年間に少なくとも38例の脊麻死が知られる。

1940年(昭和15)〜1943年(昭和18)頃，当時脊麻死のメカニズムの1つとして，局麻薬が頭側に上行して呼吸麻痺を起こすのではないかとの説が唱えられたが，これに強固に反対する意見もあった。果たしてこれが本当か否か，数人の死刑囚を対象にした実験が行われたという。すなわち大槽部で穿刺して，局麻薬を注入し投与量と死亡との関係を追究した人体実験であった。しかしその詳細は全く謎につつまれたままである。

2) 1946年(昭和21)〜1955年(昭和30)

1947年(昭和22)，高比重液ペルカミンSによる脊麻を提唱した斎藤眞[17]は，脊麻によって死亡するのは呼吸麻痺であると正しい見解を述べている。そして頭部を十分に挙上することが大切であるとした。しかし斎藤が1950年(昭和25)1月に急逝したため，斎藤の主張するところの脊麻のエッセンスが無視されたまま，ペルカミンSによる脊麻が普及していった。このことがその後約半世紀にわたる日本における脊麻事故の真の原因であると思う。

この期には23例の脊麻死の報告があり，局麻薬としてはペルカミンS，ヌペルカインが大半であった。脊麻死の原因も研究され，藤森正雄[18]は「最

新麻酔学」の中で，脊麻死の原因は①呼吸麻痺，②心臓血管障害，③化膿性脳膜炎の3つが指摘されるとした。当時のこの考えは概ね正しいが，一方くも膜下腔に投与された局麻薬が吸収されて局麻中毒となり，それが脊麻死の原因とする考えも強かった。

1953年（昭和28）東京の有名な私立病院の前田外科で，死亡事故が起きて新聞紙上にも大きく取り上げられたため，日本医師会が音頭を取って脊麻についての協議会が開かれた[19]。当時の名だたる医師例えば榊原亨，林久恵，長洲光太郎，清水健太郎らが出席したが，局麻薬中の不純物によるとの考えが未だ根強かった。千葉大の中山恒明は，脊麻でトラブルが起こるのは薬液注入後0〜15分であるから，それから手術をすべきであると述べている。

3）1956年（昭和31）〜1965年（昭和40）

この期には文献上少なくとも23例の脊麻死が披見される。少くない例が低比重液を用いた事例であった。脊麻死が関心を集め，全国的規模で調査も行われるようになった。この期には脊麻死の原因が循環不全の面から研究されるようになった。つまり脊麻によって末梢血管に血液が貯留し，心臓へ帰る血液が不足し，ショックに至るという考えであった。

東京逓信病院外科の北原[20]は，高位脊麻になって呼吸抑制と循環不全を招くとしているが，正しい見解である。なおこの期に脊麻死の患者の髄液の局麻薬の定性，定量的研究が行われるようになったが，事故発生から数日を経た死体において，局麻薬の証明は困難であった。

4）1966年（昭和41）〜1975年（昭和50）

1966年に日本法医学会の薬物事故死の調査研究が発表された[21]。実際に発生した年度は1960年からの5年間であるが，一応この期に入れておく。剖検289例中脊麻死は50例である。そして剖検の結果の大半を胸腺リンパ体質としていることは注目すべきである。この期の文献における脊麻の死亡例は少なくとも24例披見される。

この期においても脊麻死の原因について議論があり，胸腺リンパ体質はやはり無視できないとしている。帝切時の脊麻の事故では supine hypotensive syndrome が原因の本態であるとされた。

東北大学の赤石[22]は，いわゆる低比重液が必ずしも低比重にはなりえないことを力説し，このため1970年（昭和45）7月末日をもって，日本では低比重液の生産が中止され，これ以降それまで発生していた低比重液を用

いた脊麻時の事故が激減することになった。

5）1976年（昭和51）～1985年（昭和60）

この期に発表された脊麻死は少なくとも80例を数える。各研究者，学会の調査の母集団が重複しているので正確な数字は分からないが，恐らくこの倍の160例は下らないと思う。

この期は意図的全脊椎麻酔が多数行われるようになり，呼吸管理さえしっかり行えば，麻酔高がいくら高くなってもほとんど問題がないことが明らかになった。また鈴木[23]は17000例の脊麻を行っても死亡例は皆無であり，脊麻中の患者管理の重要性を指摘している。また脊麻死が多数を数えたので，日本医師会により脊麻の座談会[24]が開催されたが，北里大学の田中は，脊麻死の死因を呼吸不全，循環不全，その他の麻酔関連薬の併用，アナフィラキシー，くも膜下出血の5つに分類し，患者の監視とモニターが重要であるとし，併せて思春期の患者に事故死が多いことを指摘した。

6）1986年（昭和61）～1999年（平成11）

この期に心停止例を含めると，脊麻の事故は少なくとも26例の報告がある。大半が麻酔科医が管理した症例であったため，異常の発見も早く，大半が蘇生に成功している。

この期は思春期患者で麻酔高が異常に上昇することが指摘され，これに関する報告も多く見られるようになったが，そのメカニズムについては成人に比べて思春期の患者の脊柱が平坦化し，そのために高比重液が頭側に移動しやすくなるというものである[25]。しかしこれのみでは若年者患者の異常な麻酔高を説明しえないと思う。

4．医事紛争における脊麻事故

脊麻による事故が裁判で争われるようになったのは大体1965年（昭和40）以降である。それまでは事故が起きても，"不可抗力であった，異常体質であった"との一言で片づけられていた。

手許の資料で見る限り，係争中も含めて34の事例がある。15歳以下の若年者の事例は21例（62％）と過半数を占め，手術としては虫垂切除術が大部分である。事故が起きてから最終決着がつくまでは通常4～6年であるが，上告され最高裁まで行った例は22年を要している。それまで医師を無責とする判決が多かったが，1974年（昭和49）辺りを境にして医師を有責とする傾向が顕著になり，中には和解で解決が企てられるケースが増えて

いる。

5．若年者の脊麻における麻酔高のメカニズム

思春期を含めた若年者において，脊麻時に麻酔高が異常に上昇するメカニズムは種々論じられてきた。これはとくに高比重液を用いた時に顕著であり，等比重に近い高比重液や等比重液を用いた時にはその程度は軽減する。脊髄液の循環動態については，例えば plateau wave の存在など，未だ解決を見ていない現象が多く，今後の詳細な研究に期待するところが大である。

著者としてはこれまで全く無視されてきた脊髄中心管の働きも関係しているのではないかと推定しているが，まだ推定の域をみない。

結　語

日本に脊髄くも膜下麻酔が導入されて以来，約1世紀が経った。そして最初の脊麻死が発生して以来70年余が経っている。この70年間という長い年月の間，連綿として脊麻事故による死亡が起こり続けていることは，大変悲しむべき事態である。このような状態は先進諸国の中では日本だけであろう。

欧米では脊麻もほとんど麻酔科医によって行われるのに反し，日本では大半が外科医，産婦人科医など術者によって行われてきたという二重構造が原因である。ほとんどの術者にとって手術そのものが目的であり，脊麻を単なる手段としか考えていない。このことはほとんど全ての報告された事故例において，患者を観察せず，監視もしていなかったという事実によって証明されよう。脊麻を単なる手段としか考えなかった術者の意識の持ち方が問われるべきであろう。

医療の真の目的は病める人間を可能な限り，疾病から解放して健康を回復させ，出来ればより以上健康になって社会にそして家庭に帰るようにすることである。内科医は内科的手段を用いて，外科医は外科的手段を用いて，産婦人科医は産婦人科的手段を用いて医療を行い，患者の cure と care を行うのである。もし脊麻を含めた麻酔を単なる手段とするならば，手術も単なる手段にすぎない。そのメカニズムはまだ正確には知りえないが，脊麻を行うと，とくに若年者において麻酔高が成人に比べてより上昇し，そのために呼吸抑制，循環抑制がくることは，これまでの幾多の事例で明

らかであり，適切な監視を行えば，これらの重篤な合併症はほとんど予防可能であることを銘記すべきであり，このことを麻酔科医のみならず，脊麻を施行する医師たちがより一層認識すべきであると思う。

　本稿を草するに当たって，多くの方々の御協力を戴いた。紙数の関係で省略するが，詳しくは拙著「日本における脊椎麻酔死―安全な脊椎麻酔と事故の予防のために―」（東京，克誠堂出版，1999年）の中で述べているので，御笑覧願う次第である。

参考文献

1) 鎌田東二編著：神道用語の基礎知識（角川選書301）．東京，角川書店，1999, 258-259
2) Cope RW：The Wooley and Roe Case：Wooley and Roe vs the Ministry of Health and Others. Anaesthesia 9：249-270, 1954
3) 松木明知，藤田俊夫編：日本麻酔科学史資料(13)―Dr Sakrad と日本の麻酔科学―．東京，克誠堂出版，1989, 131-132
4) Maltby JR：The Wooley and Roe case. Anaesthesia 46：426, 1991
5) Hutter CDD：The Wooley and Roe case―A Reassessment―. Anaesthesia 45：859-864, 1990
6) Lee JA, Atkinson RS, Watt MJ (eds)：Sir Robert Macintosh's Lumbar Puncture and Spinal Analgesia (5 th edition), Edinburgh, Churchill-Livingstone, 1985, 4-37
7) 松木明知監訳：麻酔の歴史―150年の軌跡―(改訂版)．東京，克誠堂出版，1999, 163-168
8) 松木明知編：日本麻酔科学史資料（4）―日本における脊椎麻酔・硬膜外麻酔の歴史―．東京，克誠堂出版，1990
9) Bier A：Versuche über Cocainisierung des Ruckenmarkes. Deutsche Zeitschrift für Chirurgie 51：361-369, 1899
10) 松木明知編：日本麻酔科学史資料（4）―日本における脊椎麻酔・硬膜外麻酔の歴史―．東京，克誠堂出版，1990, 9-11
11) 松木明知編：日本麻酔科学史資料（4）―日本における脊椎麻酔・硬膜外麻酔の歴史―．東京，克誠堂出版，1990, 40-42
12) Green BA：Obstetrics Anesthesia. A critical appraisal of spinal analgesia and anesthesia for obstetrics. New York State J Med 49：1527-1530, 1949
13) 近森正基：腰髄麻酔死ノ原因ニ関スル新考察．朝鮮医学会雑誌 69：921-

924, 1926
14) 大淵三雄：最近遭遇セル腰髄麻酔死ノ二例．臨床産婦人科 1：33-38, 1926
15) 深町朗安，戸野原健児，雨宮　白：腰髄麻酔死ノ剖検例（附妊娠末期ニ於ケル腰髄麻酔法ノ可否ニ就キテ）．臨床産婦人科 7：125-135, 1932
16) 瀬尾貞信：脊髄麻酔に因る急性心臓麻痺と心臓内アドレナリン注射．臨床医学 18：65-77, 1930
17) 斎藤　眞：麻酔死に就いて（其二）腰椎麻痺法，脊髄麻痺法に於ける中毒及び死亡．手術 1：71-74, 1947
18) 藤森正雄，小林正礼：局所麻酔合併症（福田　保，荒木千里，清水健太郎編：最新麻酔学）．東京，医学書院，1951, 457-458
19) 腰椎麻酔についての協議会：外科の領域 1：63-76, 1953
20) 北原哲夫：脊麻ショックの救急処置．診療 42：1955-1963, 1960
21) 松倉豊法：薬物ショック死剖検例について―日本法医学会課題調査―．日本医師会雑誌 56：213-235, 1966
22) 赤石　英，押田茂美：注射による医療事故(5)腰椎麻酔．医学のあゆみ 68：34-35, 1975
23) 鈴木　太：麻酔事故はなぜ起こるのか．モダンメディシン 12：31-34, 1983
24) 佐野正人，八十島信之助，島田信勝，他：脊椎麻酔中の事故，特に脊麻死をめぐって．日本医師会雑誌 90：409-432, 1983
25) 平林由広：思春期患者及び妊婦における脊椎麻酔の拡がり．日本臨床麻酔学会誌 19：188-194, 1999

7
50年振りに真相が明らかにされた イギリスの脊麻事件

はじめに

　Woolley and Roe 事件といっても日本で知る人は皆無であろう。今から50年以上も前のイギリスで起きた脊麻事件だからである。欧米では，古いことでも綿密に研究し，そこから新しい事実を発見し，それを将来に生かそうと努力する傾向が強い。以下に紹介する Dr Hutter と Dr Maltby による Woolley and Roe 事件の研究は，正にこの一典型である。

　このような研究は，日本ではむしろタブーであると考えられる。このような状況を改善しようと考えて，私はさきに「日本における脊椎麻酔死」[1]を公刊したが，本稿はそれを補充，補完するものである。

1．事件の発端[2]

　1947年（昭和22）10月13日，チェスターフィールド王立病院で2症例の脊麻下の手術が行われた[3]~[8]。午前中に当時45歳であった Cecil Roe, 午後に56歳の Albert Woolley の手術が行われた。前者の診断は膝半月板の脱出，後者は陰嚢水腫であった。両患者とも全身状態は極めて良好で何の問題もなかった。実はこの2人の手術の間に午前中もう1人の患者が腸管の手術を受けたが，5日後に手術の合併症で死亡したため，その詳細は不明である。しかし Roe の家族の話では，Roe と Woolley と同様な術直後のトラブルが認められたという。

脊麻を行ったのは，麻酔科医の Dr James M. Graham であった。彼は，局所薬として 1：1500 のシンコカイン低比重液 10 ml を用いた。通常どおりに脊麻を受けた Cecil Roe は，手術が開始されると切開部に灼けつくような感覚を覚え，手術中に強い頭痛と背部痛を訴えた。この頭痛は，少なくともその日の夕方まで続いたという。一方，午後に手術を受けた Albert Woolley には，このような不快なトラブルは生じなかった。ところが翌日になると，2 人の患者は脊麻高以下の下半身の感覚欠如，両下肢の麻痺，尿・便の失禁という myelopathy になった。両者の症状は極めて近似しているが，髄膜炎でもメニンギスムスでもないことは明らかであった。両者の症状が近似していることから，何か共通の原因があると推定された。後に Cecil Roe は，症状改善を目的として椎弓切除術とアルコールブロックを受けた。Cecil Roe に続いて午後に手術を受けた Albert Woolley も，Dr Graham や Cecil Roe の家族の証言によれば，Cecil Roe と同じような脊髄障害が認められたという。不思議なことに 2 症例の脊麻事故が続いたのち，チェスターフィールド王立病院ではこの種のトラブルはまったく発生しなかった。

2．訴訟への発展と判決

1953 年（昭和 28）の 10 月，脊麻による損傷を受けたため Cecil Roe と Albert Woolley は病院側と Dr J. M. Graham を訴え，この訴訟は英国の全国紙に取り上げられ社会的にも大きな反響を呼んだ。訴訟において事件は Woolley and Roe Case と呼ばれた。事故の発生順序からすれば，また症状の重篤からすれば，Roe and Woolley Case となるべきであったが，口調の関係から以後 Woolley and Roe Case と呼称されるようになった。事故が発生してから 6 年目のことであった。社会的に問題になった大事件であったが，原告側の証人として出廷したオックスフォード大学医学部麻酔科の Macintosh 教授の証言によって事件は解決した。その内容は次のとおりであった。

事件発生当時，脊椎用局麻薬のアンプルは，その表面を消毒するために 5％フェノール溶液，次いで 2.5％溶液に浸けられることになっていた。もしアンプルに小さなひび割れ（invisible cracks）があれば，そこからフェノールがアンプルの中に入る。Macintosh 教授は，この invisible cracks からアンプルの中に浸透したフェノールが脊麻時にくも膜下腔にシンコカイ

ンとともに投与され，それが結果的に Cecil Roe と Albert Woolley の myelopathy の原因になったと結論したのである[9]。このアンプル中へのフェノール浸透説は，事件の起きた 1947 年（昭和 22）にはほとんど知られておらず，したがって Dr J. M. Graham がこのことを知らなかったのは仕方ないとのことで，過失にはならないとした。1950 年（昭和 25），来日して麻酔科学の講義をした Dr M. Saklad は，ひび割れからアンプルの中に他の溶液が入ることを "ampoule breathing" という巧みな言葉で表現している[10]。

他の証人からはその他の種々の意見が述べられたものの，オックスフォード大学の教授という肩書きがものをいって，Macintosh 教授のフェノール浸透説，つまり脊髄障害はフェノールに原因するという説は 3 人の判事たちが一致して受け入れるところとなり，原告は敗訴し何の補償も得なかった[11]。当然，原告は上告したが，1954 年（昭和 29）再び敗訴の判決が下った。これ以来 Woolley と Roe 事件とフェノールが深く結びついて英国や米国の麻酔科医の間の脳裏に刻み込まれ，特に英国では脊麻の施行が激減した。

3．事件の影響

重症な障害を被った Roe の，時に強い痙攣を伴う下半身麻痺に悩む車椅子の姿を見て，多くの人々は脊麻の恐ろしさを目の当たりにした。長年炭坑で働いていた Roe の息子の Cecil（親と同名）が下肢の手術を受けたとき，麻酔科医から塵肺のために脊麻法が安全であると言われたが，「脊麻だけは絶対にしてくれるな」と言って全身麻酔下に手術を受けたのは，人々が脊麻を忌避した代表例である。その影響は英国全体に及んだが，時の経過とともに事態は回復の方向に向かっている。50 年以上の前の事件であるため，若い麻酔科医がこの事件を知らないのも不思議ではない。1999 年 10 月 18 日，Cecil Roe の遺族に会った翌日，私は Leicester 大学麻酔科の若い医師 5〜6 人と話す機会を持ったが，1 人だけが事件について知っており，彼は原因はフェノールであると語った。

4．数々の疑問

事件が発生して以来 7 年目に結審して，この事件は決着がついたが，それから 36 年後にこの事件に多くの疑問を抱く 2 人の麻酔科医が現れた。1

人はチェスターフィールドに近いノッチンガム大学麻酔科の Dr Christopher Hutter であった。もう1人は1960年代初期に事件の起きたチェスターフィールド王立病院で働いたことのある，現カナダ・カルガリー大学麻酔科の Maltby 教授である。以下，彼らが疑問に考え，調査し明らかにしたことを，主として Dr Hutter の論文[4)8)]を基にして述べる。

1) invisible cracks

アンプルを液体の中に浸した際，目に見えないようなかすかなひびが存在すれば，それを通してアンプルの中に外の液体が出入りする可能性は指摘されている。チェスターフィールド王立病院では使用の48時間前にシンコカインのアンプルをフェノール溶液に浸けておく習わしであった。もちろん事件の起きた1947年の10月13日にも，そのようにしていた。しかし Roe の症状から考慮すると，4 ml のフェノールがくも膜下腔に入ったとされたが，48時間で 4 ml のフェノールが 20 ml のアンプルの中に入ることはまったくありえないことである。

2) フェノールの作用と局麻薬シンコカイン

裁判当時，フェノールがくも膜下腔に投与された際，どのような症状を引き起こすかはだれも知らなかった。ただフェノールが化学的な刺激物であることは知られており，この線に沿って審理が進められ，Roe の多彩な症状もフェノール単独に原因するという考えで片づけられた。証人となった2人の神経内科医はフェノールが原因物質でないと考えていたが，神経障害がシンコカインあるいは脊麻自体に起因するとの盲信に支配されていた。

3) アンプルの処理

手術室の規定では，5％のフェノール容器に12本のアンプルを入れることになっていた。当然この段階でアンプルのラベルは剥がれ落ちる。次に2.5％のフェノール容液中にアンプルを機械的に移す。この時点で2.5％溶液の容器に誤ったアンプルが混じた可能性がある。しかし10月13日に続けて3人の患者にトラブルが発生したことを考慮すると，12本のアンプルから任意の3本を選んで，それらがいずれも invisible cracks を通してフェノールが中に入ったアンプルであった可能性は極めて小さいこと，最初の患者 Cecil Roe が重症で，午後に脊麻を受けた Albert Woolley は軽症であること，当時 20 ml のアンプルは他になかったこと，鎮痛の程度は Roe では適度で，あとの2人については何の問題もなかった，の4つの理由に

よって，シンコカイン以外のアンプルが2番目の2.5%のフェノール溶液の容器に誤って入れられ使われた可能性は否定される。

4）汚染源と汚染物質

アンプルが何かに汚染されていたとすれば，アンプルの封入前か，封入後か，アンプルがカットされてからの3つの場合以外に考えられない。シンコカインの製造元のチバ（Ciba）では，同じロットの製品では何のトラブルもないことを証明した。いったん製造元の手を離れてからアンプルにひびを入れることは不可能である。Macintosh 教授はひび割れを作るためアンプルに赤熱した針金を巻きつけたが，まったく不自然な方法である。したがって，アンプル中のシンコカインはまったく汚染されていなかったと考えられる。そうすると残された可能性はただ一つ，アンプルがカットされたあとで汚染が起こったことになる。つまり注射筒と穿刺針しか汚染源として考えられない。Dr Hutter はこのことに気がついたのである。

当時，脊麻用の注射筒と穿刺針は使用前，20分間水で煮沸されることになっていた。煮沸器には水以外は何の薬品も用いられない。脊麻に使用した後の注射筒と穿刺針は水洗いのあと，脊麻用のトレーの中にしまっておく。このようなことから，煮沸器中の水に汚染があったとしか考えられない。ところが裁判で証言した2人の神経内科医は患者 Roe と Woolley の神経障害を，それまで報告された脊麻に関連した神経障害と同一の範疇に入り，これらに共通するのは局麻薬であるとしたため，局麻薬自体に問題があるとする局麻薬犯人説をすべての関係者が信じてしまった。しかし共通していたのは局麻薬でなく，前述したように煮沸器であったことを皆が見逃した。

煮沸器には硬水のため石灰が付着するという問題があった。これらの付着物を取り除く（descale）ため，descaler として酸（mineral acid）による洗浄が行われていた。近くのノッチンガム総合病院では31%の燐酸液が descaler として用いられていたという。Cecil Roe の場合，どれくらい酸が入ったか不明であるが，pH 3〜5 くらいと推定され，組織に損傷を起こすには十分の量である。事実 Roe の背中の脊椎の穿刺部位は円形の潰瘍が生じて，死亡時には直径 15 cm に拡大したこと，さらに潰瘍は深く筋肉層にも至っていたことは脊麻穿刺針の外側が酸で汚染されたことを強く示唆している。

5）病理組織学的検証

剖検された Cecil Roe について，Wolman[3)4)8)]が詳細な検討を行ったが，強いくも膜下炎と胸髄嚢腫の存在は脊麻時に投与された局麻薬が汚染されていたことを強く示唆するとした。これは Roe が椎弓切除術を受けた際に見られた所見で，フェノールブロックを受ける前のことである。現在，癌性疼痛などに対してフェノールブロックは汎用されているが，それによる脊髄の所見と Roe の脊髄に見られた所見は病理学的にも，神経学的にもまったく異なる。

6）10月13日（月）の朝に何が起きたか

この日に3症例の手術が行われたことは前に記したとおりである。午前中に Cecil Roe ともう1人の患者が，そして午後に Albert Woolley が手術を受けた。そして事故はこの日だけに限って起き，それ以降まったく発生しなかった。おそらく，前週に"酸"を用いて煮沸器の descaling が行われたが，その後に酸を洗い流すことを看護婦が忘れたと推定される。したがって，月曜日の朝の脊麻用の注射器と穿刺針の煮沸は"水"でなく，"酸"による煮沸であったことになる。煮沸の回数を重ねるにつれ，酸は蒸発して相対的に希釈され，したがって脊麻用の注射器と穿刺針の汚染度が小さくなったと考えられる。Roe よりも Woolley の症状が軽かったことも，これで納得がいく。そして夕刻になって煮沸器の"酸"性の水は捨てられた。このように考えると，事故が翌日から発生しなくなった理由も明確になる。なお，煮沸を担当した看護婦は，当日体調を崩して午後は休みを取ったが，のちに脳腫瘍で手術を受けたという。

7）Macintosh の誤った証言

原告側の証人として指名されたオックスフォード大学麻酔科の Macintosh 教授は，赤熱した針金をアンプルに当ててひび割れを作った。そしてフェノールがアンプルの中に浸透したのを確かめた。しかし，これは現実的でない。12本の中の任意に選んだ3本に invisible cracks があったとは考えられない。結局，Macintosh 教授は，誤った証言をしたことになるが，フェノール説を唱え，フェノールによるアンプルの消毒を中止し，その代わりの消毒法としてオートクレーブ法を推奨した。以来フェノールやその他の薬液によるアンプルの消毒法は消え去った[9)]。誤った論理が正しい結論を導いた皮肉な例である。

8）Dr Hutter はいかにして謎を説いたか

　Dr Hutter がなにゆえ半世紀も前の謎に包まれた事件の真相を明らかにすることができたのであろうか。Dr Hutter は言う。「これまで発表された記録を読むと，どの人も何が原因物質で，それがどうしてくも膜下腔に入ったかということだけを問題にしていることが分かりました。つまり，すべての人は what と how だけを考えていたのです。そこで自分は視点を変えて，"when" つまり何か汚染物質が関係しているとすれば，それがいつ Roe のくも膜下腔に入ったのかを考えたのです。つまり物とか経路という空間でなく，時間を考慮に入れたのです。そうすると，それまで見えなかったものが見えてきたのです」

9）いまだ残るミステリー

　前述したように，局麻薬シンコカインのアンプルは，通常12本まとめてフェノール溶液の中に浸けられていることになっていた。1947年10月13日（月）には3本使用されたのであるから，あと9本が残っていなければならない。ところが，残りの9本の行方は分からなかったと Dr Hutter はいう。13日の朝，Roe の脊麻でトラブルがあったことを知った看護婦は，続いてもう1人の患者と午後の Woolley の脊麻でもトラブルが起きたことから，何かがおかしいと思い，残りのアンプルを捨てたのではないかと Dr Hutter は推理している。しかし今となっては真相は闇に包まれたままである。

5．麻酔科医 Dr James M. Graham と患者 Cecil Roe の人間性

　1999年10月18日，私は患者の息子 Cecil Roe 夫妻に会ったあとで，Dr Hutter の車で同じくチェスターフィールドの近くの村である Old Brampton の St Peter and St Paul 教会を訪れた。Dr Graham の墓を訪れるためであった。Dr Hutter は生前彼に直接会ったことはないが，電話で何回も話したことがあるという。前もって Maltby 教授から Dr Graham の墓の所在を知らせてもらっていたので，困難なく見い出すことができた（写真）。

　妻の Marjorie に先立たれた Dr Graham は，その後26年間1人で生きたことになる。地元に生まれた彼は脊麻事件によって，多くの人々から白い目で見られたことと思う。大都市とは違い田舎であるから，人々の視線

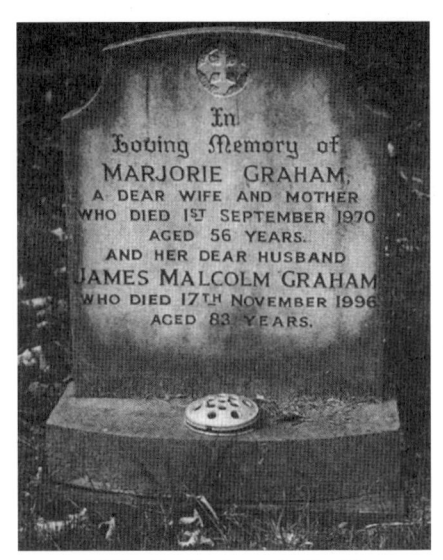

7　50年振りに真相が明らかにされたイギリスの脊麻事件

写真　Dr Graham と妻の墓

はいっそう厳しいものがあったことは想像に難くない。しかし，Dr Graham はそのような考えを人々に抱かせない，優れた人格の持主であった。カルガリー大学麻酔科の Maltby 教授は，裁判が結審してから29年後の1983年 Dr Graham とインタビューした際，会話を録音した[11]。私は Maltby 教授から，テープを活字化した記録を恵与されたが，最後のほうに次のような会話がある。以下の会話によって Dr Graham，Cecil Roe の2人が極めて人間味あふれる人物であったことが了解されるであろう。とても裁判で争った人たちとは思えない会話である。Roe が末期の状態にあり，彼は Dr Graham に会いたいと申し出た。これに応じて Dr Graham が Roe の病室に出向いた。そして次のような会話が始まる。

　Graham："Good morning, Mr Roe. How are you?"
　Roe："I am not very well, Doctor."
　Graham："I know that, and I am very sorry."
　Roe："I wanted to see you because I wanted to tell you how sorry I am for all that trouble I've caused you. I did not want to bring the case at all, it was the union."

231

Graham: "Mr. Roe, they were quite right. You came in here for a simple operation and you finished up with your legs paralized. But I would like you to know, to this day I do not know what went wrong. I can promise you that it was not that we, somebody gave the wrong thing to you by mistake. We just do not know."

Roe: "Oh, well, thank you very much for telling me, Doctor."

この会話が行われた1983年，Dr Graham は本当に何が原因であったのかまったく知らなかったのである。Dr Hutter がこの謎の解決の端緒をつかんだのは，それから7年後の1990年であったからである。

6. Cecil Roe の遺族から日本の医師たちへのメッセージ

私が Cecil Roe の遺族，つまり息子 Cecil Roe（親と同名）とその妻に会いたいと Dr Hutter を通じて最初に申し入れた際，息子から会うことを断られた。50年も前のことであるし，今さら思い出したくもない，日本の麻酔科医に話したとて何の意味もないというのがその理由であった。私は改めて①日本では今なお脊麻による死亡が起きていること，②日本では事故の原因が究明されていないこと，③医療事故にあった家族がその後いかに苦しい生活を送ったかの実態を知りたいこと，④50年前の事件の真相を究明した Dr Hutter について，日本の医師たちに紹介したいこと，⑤以上を通して日本における脊麻の事故の再発の予防に努力したいことを伝えたところ，会うことを許された。

約2時間，Dr Hutter を交えての会見の最後に次のようなメッセージを Cecil Roe の息子夫婦からもらった。「日本の医師や医療関係者にお願いしたい。細心の注意を払って医療行為を行っていただきたい。そしてくれぐれも事故を起こさないでほしい。家族の苦しみは，とても筆舌で表現できるものではない。そのように努力しても事故が起きた場合には，真相を究明してその再発を未然に防いでほしい」。医療にとってこれが最も大切なことである。しかし，われわれはこれを軽視してきたことは否定できないと思われる。

おわりに

50年前に英国の一地方都市で起きた脊麻の事故について，わざわざ現地に足を運び，遺族に会って話を聞いたとて，何の意味もないと本誌の読

者の99%は思うであろう．これに対して私は，英国の麻酔科医で麻酔科学史の研究家であり，家族二人を手術のミスで失ったStanley Sykesの次の言葉を引用して応えるに留めておく．

In the hope that this work may help directly towards safer surgery. For the value of history lies in the fact that we learn by it from the mistakes of others. Learning from our own is a slow process.

引用文献

1) 松木明知：日本における脊椎麻酔死．東京，克誠堂出版，1999
2) 以下はノッチンガム大学医学部麻酔科Dr Christopher Hutterとカナダ・カルガリー大学医学部麻酔科のMaltby教授から直接聞いたことに加えて3) から9) までの文献を参考にしている．
3) Cope RW：The Woolley and Roe Case—Woolley and Roe versus Ministry of Health and Others—. Anaesthesia 9：249-270, 1954
4) Hutter CDD：The Woolley and Roe Case. Anaesthesia 45：859-864, 1990
5) Maltby JR：The Woolley and Roe Case. Anaesthesia 46：426, 1991
6) Morgan M：The Woolley and Roe Case. Anaesthesia 50：162-173, 1995
7) Maltby JR：The Woolley and Roe Case—I；The Anaesthestist's Thoughts Proceedings of the Fourth International Symposium on the History of Anaesthesia. Edited by Schulte am Esch J and Goerig M Lubeck. Drager Druck Gmb H & Co, 1998, pp 213-218
8) Hutter C：The Woolley and Roe Case—II；An Explanation. Proceedings of the Fourth International Symposium on the History of Anaesthesia. Edited by Schulte am Esch J and Goerig M Lubeck. Drager Druck Gmb H & Co, 1998, pp 219-221
9) Lee JA, Atkinson RS and Watt MJ (eds)：Macintosh's：Lumbar Puncture and Spinal Analgesia. 5 th ed. Edinburgh, Livingstone, 1951, p 315
10) Saklad M：講演「麻酔」，日本麻酔科学史資料3．Dr Sakladと日本の麻酔科学．藤田俊夫ほか編．東京，克誠堂出版，1989, pp 132-133
11) Graham JM, Maltby JR：The Woolley and Roe Case (Audiotaped discussion；copy and transcript at Association of Anaestetists of Great Britain and Ireland. 9 Bedford Square, London, WCIB 3 RA, England

12) 松木明知：麻酔科の側面．東京，克誠堂出版，1993，pp 168-184
13) Sykes WS：Essays on the First Hundred Years of Anaesthesia. Vol 1. Edinburgh, E. & S. Livingstone, 1960

V

「麻酔」の語史について

1）「麻酔」の語史学的研究

✷✷✷✷✷✷✷✷✷

はじめに

　先に著者[1)2)]は，麻酔科の学問の名称として，従来慣例的に用いられてきた「麻酔学」は誤りであり，「麻酔科学」に改正すべきことを提唱した。
　「科」が臨床医学の一分科を意味することは自明であり，したがって「内科」「外科」に対応する語は，単に麻酔の現象や方法を意味する言葉の「麻酔」ではなくして「麻酔科」であり，そうであれば当然のことながら，麻酔科の学問は「麻酔学」ではなくして，「麻酔科学」でなければならないことを医学史的に論考した。この「麻酔科」，「麻酔科学」という語の基本になっている「麻酔」という語史に関しては不詳とされ，小川鼎三[3)]の著書でも審らかにされていない。
　東洋の麻酔科学の歴史は，後漢から三国時代の中国の医聖華佗の業績に始まるといわれていることから，「麻酔」という語も後漢時代（25～220 AD）に溯る永い歴史を有すると考えられてきた。しかし著者の研究によって，事実はこれと懸隔すること甚だしいことが判明した。

1．華佗から高嶺徳明へ

　麻沸散で全身麻酔を施行したと伝えられる華佗は，魏の曹操の侍医となることを求められたが，これを拒絶したため獄に投じられ，ついに獄死した。獄中で華佗はその秘伝書を獄吏に託したが，獄吏の妻がそれを焼き捨

V 「麻酔」の語史について

てたため、華佗の麻沸散の秘伝は世に伝えられなかった。華佗の麻沸散がどのような処方であったのか、今となっては知る由もない[4]。

彼の略歴を伝える「後漢書華佗伝」[5]には、次のように記されている。

若し疾発し内に結し、針薬及ぶ能わざる所の者は、乃ち先ず酒を以て麻沸散を服せしむ、既にして酔いて覚る所無し

さらに魏の歴史書「魏書」の「華佗伝」には次のように記されている。

若し病結積して内に在り、針薬及ぶ能わざる所、当（まさ）に刳割（こかつ）を須（もち）うべき者は、便（すなわ）ち其麻沸散を飲ましむ、須臾（しゅゆ＝しばらく）にして便（すなわ）ち酔死の如く知る所無し

この2つの歴史書の著者は、華佗が麻沸散によって作り出した意識のない状態を「酔死の如く」または「酔いて」と形容しているが、決して「麻酔」と表現していない[6]。

現在までの知見によれば、華佗以後約1500年間、中国では全身麻酔が行われた実証がないのであるから、当然のことながら「麻酔」という語が生まれ、文献に記載され、後世に伝えられた可能性はきわめて小さいと見なしても差支えない。

「華佗伝」以外の「後漢書」に「麻酔」の語が披見されないことは、「後漢書語彙集成」[7]によって窺い知ることができる。膨大な中国の書籍、中でも医書のすべてを渉猟・通覧したわけではないので断定的なことはいえないが、その後の中国の史書「元史」[8]「金史」[9]さらには唐時代の詩[10]や宋代の文集[11]にも「麻酔」の語は全く見い出されない。

諸橋徹次の「大漢和辞典」[12]には170にも及ぶ「麻」を冠する熟語を掲げているが、「麻酔」については簡単な説明文のみで何ら中国の出典を明示していないことも上述の事情を物語るものであろう。

元禄2年(1689)、中国から琉球の首里へ補唇の術を伝えた高嶺徳明の史料「魏姓系図」[13]にも、兎唇に対する手術を行ったことは言及されているものの、「麻酔」については何ら言及されておらず、したがって「麻酔」の2字の記載はない。

これより約90年前の慶長8年(1603)に日本イエズス会に所属するポル

トガルの宣教師たちが，長崎で出版した「日葡辞典」[14]には，当時使用されていた約3万6千の日本語が収録されているが，「麻酔」は見当たらず，関連する語として「xibire, xibiruru」（シビレ，シビルル）の語が見い出されるにすぎない。さらに「古事記」「日本書紀」から幕末に至る約1000年間の日本の史書，文芸書[15][16]にも「麻酔」の語が全く見い出されないことも注目される。

2．華岡青洲，本間棗軒と「麻酔」の語

華岡青洲（1760～1835）が初めて麻沸散（一名通仙散または麻沸湯）を用いて全身麻酔下に乳癌の手術に成功したのは，著者の研究によって通説より1年前の文化元年（1804）10月13日であったことが判明した[17]。この第1例の藍屋利兵衛の母かんの手術については，青洲は「乳巌治験録」[18]という詳細な記録を遺している。その中で麻酔の状態を青洲は次のように記している。

冬十月有三日，朝我麻沸散を服す。少頃（しょうけい＝しばらく）正気恍忧乎。人事を識らず。終身麻痺して痒痛を覚えず。

ここでも青洲は，「麻酔」の語を用いていない。当時，日本において麻酔の研究に最も精力的に取り組んでいたのは青洲であった。もし人為的な意識の消失を意味する「麻酔」の語が存在し，医家の間に普及していたならば，青洲は麻沸散を用いて作り出した無意識の状態を少なくとも「麻酔」と称呼したであろうと考えるのは，あながち無理なことではあるまい。

麻沸散を用いての手術によって，師青洲にも劣らぬ業績を上げたのは，本間棗軒（1804～72）と鎌田玄台（1794～1854）であった。彼らの著述すべてを検索したわけではないが，麻沸散による全身麻酔の状態は「酔」や「瞑眩」（めんけん）などと表現され，「麻酔」の語は用いられていない。しかし，本間棗軒が文久4年（1862）に著した「内科秘録」[19]巻五の「麻痺」の項には，以下に引用するように「麻酔」の語が披見される。

麻痺病ノ類極メテ多シ。皆諸経ノ閉塞ナリ。烏頭（うず）・附子（ぶし）・番木鼈（ばんぼくべつ）・風茄児（ふうかじ＝まんだらげ）・莨宕（ろうとう）・鴉片（あへん）・莾草（もうそう）・礜石（よせき＝ひ素を含む石）等

V 「麻酔」の語史について

ノ毒ニ中ル時ハ，必ラス麻痺ヲ発ス。又麻葉（大麻の葉）モ麻酔セシムル
ノ毒アリテ，伯楽の馬ヲ鬻（ひさ）クニ其性躁（さわが）シクシテ賣（う
り）カヌル時ハ，竊（ひそか）ニ麻薬二握許（ばかり）喰シメ麻酔セシメ
柔順ナル事ヲ偽シ賣ル事有リ。

〔句読点，（　）内の読み方，註は著者〕

　これによって「麻酔」の語の初出は，少なくとも文久2年（1862）まで溯ることができる。
　「麻酔」が中国で造られた語でないらしいことは，De Guignes 編「漢洋字典」[20]の「麻」の部に「麻酔」の語が見られず，さらに Lobscheid の「英華字典」[21]に以下に示すように，「Anodyne」など麻酔の意味する英語の訳に唯一回も「麻酔」の語を採用していないことによっても，容易に理解されるであろう。

　　Anodyne　減痛薬，止痛薬
　　Anasthesis n.　迷蒙忘痛法（Anaesthetics の誤りか――著者注）
　　Narcotic, Narcotical　致睡的
　　Narcotics medicine　致睡薬，睡薬
　　Narcotic poison　致睡之毒，軽毒

　すなわち，いわゆる「麻酔」を意味する語として，「減痛」，「止痛」，「迷蒙忘痛」，「致睡」などの語を当てて訳しており，全く「麻酔」という語を用いていない。もし中国で「麻酔」の語が，当時すでに誕生していたならば，少なくとも上記の訳語の1つに「麻酔」が用いられてもよいと考えられる。このことから逆に中国では，当時「麻酔」の語が，少なくともまだ一般には用いられていなかった言葉であると考えられる。

3．明治期の書籍に現れた「麻酔」

　明治22年（1889）に出版された芳賀栄次郎の「外科通論」[22]には，「麻酔法」の項がある。
　この期に広く用いられた魚住完治訳の「智児曼斯氏外科総論」[23]（チルマンス氏―松木註）には，「哥囉仿護（クロロホルム）麻酔」「亜酸化窒素麻酔」の語が見え，明治32年（1899）に上梓された寺田織尾の編纂になる

「無痛手術」[24]には「吸入麻酔」の語が見え，これに対する局所麻酔を「局処麻痺法」「浸潤麻痺」と記している。すなわち，意識の消失を伴う全身麻酔に対して「麻酔」，体の一部の麻酔を「麻痺」と区別している。

「麻酔」の語は文芸作品にも披見されることから，少なくとも明治30年代には，医学界のみならず，一般社会の間にも普及していた。

明治6年（1873）刊の「独和辞典」[25]には，「Anaesthesie」はなく，「Narkotisch」が見られ，「麻痺スル，睡クナル」と訳されている。明治10年（1877）に上梓された，わが国最初の和独辞典「和独対訳字林」[26]には，「Ma-sui マスイ，麻酔-シタル，schmerzstillend, narkotische-スル narkotisch od betäubt sein」と記述されている。しかし同じころ出版された，小田條次郎他編の「字和袖珍字書」[27]，司馬凌海他編の「和訳独逸辞典」[28]には，「Anaesthesie」「Narkose」「麻酔」などの語は見当たらない。

「Narkotisch」に対しても「独和辞典」[25]では，「麻痺スル，睡クナル」の訳を与え，「和独対訳字林」には「麻酔シタル」と「独和辞典」とは異なった訳語を与えているところからすれば，「麻酔」の語が日本ではまだ造語普及されて間もない語であることを容易に推測させるものである。

4．幕末の辞典に現れた「麻酔」

わが国でローマ字の普及に尽力したHepburnは，慶応3年（1867）に和英辞書の「和英語林集成」[29]を発行したが，「麻酔」について次のような記載をしている。

Maszi マスイ，麻酔，Anodyne, narcotic, anasthetic (anaestheticまたは anesthetic の誤りか，以下同じ)-szru, to be narcotized, or in a state of anaesthesia.

Maszi-zai マスイザイ，麻酔剤 n. narcotic medicine

ここでは「麻酔」「麻酔剤」と明確に記されている。

さらに溯って徳川幕府の洋書調所に勤務していた堀達之助が文久2年（1862）に刊行した本邦初の英和辞書「英和対訳袖珍辞書」[30]には，Anaesthesia, Anesthesia の語はなく，したがって，これに対する訳語をもたないが，「Narcotic (s)」を「麻睡剤」，「narcotic (adj)」を「麻痺スル，睡ヲ催ス」と訳している。

また，村上英俊が元治元年（1864）に著わした仏和辞典「仏語明要」[31]には「Anaesthesie」はなく「narcotique」に「鎮痛ノ」，「narcotisme」に「睡クナル事」の訳を与えているが，Léon Pagésの「日仏辞典」[32]には「麻酔」の項は見られない。

以上によって幕末には「麻酔」は，「麻酔」とも「麻睡」とも書かれたことが明らかとなった。「酔」と「睡」は発音が似ているうえに，意義も共通したものがあるので，混同して用いられたのであろう。

5．杉田成卿の「済生備考」に見られる「麻酔」

以上によって「麻酔」の語は，中国で誕生したものではなくして，日本で造られたものと考えられ，その時期も文久2年（1862）より少し前であることが推察された。

日本で造語されたものとすれば，前述したように古来日本には「麻酔」なる語は存在しなかったのであるから，この語は外国語，とくにオランダ語に対する訳語として造られたものであることが容易に想像される。

一般に，西欧の麻酔科学の歴史は1846年（弘化3）10月16日のMortonのエーテル麻酔の公開実験に始まる。これがヨーロッパ大陸に伝えられ，麻酔に関する書冊が完成するになお1～2年を要したのであったから，「麻酔」に言及しているオランダやドイツの医書が完成し，日本に船載されたのは，1848年（嘉永元年）以降と考えて差し支えなかろう。

富士川游[33]によれば，嘉永元年（1848）から文久元年（1862）の間に翻訳された外科書としては嘉永7年（1854）の大槻俊斎の「銃創瑣言」[34]，内科の書冊としては杉田成卿の「済生備考」[35]の2冊しか知られていない。

大槻俊斎（1804～1862）は陸前国に生まれたが，江戸や長崎で蘭学を研究した。1849年（嘉永2），伊東玄朴らとともに江戸で種痘術を成功させた。江戸お玉ヶ池に種痘所が設置されて頭取に挙げられた。嘉永7年（1854），俊斎はドイツのMJ von Chelius（1794～1876）の外科書の蘭訳と同じくドイツのGF Most（1794～1832）の医学百科辞典から銃創の部を抄訳して「銃創瑣言」として出版した。その第20枚目表に「又疼痛劇シキ者ハ。麻酔薬殊ニ阿芙蓉ヲ良トス。」という記述がある。阿芙蓉は阿片（あへん）のことであり，俊斎は鎮痛薬の意味で「麻酔薬」の語を用いており，全身麻酔を意味する語として意識していない。

杉田成卿（1817～1859）は，蘭学を坪井信道に学んで，24歳で幕府の司

1 「麻酔」の語史学的研究

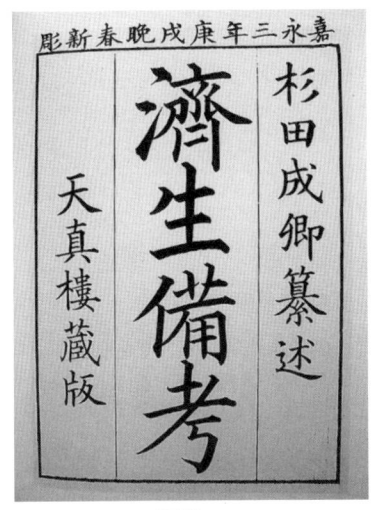

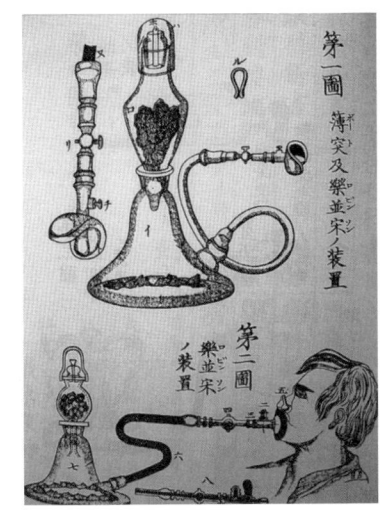

写真 1

写真 2

天台訳員に任ぜられ、さらに蕃書調所教授となった。

「済生備考」[35]（**写真 1**）は成卿が嘉永 3 年（1850）に翻訳出版した上下 2 巻の医書で、巻一には「牛痘略説」と「聴胸器用法略説」が、下巻には「亜的耳（アーテル）吸法試説」が収められている。

これはライプチッヒ大学の Schlesinger のエーテル麻酔に関する原著を、オランダ・ハーグの Sarluis が 1847 年に蘭訳したものを日本語に重訳したもので、原序、総括、硫酸亜的耳吸入ノ装置及吸法、人獣亜的耳吸スル効験、装置ノ図（**写真 2**）からなっている。

この訳書の中で、成卿は「麻酔」の語を用いており、それが最初に披見されるのは、第 3 枚目の Sarluis の原序に「前略……亜的耳ノ吸法ヲ行フ事十分時ノ後、患者全ク麻酔シ、脈稍徐ニシテ且小トナル。而シテ血稍頭部ニ進ムノ侯アリ。十九分時ノ後、患者昏睡シ、九分時間醒メズ。……後略」と記されている。

この訳書の中で、以後「麻酔」の語は繰り返し使用されているが、この他に同義の語として「酔眠ノ態」「昏睡」「昏酔」などの語句が見い出される。ここでも「睡」と「酔」は混用されている。

V 「麻酔」の語史について

おわりに

「麻酔」の語は，日本の文献としては，杉田成卿が嘉永3年（1850）に出版した「亜的耳吸入法試説」の中に初めて披見され，それ以前の日本の史料には全く見い出されない。麻酔の研究を最も精力的に行った華岡青洲も「麻酔」の語を用いていない。中国では，麻酔が普及されたと考えられる時代でも，諸種の文献に「麻酔」の語を見い出しえない。

このことから「麻酔」は杉田成卿によって嘉永3年（1850）に造語されたものであろう。

もちろん，膨大な中国の医書や日本の医書，翻訳書や関連の史料全部を渉猟・精査したわけではない。したがって将来，嘉永3年（1850）以前の史料中に「麻酔」の語が発見される可能性も否定できなく，本稿の結論も訂正される場合もありえよう。しかし，もし見い出されたとしても，それは極めて特殊な使用例であろうが，一応本稿を未定稿としておく。

参考文献

1) 松木明知：麻酔科学史研究最近の知見(6)—"麻酔学"の名称改正について—．麻酔 28：1099，1979
2) 松木明知：麻酔科学史研究最近の知見(19)—再び麻酔科の名称改正について，佐藤暢教授に対する反論—．麻酔 31：1302，1982
3) 小川鼎三：医学用語の起り．東京，東京書籍，1983，p 140
4) 北京中医学院主編（夏三郎訳）：中国医学史講義．東京，燎原書店，1977，p 44
5) 本田済編訳：漢書・後漢書・三国志列伝選．中国の古典シリーズ(3)．東京，平凡社，1980，p 277
6) 江上波夫：華佗と幻人，石田博士頌寿記念東洋史論叢所収．1965，p 73
7) 京都大学人文科学研究所編：後漢書語彙集成（下巻）．京都，京都大学人文科学研究所，1962，p 209
8) 京都大学文学部編：元史語彙集成（中巻）．京都，京都大学文学部，1962，p 1660
9) 京都大学人文科学研究所編：金史語彙集成（下巻）．京都，京都大学人文科学研究所，1962，p 977
10) 吉川幸次郎，小川環樹編：中国詩人選集総索引．東京，岩波書店，1959
11) 佐伯 富編：宋代文集索引．東京，東洋史研究会，1970，p 740

12) 諸橋徹次：大漢和辞典，12 巻．1976, p 941
13) 魏姓家譜：高嶺康二氏所蔵．（沖縄県那覇市）
14) 土井忠生，森田　武，長南　実訳：日葡辞書，東京，岩波書店，1980
15) 岩波書店編集部：日本古典文学大系（1～66 巻）．東京，岩波書店，1963
16) 岩波書店編集部：日本古典文学大系（67～100 巻）．東京，岩波書店，1968
17) 松木明知：華岡青洲による最初の全身麻酔の期日．麻酔 21：300，1972
18) 華岡青洲：乳巖治験録（文化元年）．天理図書館蔵
19) 本間棗軒：内科秘録（文久二年）・近世漢法医学集成(21)所収，東京，名著出版社，1979
20) De Guignes：漢洋字典（Dictionarium Sino-Lantinum），香港．1853（嘉永 6）
21) Lobscheid W（井上哲次郎増訂）：増訂英華辞典 (English Chinese Dictionary)．東京，藤本氏蔵版，1883（明治 16）
22) 芳賀栄次郎：外科通論（上）．東京，島村利助刊，1889（明治 22）
23) 魚住完治訳：智兒慢斯氏外科総論．東京，朝香屋書店，1893（明治 26）
24) 寺田織尾編：無痛手術．東京，金原医籍商店，1899（明治 32）
25) 松田為常，瀬之口隆敬，村松経春編：独和辞典．東京，1873（明治 6）
26) 斎田訥於，那波大吉，国司平六編：和独対訳字林．東京，1877（明治 10）
27) 小田條次郎，藤井三郎，桜井勇作編：字和神診字書．東京，学半社，1872（明治 5）
28) 司馬凌海，明石　文，明石朝幹，河村文昌，沢田勝伯編：和訳独逸辞典．東京，春風社，1872（明治 5）
29) Hepburn JC：和英語林集成 (Japanese Dictionary)．横浜，1867（慶応 3）
30) 堀達之助：英和対訳袖珍辞書．徳川幕府洋書調所，1867（文久二年）
31) 村上英俊：仏語明要．東京，達理堂，1864（元治元年）
32) Pagés L：日仏辞典．Paris, p 1862～1868
33) 富士川游：日本医学史．東京，日新書院，1941（昭和 16）
34) 大槻俊斎：銃創瑣言．1854（嘉永 7）
35) 杉田成卿：済生備考．1850（嘉永三年）

② 「麻酔」の語史学的研究
―補遺―

▷◆▷◆▷◆▷◆▷◆▷◆▷◆

はじめに

　先に著者[1)2)]は「麻酔」の語史について研究し，「麻酔」という語が中国由来の言葉ではなくして日本で生まれたものであり，幕末の蘭学者である杉田成卿が嘉永3年（1850）にSchlesingerのドイツ語原書のオランダ語訳から重訳出版した「亜的耳吸法試説」[3)]中に初出すると述べ，「それ以前の日本の史料には，まったく見い出されない」と記した。著者は，しかし将来嘉永3年（1850）以前の史料中に「麻酔」の語が発見される可能性も否定できなく，上記の結論も訂正されうると考え，拙稿を未定稿としておいた。
　著者は，その後もこの問題について鋭意研究を続け，またほかからも新しい知見が見い出されたので報告する。

1．関場不二彦の「麻酔法の麻字考」について

　北海道医師会長であり，「あいぬ医事談」，「西医学東漸史話」（2巻），同余譚（1巻）の著者としても有名な関場不二彦は，昭和13年（1938）11月上京して日本医師会総会に出席し，同好の士の集まりであった「汲泉社」において「麻酔法の麻字考」と題する講演を行った。この講演はただちに活字化され，翌月17日の日本医事新報に掲載された。関場は翌昭和14年（1939）8月に病没したので，これは関場の執筆した最後の論文となった。
　この論文の中で関場は，漢和辞典には麻酔の語源を求めえず，麻酔の「麻」

は「大麻」に由来すると結論している。さらに「麻酔」の出典について，華岡青洲の弟子鎌田玄台の「外科起癈」（嘉永2年，1849）や同じく青洲の弟子本間棗軒の「瘍科秘録」（弘化4年，1847）には「麻酔」の語は披見されないが，杉田成卿の「済生備考」中に収められた「亜的耳吸法試説」中に見い出されるのが本邦で初出の訳語であると言及している。

したがって，前稿[1)2)]において著者が，杉田成卿が嘉永3年（1850）に「麻酔」の語を初めて造ったと述べたが，このことに関しては著者の発表より45年も以前に関場によって明らかにされていたことが判明した。

しかし，彼の論文の中で「麻酔」の「麻」は「大麻」の「麻」であり，訓の「アサ」は大麻のアラビア語「ハッシッシ」または「アッシッシ」または「アッサッシ」の省略，転訛であるとしているのはただちに首肯できない。

著者は，西岡九大教授[5)]が主張するように，植物育種学から考察しても，古代においては中国の「麻」とカスピ海近辺の「麻」とは種が異なり，古代中国の麻には幻覚作用を示すテトラハイドロカンナビノールが含有されてなかったと考えている。したがって「麻酔」の「麻」は必ずしも直接的に「大麻」の「麻」に由来するものではないことを前著[6)]において詳細に論考した。

2．杉田成卿の「済生三方」に現われた麻酔

前著に示したように，杉田成卿は嘉永3年（1850）の発行になる「亜的耳吸法試説」において「麻酔」という語を用いたのであったが，実はその前年（1849）に彼が上梓した「済生三方」（**写真1・2**）において，すでに「麻酔」という語を用いているのである。

「済生三方」の原本はドイツのC. W. Hufelandが1836年（天保7）に出版した「Enchiridion Medicum」をオランダのHagemanが天保9年（1838）に翻訳したもので，これが日本に招来されて，杉田成卿の目に留まった。彼はその中の巻末「刺絡，阿片，吐薬」が臨床的にもっとも肝要な部と考えて，「刺絡（巻上），阿片（巻中），吐薬（巻下）」の3巻本として上梓し，また原本の「医家の要務」の項は医師たるもののすべてが守るべき事項であるとして「済生三方」の附録「医戒」として上梓したのであった。

「済生三方」や「医戒」については改めて言及する必要がないほど有名であるが，この「済生三方」の中に「麻酔」の用例が見られるのである。

V 「麻酔」の語史について

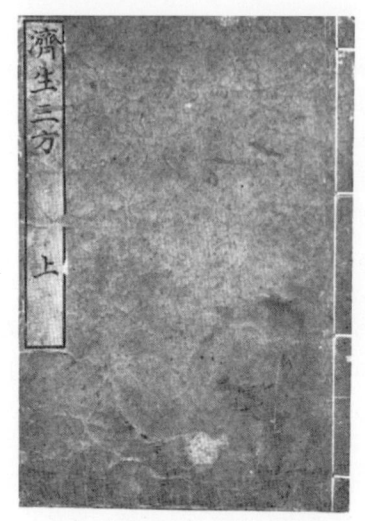

写真 1 「済生三方」上巻表紙

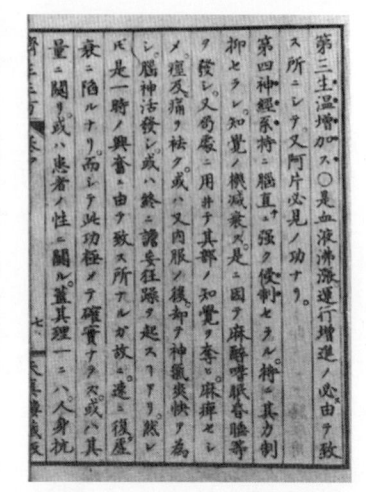

写真 2 中巻「阿片」第 7 枚目，第 4 行目に「麻酔」の語が披見される。

　阿片について記している中巻の第 7 枚目，阿片の作用の第 4 において，次のような文章が認められる。

　　第四神経系　特ニ脳直チニ強ク侵制セラル。特ニ其力抑制セラレ。知覚ノ機減衰ス。是ニ因テ麻酔・嗜眠・昏睡等ヲ発シ。又局処ニ用井テ其部ノ知覚ヲ奪ヒ。麻痺セシメ痙及ヒ痛ヲ袪ク。

　この文面だけからは，ここで用いられた「麻酔」の定義をただちに明らかにすることは困難であるが，麻酔・嗜眠・昏睡という順序から考えると，ここでの麻酔は中枢神経系の抑制状態を意味すると考えられ，これに反して麻痺は局所的な知覚の抑制を示している。
　これより次の第 8 枚目に「度兒格（トルコ―筆者註）ノ人阿片ヲ用井テ其驍勇ヲ増スハ。其理蓋阿片消長ニ極ノカニ因ルナリ。即チ其消極トイフ者ハ。阿片麻酔ノ力に由リテ。危ヲ軽ンシ己レヲ忘レシムルノ功ヲ謂ヒ，其長極トイフ者ハ，血脳ト心トニ進入スル勢ニ因テ。精力ト勇気トヲシテ共ニ増盛セシムルノ功ヲ謂フナリ。」とある。すなわち，これは阿片の有する

248

多くの薬理作用の中の一部である鎮静作用と抗不安作用，陶酔感などについて述べたものであり，厳密にはもちろん現在われわれが用いているanesthesiaの意味で「麻酔」を用いたものではないことは一目瞭然である。

さらに杉田は第16枚目において，「当今ノ諸家ハ。槩ネ(概ね―筆者註)阿片ノ功ヲ以テ活体ノ全系ヲ刺衝スル者トナシ。其麻酔ノ能ハ過度ノ刺衝奇道ノ衰弱ニ由ルト謂ヘリ…中略…麻酔分ハモト特立ノ物ニシテ。敢テ心臓血管ヲ刺激スル力ニ関ラズ。特ニ神経系ニ直達シテコレヲ鎮圧抑制スル者ニシテ固ヨリ過度ノ刺衝ニ由ラザル事明ナリ。」と記述している。明らかに阿片によって中枢神経系が抑制された状態を意味しているものの，ニュアンスとしては現在の麻酔の意味するところとは異なっている。

以上述べたことによって，少なくとも成卿が「済生三方」を翻訳出版した嘉永2年3月（1849）（「済生三方」の序文の日付）時点では，彼は「麻酔」という語を単に鎮静・鎮痛を意味するために使用していたことは明らかである。

4．緒方洪庵の「扶氏経験遺訓」と麻酔

Hufelandの「Enchiridion Medicum」は前述したように一部杉田成卿によって翻訳され，また「診察の方法」の部は青木浩斎によって訳されて「察病亀鑑」と題して，安政4年（1857）に出版された。

緒方洪庵もまた早くから「Enchiridion Medicum」を高く評価し，その翻訳を意図し，ついに安政4年(1857)「扶氏経験遺訓」と題して刊本した。しかし，この翻訳過程について詳しく研究した中村は，刊本の凡例の日付が天保13年（1842）5月であることなどから，翻訳が天保10年（1839）から13年（1842）までの間に行われたと推定している[7]。

さらに中村は「扶氏経験遺訓」初稿本において，阿芙蓉（阿片），莨菪，曼陀羅華(ベラドンナ)などの薬物，つまりnarcotica, narcotishe middle, verdoovende middleに対して，麻痺薬，鎮痙痺薬，麻痱剤，麻薬，麻酔薬，麻睡薬というさまざまな訳語が用いられていると指摘した。このことから少なくとも「麻酔」という語が天保13年（1842）には使用されていたことが判明した。

このようなさまざまな訳語は，安政4年（1857）の刊本においては麻酔薬に統一されているが，この統一は嘉永3年（1850）に出版された杉田成卿の「済生備考」中の「亜的耳吸法試説」の影響を明らかに受けていると

V 「麻酔」の語史について

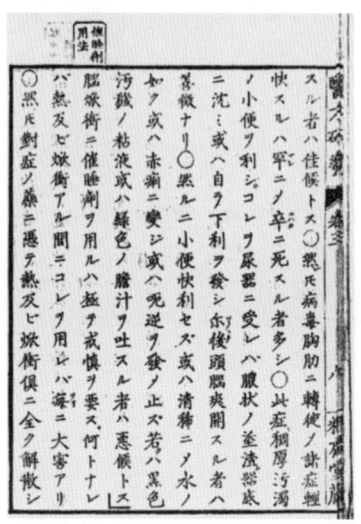

写真 3　欄外に「催睡剤」の語が見られる。

考えられる。

　さらに中村は，宇田川榛斎，榕庵父子の「遠西医方物考」(文政 8 年, 1825 刊) や「新訂増訂和蘭薬鏡」(文政 13 年，1830 刊) を調査し，阿片などの毒物を麻痺薬，または催睡薬と称していたと述べている。

　著者は，文政年間 (1818～1830) から天保 13 年 (1842) まで少し期間があるので，天保時代の初期の文献においてはどのような語が用いられているか調査した。

　序文に天保 2 年 (1831) の日付を有する足立世茂訳の「医方研機」には「催睡剤」「鎮痛薬」という言葉はあるものの「麻酔」という語は披見されない (写真 3)。天保 3 年 (1832) の杉田立卿訳「瘍科新選」の附録の阿芙蓉液の条に「催睡」という語が見える。さらに天保 8 年 (1837) 3 月刊の六六先生の著の「和蘭用薬便覧」には「麻酔」という語は見られない。このように著者が披見できた天保 10 年 (1839) 以前の医学書には「麻酔」の語は求められなかった。このことから嘉永 3 年 (1850) に欧米からエーテルによる全身麻酔という新しい概念が導入され，これを表現する言葉として，数ある類語の中から杉田成卿によって「麻酔」が選択されたことが明らか

250

である。

おわりに

著者は「麻酔」という語は嘉永3年（1850），杉田成卿によって造語されたと発表したが，その後の著者の研究やその他によって，この語の初出するのは緒方洪庵の「扶氏経験遺訓」の初稿本であり，それは天保10年(1839)から13年(1942)の間に阿片，曼陀羅華などを総称する語として，麻痺薬，鎮痙痺薬，麻痱剤，麻薬，麻睡薬などとともに麻酔薬という語が用いられていることが判明した。

しかし，現在われわれが意識している「麻酔」を明確な意味において用い，上記したさまざまな語を統一したのは，著者が主張したように杉田成卿であり，それは嘉永3年（1850）のことであることには変わりはない。

引用文献

1) 松木明知：麻酔科学史研究最近の知見（21）—「麻酔」の語史学的研究—．麻酔 32：1012，1983
2) 松木明知：麻酔科学のパイオニアたち—麻酔科学史研究序説—．東京，克誠堂出版，1983，p 109
3) 杉田成卿(訳)：済生備考(二)，亜的耳吸法試説．嘉永3年．松木明知編：日本麻酔科学史資料2．東京，克誠堂出版，1988 所収
4) 関場不二彦：麻酔法の麻字考．日本医事新報 849：19，1938
5) 西岡五夫：大麻に関する生薬学的研究．生薬学雑誌 35：189，1981
6) 松木明知：麻酔科学のパイオニアたち—麻酔科学史研究序説—．東京，克誠堂出版，1983，p 99
7) 中村　昭：緒方洪庵「扶氏経験遺訓」翻訳過程の検討．日本医史学雑誌 36：229，1989

3 「麻酔」の語史

✥✥✥✥✥✥✥✥✥

はじめに

　現在の日本の医学用語の中で，「麻酔」ほど誤って理解されている言葉はない。というのは，社会一般の方々がこの言葉を誤解して用いているのはまだ良いとしても，麻酔科医でさえ誤用しているからである[1]。専門家がよく理解していない言葉を一般の人たちが正しく理解するのは困難である。麻酔科学や麻酔科が社会的に受容されていない理由の一つがここにあることを，だれも気づいていない。

　この用語の問題は深刻な問題であるが，日本に麻酔科が誕生して以来[2]の約半世紀の間，だれもこの重大な問題を深く考えずに来たことが，事態をさらに深刻にしたもう一つの理由であると著者は考えている。これはものごとを表面的に理解するという日本人の特徴のひとつであり，加えて次から次へと言葉を造り，造っては"弊履"のように捨てて省みないことに原因していると思う。

　今回"麻酔の語史"を取り上げ，なぜ上述のような事態が生じたかを解き明かし，それによって地道ではあるが，日本における麻酔科学の正しい発展とそのいっそうの社会的受容の一助としたい。

1. "Anesthesiology"の語史

　日本語の「麻酔」の歴史について述べる前に，英語の Anesthesiology の

語史に言及する。麻酔法の発見以前には，それを表現する言葉は存在しない。したがって麻酔法が発見され，それが当事者によってその存在が主張された時点で，その言葉が誕生することになる。1832 年，英国の Henry H. Hickman[3]は二酸化炭素を吸入させて無意識状態を作り出し，それが手術時の疼痛除去にも応用できることを考えたが，彼はそれを suspended animation と表現し，特別の言葉を主張していない。1846 年 10 月 16 日，ボストンの歯科医 William T. G. Morton[4]は，Massachusetts General Hospital でエーテル麻酔の公開実験を行って成功した。エーテル蒸気吸入による意識消失や疼痛除去の状態を Morton の友人でハーバード大学医学部の解剖学，生理学の教授であった Oliver W. Holmes[5]は，ギリシャ語の語源を持ち，感覚を意味する esthesia に否定の接頭語 a(n) を付した An(a)esthesia という言葉を使ってその状態を表現すべきであり，その形容詞は an(a)esthetic とすべきであると Morton に書簡を送った。秀れた医学者で文人でもある Holmes の影響は強く，以降 an(a)esthesia という言葉がエーテルのみならず，クロロフォルムなどの薬物によってもたらされる無意識，無痛の状態をも意味するようになった。ただし，しばらくの間，全身麻酔は別に etherization, chloroformization とも呼ばれたが，その後徐々に an(a)esthesia が普及していく。

なお anaesthesia という英語の言葉自体は，1721 年にロンドンで初版が出された Bailey's Etymologial Dictionary (写真1) に初出している。これによれば，anaesthesia は脳卒中の後遺症としての感覚欠如や麻痺を意味する言葉として用いられた(写真2)。つまり anaesthesia は 300 年来，身体の一部の感覚欠如の状態を意味する言葉である。

英国では，この anaesthesia に学問を意味する接尾語 -ics を付して anaesthetics を造り，麻酔科学を意味する言葉とした。例えば，Oxford 大学の麻酔科学講座が Department of Anaesthetics と称されるのもこのためである。これは産科学を obstetrics, 経済学を economics などと称するのと同じであり，語尾に -ics を有する言葉は極めて由緒正しいともいえる。

一方，米国の Seifert[6]は 1902 年に anesthesia に学問を有する -ology を付けて anesthesiology という言葉を用いることを提唱した。米国医学の隆盛に加えて，経済力が背景にあってこの anesthesiology という言葉が世界的に普及し，1955 年に第 1 回の世界麻酔科医会がオランダのハーグで行わ

V 「麻酔」の語史について

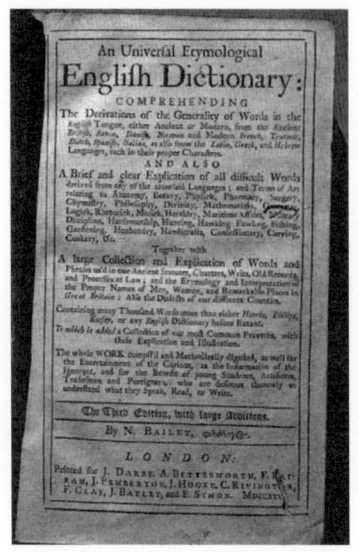

写真1 正式な書名は "An Universal Etymological English Dictionary" である。ここに示すのは1725年の第3版である。

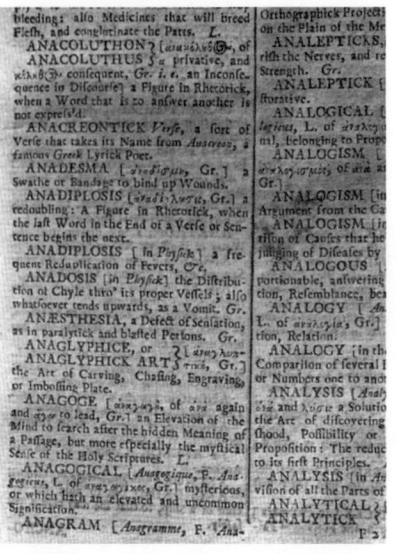

写真2 "Anaesthesia" の項。古い活字を使っているので現代の綴りにして示す。

ANAÆSTHESIA, a Defect of Sensation, as in paralytick and blasted persons. Gr. この項の内容は初版と同じ。

れた際，1st World Congress of Anaesthesiologists の言葉が採用された。英国の Armstrong Davison[7]は "anesthesiology" "anesthesiologists" を "ugly words" と評している。

2．「麻酔」という語の由来

「麻酔」という言葉が，漢字を用いているから中国で生まれた言葉であると誤解している人が多い。著者[8]は中国や朝鮮の史書や医学書に「麻酔」の語が披見されないことを証明した。したがって「麻酔」は日本で造語された言葉であることが判明した。1850年（嘉永3）に杉田成卿[9]が J. Schlesinger によるドイツ語の "Die Einathmung des Schwefel-Aethers"（1847）の Sarluis によるオランダ語訳 "Over den Invloed der Inademing van den

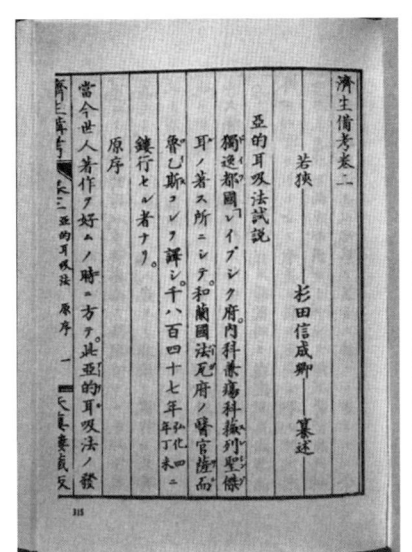

写真 3　杉田成卿の「亜的耳」(アーテル―松木注) 吸法試説」の第 1 枚目表
　成卿の「済生備考」巻 2 に収載されている。

写真 4　「亜的耳吸法試説」中最初に「麻酔」の語がみられる第 3 枚表
　第 6 行目の下に「麻酔」が披見される。

Zwavel-Aether"(1847)を日本語に重訳した際, オランダ語の "aetherization" や "narcose""narcotischen toestand", つまりエーテル麻酔やエーテル蒸気吸入による意識状態を「麻酔」の 2 字で表現したのである (**写真 3・4**)。もっと厳密にいうと「麻酔」は成卿より前に緒方洪庵が麻薬使用時の感覚の低下や消失を「麻酔」と表現した形跡があるが, 全身麻酔薬による意識消失を含む状態を「麻酔」と明確に規定し, 表現したのは杉田成卿が最初である。

　「麻酔」状態の一因子に無痛があるが, これを表現するために杉田は「麻」の字を用いた。「シビレル」意である。多くの語学者, 中国医学研究者[10)11)], 中国の医学者たちは「麻」は古代中国の名医華佗の「麻沸散」の「麻」に由来し, その「麻」の本態は「大麻」であり, 大麻が麻酔性を有するためと説明するが, それは誤りであろう。1804 年 (文化元) に「麻沸散」, 一名「通仙散」を用いて全身麻酔の状態を作り出し, 各種の手術を行った華岡青

V 「麻酔」の語史について

洲は，もちろん「麻酔」という言葉を知らなかったし，造らなかった。彼の「乳巖治験録」[12]には「正気恍忽として人事を識らず，終身（全身のこと—松木注）麻痺して痒痛を覚えず」とあって，「不識」を意識のないこと，「不覚痒痛」で感覚のないことを表現している。大麻を用いても全身麻酔の状態を作り出すことは不可能であり[13]，それに加えて西岡五夫博士[14)15)]の研究によれば古代中国の麻（大麻）には薬効成分としての tetrahydrocannabinol が含有されていないことが示唆されているのである。「麻」が感覚の欠如ないし低下を意味する理由は，麻（大麻）が古代中国において植物の代表であり，一般的に植物は動物とは異なって感覚を有しないことに起源すると思う。麻や木のように感覚がないことを意味する「麻木不仁」[16]という言葉の存在も著者の考えを傍証するものであろう。

さて，このように杉田は「麻」によって感覚の欠如を，そして「酔」によって意識の消失を表現した。「酔」の扁「酉」は「酒」つまり「薬」を意味し，旁（つくり）の「卒」は細々になって消失する意で，意識が消失する状態を表現したものである。いずれにせよ，このように杉田成卿は，薬物によって意識が消失し，感覚もなくなる状態を「麻酔」の2字で巧みに表現したのである。もっと分かりやすくいえば「麻酔」を英語で表現すれば analgesia and (general) anesthesia といってよいと思う。

3．「麻酔」は何を意味するか

「麻酔」という2文字が何を意味するのかよく分からない麻酔科医がいるのは嘆かわしい。「麻酔」は前述したように薬物による意識の消失や感覚の消失，低下を意味するのであり，他の原因，例えば脳出血などによる意識消失や感覚の低下を意味しない。これは脳卒中に伴う半身不随時に「麻痺」という言葉を用いることでも分かる。

このように本来は「麻酔」は状態を意味したが，時代が下がるにつれて，その状態を作り出すこと，つまり「方法」をも意味するようになった。日本国語大辞典の「麻酔」の条には「一時的に動物体の全身あるいは局所の感覚を麻痺（まひ）させること。またその方法」とある。したがって，現代的に「麻酔」が意味するのは，あくまでも「状態」であり「方法」である。

「麻酔」という語が誕生したとき，それに続く動詞としては「スル」「行フ」が用いられた。つまり「麻酔ヲスル」「麻酔ヲ行フ」が正しい用法であっ

た。ところが明治10-20年代に入って、催眠術（Hypnose）が日本に紹介された際、「麻（魔）睡」と訳されたため、「麻酔」と「麻（魔）睡」が同音のゆえに混同され、これに影響を受けて動詞も「麻睡（術）を"かける"」の「かける」が、「麻酔」にも使用されるようになった。加えて、往時行われたオープンドロップ法においてエーテルやクロロフォルムをマスク（現在のマスクとは全く異なる）に滴下したこと、つまり「かけた」ことも、「かける」という動詞が普及した一因であろう。したがって「麻酔」は「行う」のであって、「かける」ものではない。現在、教育の任にあたっている全国の教授の方々は「麻酔をかける」という表現を改め、「麻酔を行う」というように指導すべきと思う。上述した日本国語大辞典にも「麻酔」に続く動詞として「する」が示されている。

4．麻酔科学と麻酔学

　日本で「麻酔科」が誕生した際、誤って麻酔学という言葉が造られた。この場合、「科」とは臨床の一分科のことである。このことから「麻酔科」に対応する言葉は「内科」であり、「外科」であることは自明であり、「内科」や「外科」に対応するのは決して「麻酔」ではない。前述したように「麻酔」が意味するのは「状態」であり、「方法」である。しかし「内科」や「外科」は状態や方法ではない。臨床の一分科としての内科、外科の学問は「内科学」「外科学」であり、これにならえば麻酔科の学問は「麻酔科学」であって「麻酔学」でないこともまた自明である。このことが十分に理解されていないと思う。それは前述したように内科の「内」や外科の「外」に対応する語が「麻酔」であることを知らず、「内科」や「外科」に対応する語が「麻酔」であると誤解しているからである。

　内科の「内」や外科の「外」だけでは意味をなさないとする意見もあるが、このこともまた大いなる誤解である。「内」は「内景」の「内」であって体の「内部」の臓腑を意味する。つまり内科とは湯液によって臓腑を治療する科のことであった。一方、外科は古くは「創腫」とも呼ばれ、刺創、切創など身体の外部、外表の治療を行う専門として発達したため「外」の文字が用いられた。刀や槍などの金属による傷の治療をするため、外科はまた「金創」などとも呼称された。語史学的には「外科」のほうが古く、「本道」と呼ばれていた「内科」は後になって、「外科」に対応して「内科」と称呼されるに至ったのである。

V 「麻酔」の語史について

　次に，もう一つ誤解を招きやすいことがある。「外科」には英語でいうと，surgery と Department of Surgery の2つの意があるが，「外科」は前述したように臨床の一分科を意味するのであるから，「外科」は本来的に Department of Surgery である。そして外科学が surgery である。日本の英語の辞書では surgery の訳語として「外科」と「外科学」の2つを示しているが，正式には外科学ではないかと思う。しかし，一般の人たちにとっては「外科学」といっても分かりにくく，「学」の1字を去って「外科」としたほうが分かりやすく，発音もしやすいため，それが普及して今日のような外科，外科学という訳になったと思う。「外科の佐藤です」というと，詳しくは「臨床の一分科である外科（学講座，または外科学教室）に所属している佐藤です」という意味と，「学問としての外科学を専攻，研究している佐藤です」という2通りの意味になるが，通常この2つの意味が包含されているのである。

　さて，今一つの解決しなければならない問題がある。それは「麻酔科」の名称が，現在麻酔科で行われている診療活動をよく反映していないという主張が一部にあることである。これが「麻酔科」の科名を変更しなければならないという意見の根拠である。著者もこのような意見は一応認めているが，しかしこれを主張する人たちは大きな誤りを犯している。

　例えば，内科の例を示そう。内科という科名は少なくとも日本では二百数十年の歴史を持つが，この間，その診療内容は大きく変わったし，また今なお変わりつつあることはだれでも認めるところである。しかし，内科側から診療の内容，対象，方法が大きく変革したからとて，内科の科名を変更しなければならないという意見は一つも出たことがない。外科でもその診療内容，対象とも，大きく変わりつつあることはだれの目にも明らかである。しかし，外科側から科名を変更しなければならないという意見は，これまで出たことがない。診療内容が変わることは，科学が進歩するため必然的なことで，進歩するからといってそのたびごとに科名を変えるのであれば，科名がいくつあっても足りない。

　著者は少なくとも麻酔科の中には，従来から行われていたいわゆる手術時の麻酔，つまりいわゆる臨床麻酔に加え，蘇生，ペインクリニック，さらには集中治療が包含されるものと解している。したがって，科名として，「麻酔・蘇生学講座」などは不適切ではないかと考えている。このようにすると"麻酔"と"蘇生"は全く別個の独立したものとなるので，上述した

著者の考えに反するからである。

　結論的に申し上げると，「麻酔科」の科名が悪いのではなくて，これまで「麻酔科」の科名を一般の人たちに周知させる努力を適切に行ってこなかったことが悪いと考える[17]。

5．なぜ「麻酔科」「麻酔科学」が一般市民に理解されないのか[18)19)]

　臨床としての科名は3つの理由によって付けられる。第一は臓器別の名称といってもよい。人体内外部の臓器によるもので，内科，外科，耳鼻咽喉科，眼科，泌尿器科，産・婦人科などである。少し形而上的に表現すれば空間的科名である。専門化がさらに進むと単純に内科とか外科とばかりいっても分からないので，さらに臓器の細かい部分名を付してさらなる細分化された科名が誕生することになる。同じ内科でも消化器内科とか循環器内科，呼吸器内科，内分泌内科などであり，外科の方も消化器外科，心臓血管外科，内分泌外科，呼吸器外科などが誕生した。性による区別をする科は産・婦人科であるが，これは臓器別科名の中に含まれるものと考えてよい。

　一方，学問を総合しようとする動きもあり，この場合数科にわたる学際的内容を含むから"科"は付かない。付けようがないのである。例えば，集中治療医学である。第二は時間的科名と称してもよいもので，小児科，老年科などである。最近では「思春期」を付した科名も正式ではないが散見する。また時間的科名で学際的なのが，救急医学であろう。第三は手段が科名になっている場合で，放射線科がそうである。放射線を利用するのであり，特定の臓器や特定の年齢層を対象としていない。学際的意義が強ければ放射線医学となる。

　さて麻酔科の場合は，上述の中のいずれに属するのであろうか。特定の臓器のみを対象としているわけでない。確かに全身麻酔の場合，その対象は脳であるが，脳ばかりが対象でない。脊髄神経，末梢神経も対象としている。全身管理を行っているから中枢神経系，呼吸器，循環器すべてが対象である。性による区別もしていない。上述した第二のカテゴリーの年齢的制限も麻酔科にはない。新生児から老年まで，すべての年齢層を対象としている。

　そうすれば第三のカテゴリーに属することになる。麻酔科では主として

V 「麻酔」の語史について

「麻酔」という手段やそれに関連した知識と技術によって目的を達しているからである。放射線科ないし放射線医学の場合，X線やレントゲン（線）という一般の人々にもよく理解されている言葉が含まれているため，その科名は人々の中にも容易に浸透した。しかし"麻酔科"の場合，「麻酔」という専門家の間でもよく理解されていない状態や方法を意味する言葉に加えて，「麻薬」「麻痺」などと混同されやすいことが，「麻酔科」「麻酔科学」「麻酔科医」という名称が適切に社会に浸透していない要因であろう。このことをもっと声を大にして宣伝しなければならないと思う。著者の提案によって日本麻酔科学会が10月13日を「麻酔の日」[20]として一般市民に理解を求める運動を始めたのも洵に時宜にかなっていると思う。

おわりに

「麻酔」という語は，日本で造語され，1850年（嘉永3）に日本で正式に定義付けされたのであり，中国由来の言葉ではない。

麻酔科が診療科として独立してから約半世紀が経過したが，今なおその社会的受容は必ずしも適切とは考えられない。その一要因は，草創期に麻酔科学，麻酔科医という正しい名称が提唱されなかったことにあると著者は考えている。今なお「麻酔学」「麻酔医」という言葉を用いている方がいる現状は，日本における麻酔科医の社会的地位向上に，今しばらく時間を要することを強く示唆すると思う。

引用文献

1) 「麻酔」「臨床麻酔」「日本臨床麻酔学会誌」の巻頭言などにおいて，「麻酔科医」「麻酔医」「麻酔科学」「麻酔学」という言葉が混用されている．
2) 山村秀夫：本邦における麻酔の過去と展望．日本麻酔科学史資料1．藤田俊夫，松木明知編．東京，克誠堂出版，1987, pp 1-9
3) Rushman GB, Davies NJH, Atkinson RS（松木明知監訳）：麻酔の歴史—150年の軌跡—．改訂第2版．東京，克誠堂出版，1999, pp 7-8
4) Keys TE：The History of Surgical Anesthesia. New York, Schurnans, 1945, pp 27-29
5) 文献4のp 30
6) 文献3のp 213
7) Armstrong Davison MH：The Evolution of Anaesthesia. Altrincham, John Sherratt and Son, 1965, p 18

8) 松木明知：麻酔科学のパイオニアたち―麻酔科学史研究序説―．東京，克誠堂出版，1983，pp 109-118
9) 杉田成卿：亜的児吸法試説，済生備考巻 2．嘉永 3 年(1850)．松木明知編：日本麻酔科学史資料 2．東京，克誠堂出版，1988，pp 1-95 所収
10) 加納喜光：中国医学の誕生．東京，東京大学出版会，1987，pp 77-96
11) 石田秀実：中国医学思想史．東京，東京大学出版会，1992，pp 194-196
12) 華岡青洲乳巖治験録．写本（1804 年？）．天理大学図書館蔵
13) 松木明知：大麻とケシの文化史―「麻沸散の謎」―．日経メディカル 9 月臨時増刊号：38-41，1996
14) 西岡五夫：大麻の研究．ファルマシア 11：327-330，1975
15) 西岡五夫：大麻に関する生薬学的研究．生薬学雑誌 35：159-168，1981
16) 安西安周：麻木不仁について．日本醫事新報 849：4284-4285，1938
17) この問題について，著者はすでに下記において議論している．松木明知：続麻酔科の周辺．東京，克誠堂出版，1989，pp 19-22
18) 松木明知：麻酔科の周辺．東京，克誠堂出版，1987，pp 5-37
19) 松木明知：「麻酔」と「麻酔科」と「麻酔科学」―なぜ「麻酔科」が広く社会に認められないのか―．麻酔 49：195-200，2000
20) 松木明知：「麻酔の日」の制定を．日本麻酔科学会 NEWSLETTER 8(3)：17，2000

VI

麻酔薬開発と
麻酔法の歩み

1 麻酔薬の発見と歴史的経緯

✻✻✻✻✻✻✻✻✻

はじめに

　日常の臨床において，何気なく使用している多くの薬剤の一つ一つには，幾多の先人の血の滲むような研究と隠されたエピソードが秘められている．薬剤の薬理学的特性を知ることはもちろん必須なことではあるが，その薬剤の背後に潜む周辺の知識を持つこともまた自分の行う医療に対して，"幅"と"深み"を与えることにもなり，後輩や学生への指導に際しても，重要でありかつ有用であると思われる．

　歴史的観点，つまり時間の因子を考慮に入れたものの観察は，より客観的なものの考え方をする上で必須であり，現代の医学教育に欠けていることの一つではないかと著者は考えている．

　病める臓器を治すのではなくて，病める人間を治療することが指摘されて久しいが，このことはものごとの狭い一面のみを見るのではなくて，全体として (as a whole) 観ることの重要性を示唆するものであろう．以下，主要な薬剤について述べて見たい．

1．エーテル（ジエチルエーテル）

　医療に用いられる薬剤の運命は一般的にはかない．多くはわずか数年の命脈もなく，この世から消えていく．このような薬を abortive drugs という．多くの薬剤のはかない運命にもかかわらず，麻酔作用の発見以来，約

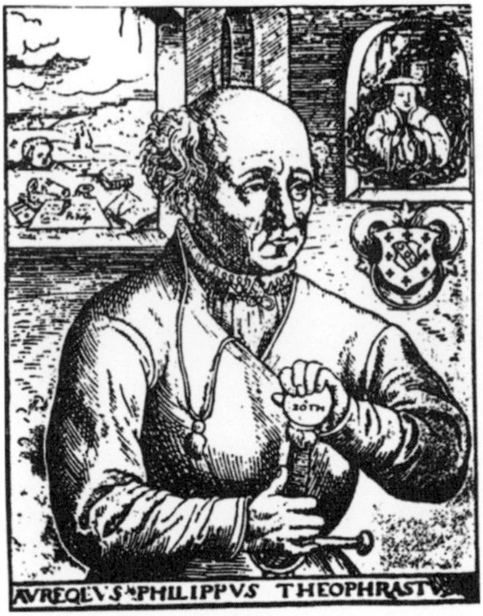

VI 麻酔薬開発と麻酔法の歩み

写真 1

150年間命を永らえているのがジエチルエーテルである。
　一般には1846年10月16日，モートンがボストンのマサチューセッツ総合病院で公開実験を行い成功を収めたのが，エーテル麻酔のはじまりとされるが，実はそれよりも4年前にジョージアの開業医クロフォード・ロングやロチェスターのクラークがエーテルを臨床に用いて成功したのが，最初である。
　もっともエーテルがヴァレリウス・コルドスとパラセルスス（**写真1**）によって合成されたのは1540年頃とされ，とくにパラセルススは小動物に対してエーテルが麻酔作用を有することを知っていたという。アルコールと硫酸から作られたため，はじめ"甘い硫酸"と呼ばれたこの薬を，1730年ロンドンに住んでいたドイツの化学者フロベウスがエーテルと命名した。
　モートンによる公開実験の成功以来，エーテル麻酔の情報は3週間という速さでヨーロッパ大陸へ伝えられ，そして英国から全世界へ伝わっていった。しかしこのエーテル麻酔のプリオリティーを巡って，モートン，ジャックソン，ウェルズが醜い争いをし，この3人とも悲劇的な死を遂げたことは余りにも有名である。

当時，文化的に旧大陸に遅れていたアメリカであったから，エーテル麻酔発見を非常に誇り，American discovery と称した。しかし刺激臭と導入覚醒が遅く，さらに爆発性を有する薬理学的特性の故に徐々に使用されなくなり，現在では一部の国や，低体温麻酔時に応用される以外にはほとんど使用されなくなった。

しかし150年の命脈を持ち続けた理由の一つは，その安全域の広さと代謝面での安全性にある。将来，手術室環境が改善され，爆発性の問題が解決されると，経済性の点から再び臨床に応用されるかもしれない。

2．クロロフォルム

1846年の臨床への導入以来，1, 2年のうちにエーテルは全世界に広がったが，しかしたちまちその地位は，クロロフォルムに奪われてしまった。

クロロフォルムは，1831年アメリカのガスリー，フランスのスーベイラン，ドイツのリービッヒによりおのおの独立して発見されたが，フランスの生理学者の動物実験からヒントを得て，エジンバラの産科学教授のシンプソンが麻酔作用を発見した。エーテル麻酔の American discovery に切歯扼腕した英国人は，クロロフォルム麻酔を British discovery と称した。

シンプソンは自宅で，友人とともに自らクロロフォルムを吸入した。1847年11月4日のことである。そして早くも11月8日には彼は臨床に応用したのである。現在では想像できないほどの速さであった。

エーテルほどの異臭もなく，導入覚醒が速いことから，たちまちのうちにエーテルを駆逐して，燎原の火のように全世界に広がっていったが，麻酔作用発見後わずか3カ月後，最初の麻酔死の患者が出た。英国のニューカッスル・アポンタイン近くのウインレートン村に住むハンナ・グリーナーという15歳の女性で，以来その心毒性，肝毒性が問題となったものの，麻酔効果が迅速な点から，多くの人々の支持を得た。患者に対する作用よりも，医師側の薬の使いやすさがものを言ったのである。このため少なくとも100年の間に数万人が死亡したと思われる。遂に臨床に応用されなくなったのは，100年後のことであった。クロロフォルムはハロゲンを含む最初の揮発性麻酔薬として歴史的意義を有している。

3．ハロセン（ハロゲン化炭化水素系薬剤）

炭素の鎖にハロゲンが付くと麻酔作用を有することは，クロロフォルム

からも分かっていたが，第2次世界大戦中，ウランの同位元素を分離するためフッ化炭化水素が利用され，これが契機となって結果的にハロセンが生まれたのである。

英国のサックリングがハロセンを合成したのが1951年で，同じく英国のジョンストンが臨床に応用したのは5年後1956年であった。

迅速な麻酔の導入と覚醒は，たちまちエーテルやトリクロールエチレンを駆逐して，吸入麻酔薬中の王座を占めた。しかし術後の肝炎の主な原因であると誤まれたため，次第に次の世代のエンフルレン，イソフルレンにその座を譲った感がある。ハロセンが導入された頃，肝炎の原因も十分に解明されておらず，何でもハロセンに原因が求められたのである。

この中間に位置したのが，メトキシフルレン（ペントレン）で，1960年にアメリカのアルトゥージオらにより臨床に導入された。強力な鎮痛作用を有し，かつハロセンとは異なって心臓の被刺激性が亢進しないなど，非常にすぐれた薬理作用を示すが，低張多尿を呈するという腎毒性の点から姿を消してしまった。

このような背景で，他の薬剤の開発に力が注がれ，テレルによって1963年エンフルレン（エトレン）やイソフルレン（フォーレン）が合成され，前者は1966年，後者は1971年に臨床に応用された。発癌性があるとの誤った実験結果のため，イソフルレンの臨床への応用が大幅に遅れ，そのため日本では使用が大幅に遅れたのは残念である。

4．亜酸化窒素（笑気）

1772年，英国のプリーストリーが発見したが，鎮痛作用がデービーによって指摘されたのは28年も後の1800年であった。その後しばらくの間，欧米では現今のシンナー遊びのように亜酸化窒素を吸入することが流行し，興行の出しものにもなった。歯科医ウェルズはマサチューセッツ総合病院の外科医ワレンの面前で亜酸化窒素の実験を行ったが全くの失敗に終わり，このためしばらくの間，亜酸化窒素は臨床に応用されることはなかった。

1869年になって，シカゴのアンドリュースが亜酸化窒素と酸素の混合ガスを推奨し，亜酸化窒素は安全に使用されるようになった。それまでは100%の亜酸化窒素が吸入されていたため，意識を失うのは亜酸化窒素のためばかりでなく，低酸素のためでもあった。

臨床応用以来，100年経過した亜酸化窒素は寿命が長いが，骨髄やビタミン B_{12}，さらには環境への影響などの問題があり，このまま使用していってよいか否か疑問がある。亜酸化窒素の使用を止めてしまった施設もある。もし亜酸化窒素が現在新しく開発されたとしたら，現在の安全性の基準をクリア出来ないのではないかと考えられる。

5．バルビツール

　バルビツール酸は1864年，ドイツのバイエルによって合成されたが，バルビツールは1903年，有名なフィッシャーとメリングによって合成された。後にヴェロナールと称された薬剤である。一説によるとフィッシャーがバルビツールを合成した日が聖バーバラの日であったので，バルビツールの名称がつけられたともいう。以来この系統の薬剤が2000種以上も合成されたが，臨床にまで応用されたのはわずか10種に満たない。正にabortive drugの洪水である。1931年，ネンブタールは英国のマギル，アメリカのランディによっておのおの臨床的に利用された。

　現在，広く使用されているペントサール・ソジュームは，ヴォルウィーラーらによって1932年に合成され，メーヨクリニックのランディー，ウィスコンシンのウォーターズらによって，1934年最初に臨床に使用された。

　1941年12月，日本軍の真珠湾攻撃で負傷した兵士の手術時にペントサールが単独で使用されたため，多くの死亡者を出した。出血性ショックに陥った患者に使用されたのであるから，現在の知見からでは当然の結果である。このため一時的にペントサール自体に原因が求められた。このようなことからパールハーバー事件といえば，米国人にとっては，日本軍の奇襲を受けたこととペントサールによる兵士の死亡者続出という2つの意味を持つのである。しかし最近の研究によれば，当時の記録を精査したところ，負傷兵士の死因にペントサールは関係していないという。

　現在まで約50年の歴史を有するペントサールは，ある意味では非常に安全性の高い薬剤であるといわねばならない。他の分野を眺めても，半世紀以上の歴史を有する薬剤で，今なお世界中で用いられている薬は極めて少ない。

6．ケタミン（ケタラール）

　デトロイトのマドックスがフェンサイクリジンを合成したが，せん妄な

どの副作用が強く,臨床的に有用とはならなかった。そしてこの誘導体として合成され,臨床にも使用されたのがケタミンである。1964年から1966年にかけてのことであった。ケタミンは他の麻酔薬に比較して,異なる麻酔状態を作り出す。意識消失や鎮痛状態に比して,活発な活動所見が脳波上認められ,このことから解離性麻酔薬 (dissociative anesthetics) と呼ぶ人もあるが,一部の人々はこれに反対する。同様な所見は,いわゆる吸入麻酔薬を用いた時の興奮期に共通的に観察されるからである。

強い鎮痛作用を有することは,他の静脈麻酔薬に見られない特徴であり,かつ静注,筋注,経口,経直腸,点滴静注とあらゆる投与が可能である。とくに筋注が可能なことから,麻酔科以外の各科の医師によって無批判に使用され,多くの合併症を起こした。単に売れればよいとする日本の薬業界の性格の一端を示すものであろう。

麻酔薬はまず麻酔科医を対象として売ればよいのであり,手軽に使用されるからとして麻酔科学を熟知していない医師に安易にその使用を奨めてはいけないと思う。このような運命は結局はすぐれた薬剤の寿命を縮めることにもなるからである。経験未熟なものが安易に行うことが,致死的合併症を招く最大の原因であると言われる所以である。

ケタミンはその特徴を知悉して用いると非常に有用であり,大変価値がある。われわれは近年,小児に対して麻酔前投薬をもかねて経直腸的に用いており,その有用性を高く評価している。

7. モルヒネ

近年における麻酔科学のトピックスの一つはオピオイドの応用であろう。神経系の中でも,主として中枢神経系にミュー,カッパ,シグマなど各種のオピエート受容体が発見され,それらに対応する薬剤も合成されつつある。これらのオピエートのくも膜下腔や硬膜外腔への投与は,術中や術後の疼痛の問題を大きく解決しつつあるといっても過言ではなく,米国で新しく始められる24時間営業の疼痛対策センターは,主としてこのような方法を採用するという。

モルヒネのくも膜下腔投与による長時間の鎮痛効果は1979年のワンらの発表が世界で最初であると考えられているが,事実はそれと違い,それよりも75年も早い1904年に日本の北川乙次郎が世界で初めて臨床に成功しているのである。

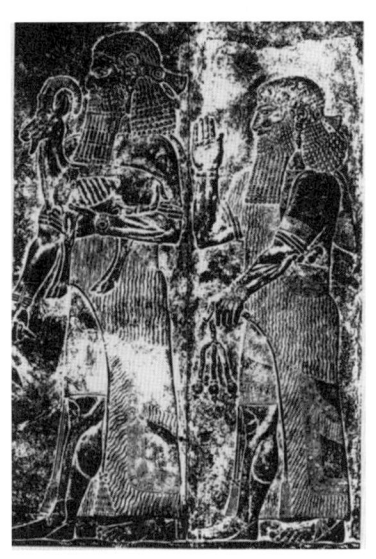

写真 2

　1960年代,アメリカのローウェンスタインらによる大量モルヒネ麻酔は,心機能の抑制がないことから,心臓外科時の麻酔法として脚光を浴び,モルヒネを再認識させた。このことが契機となって,同じくアメリカのユタ大学のスタンレーらによる大量フェンタニール麻酔の発展を促した。

　また最近では,末期疼痛に対してもモルヒネを含む水溶液がブロンプトンカクテルとして広く用いられ,非常な効果をあげている。

　モルヒネを代表とする麻薬ほど,新しくてかつ古い薬剤はない。阿片中の一成分として分離したのは,ドイツの薬剤師ゼルトナーで1806年のことであった。ちょうどわが国では例の華岡青洲が麻沸散,一名通仙散を用いて全身麻酔下に手術を行い始めた頃である。

　モルヒネを含む阿片が医薬品として用いられたのは相当古く,**写真2**に示すように2500年前のアッシリアのレリーフにも植物のケシが刻まれ,また古代エジプトのパピルスにも記されている処方にも阿片が含まれているという。

　日本では300年前から阿片を含む薬剤が津軽藩で作られ,津軽一粒金丹として全国的に名を知られていた。当時津軽地方以外の日本において,ケ

シが栽培された形跡はない。著者の研究では，恐らくジャワから直接的に津軽地方にケシが船載された可能性がある。

8．筋弛緩薬

1942年7月，モントリオールのグリフィスとジョンソンは，世界で最初にサイクロプロペイン全身麻酔中に筋弛緩薬を用いた経験を"Anesthesiology"誌上に発表した。麻酔科学史上画期的な発表であった。

以来，麻酔のみならず，電気ショック時の骨折予防や人工呼吸など種々の分野に応用され，現在では臨床麻酔上不可欠の薬剤となった。balanced anesthesia という考えも一層明確な概念となったのである。

筋弛緩薬は南米の先住民たちが用いていた矢毒であったが，15世紀末の新大陸の発見以来，南米の文物がヨーロッパに紹介されることになり，その一つとして矢毒クラーレもヨーロッパに知られるようになったのである。

ヨーロッパにおいてその薬理作用が深く研究され，1850年から1864年にかけて，クロード・ベルナールはクラーレの作用部位が神経-筋接合部であることを発見した。しかしその構造式が決定されたのは1935年，ロンドンのキングによってであった。以来続々と新しい筋弛緩薬が開発され，臨床に応用されつつある。

しかし初期に薬理学的特性が十分に知悉されなかったり，筋弛緩薬の導入は麻酔死を増加させるという誤った結論がビーチャーなどによって出されたこともある。

9．局所麻酔薬

局麻薬といえば，コカインに言及しないわけにはいかない。1855年，ゲンティックはコカの葉からアルカロイドを分離し，エリスロキシリンと名付けた。4年後，ニーマンは改めてコカからこれを分離精製してコカインと命名した。

1884年，ハイデルベルグの眼科学会の席上，カール・コラーによってコカインの局所麻酔作用が発表されたが，それよりも以前に局所麻酔作用は知られており，実際に使用されていた。カール・コラーの発表以来，一般的になったのである。さらにカール・コラーが眼科麻酔に応用したのではなく，実はフロイドが発見したのである。フロイドが婚約者に会うため，

一時的に研究をストップして研究室を留守にした時に，コラーが学会で発表したのであった。共同演者としてのフロイドの名前はなかった。このためフロイドは精神科へ転じたのであると従来の医学史は教えているが，事実はこれと異なる。次節を読んで戴きたい。コカインは毒性が強いため，希釈して用いる方法がドイツのシュライヒによって提唱され，彼の局所浸潤麻酔が世界中に普及された。しかし相変わらず毒性が問題となり，そのことが1901年のストバイン，1905年のプロカインの臨床への導入となった。さらに毒性が低く，麻酔効果の大きな薬剤の開発が推進され，1943年，リドカイン（キシロカイン）がレーフグレンによって合成され，3年後の1947年，ストックホルムのゴルドスによって臨床に試みられた。これら局所麻酔薬の開発，発展は，多くの局所麻酔法の開発を促進させた。

おわりに

紙数の制限もあり，隠されたエピソードのほんの一端を記したに過ぎないし，言及していない多くの麻酔薬や麻酔に関連した薬剤がある。機会を改めて記すこともあろう。

麻酔関係の薬剤の歴史については，他の分野におけるよりも多くの参考文献がある。それだけ麻酔薬の歴史が人々の関心を集めるからでもあろうし，医療の歴史の中で占める位置も重要なものであるからであろう。

参考文献（主要な単行本だけを記す）

1) 松木明知：麻酔科学史のパイオニアたち．東京，克誠堂出版，1983
2) 藤田俊夫，松木明知：日本麻酔科学史資料．東京，克誠堂出版，1987
3) 山村秀夫：痛みの征服．麻酔科医の誕生．日経新書35．東京，日本経済新聞社，1966
4) Matsuki, A.：Dr. Snow on the inhalation of ether. Tokyo, Iwanami Book Center, 1987
5) Robinson, V.：Victory over pain. A history of anesthesia. London, Sigma, 1947
6) Bishop, W. J.：The early history of surgery. London, Robert Hale, 1960
7) Keys, T. E.：The history of surgical anesthesia. New York, Dover, 1963
8) Hartley, H.：Humphry Davy. London, Thomas Nelson, 1966
9) MacQuitly, B.：Victory over pain. Morton's discovery of anesthesia. New York, Taplinger, 1969

10) Volpitto, P. P., Vandam, L. D. and Adriani, J. : The genesis of contemporary American anesthesiology. Springfield, C. C. Thomas, 1982
11) Rupret, J., van Lieburg, M. J., Lee, J. A. and Erdmann, W. (Eds) : Anesthesia. Essays on it's history. Berlin, Springer-Verlag, 1985

② コカインの局所麻酔作用

　全身麻酔法（全麻）が 1846 年に発見され，約 40 年遅れて，1884 年に局所麻酔法（局麻）が医学の歴史に登場した[1]。局麻が全麻に遅れて登場した理由は，一つには局麻の発達に必須の注射筒や注射針の開発が遅れたことである。Wood や Pravaz による注射筒の発明は全麻発見から約 10 年後のことである。全麻の発見で局麻の必要性と緊急性が認識されなかったことも理由の一つであろう。

　局麻の歴史はコカインに始まる[2)3)]。コカインは南米原産のエリスロキシロンコカの葉から作られる。南米のペルーでは有史以来，儀式に際してコカの葉が用いられた。人に"エネルギー"を与えるからである。スペイン人はコカの葉をヨーロッパに持ち込んだが，しばらくの間は医学，薬学の研究対象とはならなかった。1855 年，ドイツの Gaedcke はコカの葉から粗コカインともいうべき物質を抽出したが，それ以上の進展はなかった。オーストリアの博物学者 Scherzer が軍艦ノバラ号で世界一周の旅行の途中，乾燥したコカの葉をペルーで入手して，ゲッチンゲン大学の Wöhler の手許に届けた。Wöhler は助手となって研究テーマを求めていた Niemann にこのコカの葉を与え抽出分析を命じた。Niemann は 1860 年に結晶を得て，その物質を植物名に因んでコカインと命名した。

　コカインは直ちに多くの研究者の注目を集め，1862 年に Schroff は人体で麻酔作用の実験を行い，1868 年に Moreno はカエルの足にコカインを注射して麻痺状態を作り出し，局麻の可能性を指摘した。1880 年 Anrep は

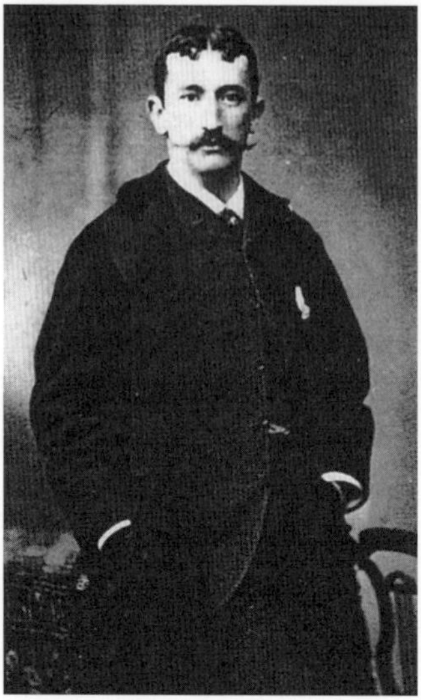

写真 1　Koller

種々の動物実験を行って局麻薬としての可能性を示唆しただけに留まった。このような状況のためコカインは医学界，薬学界の注目を集めず，英国ではコカインはカフェインの代用物ではないと宣言された。このため薬局方にも収載されなかったが，お蔭で常習使用者も現れなかった。

　コカインの局所麻酔作用発見の経緯については，発見者 Koller（**写真 1**）が 1941 年に書いた手紙に詳しい。これは一般に知られておらず，発見に精神分析で有名な Freud が関わっているという一部の人たちの説[4]を否定している。M. G. Seelig 博士の「過去 100 年の医学の歩み」[5]中の「麻酔の項」に反論して Koller が書いた手紙である。歴史的価値のためアメリカ医師会雑誌[2]に収載された。Koller と Freud の関係がよく知られよう。以下に抄出しておく。

　Seelig 博士殿
　昨日偶々あなたの論文を読んで感激しましたが，「麻酔」の項で「Freud が外科手術のため局所麻酔薬としてのコカインの使用に関与した」という彼の熱心な信奉者たちの言葉を引用するという誤った記述がされて胸が痛

みます。Freud が自伝の中で事実を述べておりますが，あいまいな表現のために，信奉者たちは事実ではない面を取り上げて Freud の功績を讃えているのです。局麻薬のコカインを発見したのは Freud でなく，私でもありません。Wöhler の助手の Niemann が発見したのです。以来 Moreno, Anrep など極めて多くの人たちが研究しました。

　1884年の春 Freud はモルヒネ中毒の友人をコカインで治療しようと考えました。彼自身麻酔ということは頭になかったのです。彼は私や Koenigstein にこの実験に参加するよう求めました。Freud が婚約者に会うためハンブルグに出発したときに私たちは研究を開始しました。出発時 Freud は友人に"病んだ目"にもコカインを使うように求めました。麻酔の目的のためではなかったのです。友人はコカインの瞳孔収縮作用に驚き，虹彩炎やトラコーマの治療にコカインを用いました。

　私がコカインには秀れた麻酔作用があるといっても誤りであるとして一笑に付しました。しかしその夕方，病院の医師集談会で彼は私からその知識を得たことは一言もいわずに，コカインには秀れた麻酔作用があると発表したのです。これを後で聞いた Freud はこれを重大発言と考え Koenigstein に手紙を書かせ，医学新聞に投稿させました。この中で友人は麻酔作用の発見の先取権を主張していません。Freud も自伝の中で，彼が局麻作用の発見という重要なことを見逃したことを残念に思っていたが，その功績は私にあると認めております。事実は上記の通りです。誤った歴史は訂正することが大変困難であります。

Carl Koller

　コカインの局麻作用を発見したのは Freud であるとの説が一部において行われているが，これを否定しているのである。ウィーン大学医学部の総合病院に勤務していた Freud はコカインに興味を持ち，1884年に「Ueber Coca」と題する著書を発表した。そして彼は全身作用，とくにその強壮作用，興奮作用に注目して友人 Freischel のモルヒネ中毒を治療しようと考えたのである。病理学者の Rokitansky の助手であった Freischel は感染のため拇指を切断し，その断端神経腫の痛みのためモルヒネ中毒となり，これを治療するためコカインを用い，コカイン中毒になったのである。

　Koller は貧しかったため1884年9月15日ハイデルベルグの眼科学会

ON THE USE OF COCAINE FOR PRODUCING ANÆSTHESIA ON THE EYE[1]
BY DR. CARL KOLLER.
TRANSLATED AND REVISED BY J. N. BLOOM, B.A., M.D.

GENTLEMEN,—I take the liberty of addressing you in order to inform you about some experiments which I have undertaken in order to produce anæsthesia on the eye. It is not the first communication which I have made on this subject. I have already addressed such a one, in order to preserve my priority in this discovery, to the Convention of German Oculists, which, as it annually does, met on the 15th and 16th of September in Heidelberg. Dr. Brettauer of Trieste was kind enough to bring my communication into notice and to repeat my experiments before the Convention, and since then the same have been repeated and confirmed in various other places.

It is a well known fact that cocaine, an alkaloid produced in 1859 by Nieman from the leaves of the erythroxylon coca, possesses the peculiar property, by its local application,

[1] A paper read at the meeting of the Vienna Royal Imperial Society of Physicians on Oct. 17th, 1884.

写真 2

に出席することができなかった。そのため友人の Brettauer に自分の論文の代読と臨床実験の供覧を依頼した。友人による発表と供覧は大きな反響を呼んだ。この論文は後に"Klin Mbl Augenheilk"[6]に発表された。これは直ちに英国圏の雑誌にも訳されて転載された（写真 2）。Koller はまずイヌとウサギに 2%のコカイン溶液を滴下して麻酔作用を見出し，彼自身と友人の眼で同じく 2%溶液 1，2 滴を滴下して，1，2 分後に麻酔作用が発現し数時間後に消失するが，視力には関係なく縮瞳は 20〜30 分続くことを述べ，これらの実験が発表の 2 週間前に行われ，臨床的に有用であろうと述べている。

翌月の 1884 年 10 月 17 日ウィーンで開かれた帝国医学会で，Koller は初めて自分の研究発表を行うことができた。こうして局所麻酔薬としてのコカインの臨床的有用性を確立した Koller であったが，それに見合うだけの地位をウィーンでは得られず，ユトレヒトの眼科病院に移り，Donders 教授の下で 2 年間研修した。しかし Koller はもう一度ウィーンに戻ってよい地位に就こうと努力したが，ついに実現しなかった。性格的な面でウィーンの大学医学部の上層部と折り合いが悪かったためという。

1888 年，Koller はウィーンを離れてニューヨークに渡り，マウントサイナイ病院に勤務し，歳月の経過と共にその地位は上がっていった。1922 年

アメリカ眼科学会から Howe の金賞を贈られ，1929 年にはハイデルベルグ大学からクウスマウムメダルが，1930 年にはニューヨーク医学アカデミーの最初のメダルが与えられた。彼はハイデルベルグ眼科学会，ブタペスト王立医学会など多くの学会の名誉会員に推薦された。1944 年 3 月 12 日ニューヨークで逝去。享年 86 歳。

1962 年 Koller の娘が Freud の息子と連絡を取り，Koller と Freud との間に交わされた手紙を発掘して，それらを基にして記した論文がある。Koller の研究にはかかせない論文である[7]。

文　献

1) ラッシュマン GB 他，松木明知監訳：" 麻酔の歴史―150 年の軌跡―" p 1～22，東京，克誠堂出版，1998.
2) Mortimer W：History of Coca. Berkeley, And/Or Press, 1914.
3) Kennedy J：Coca Exotica. The Illustrated Story of Cocaine. Rutherford, Fairleigh Dickinson University Press, 1985.
4) Calatayud J & González Á：History of the Development and Evolution of Local Anesthesia Since the Coca Leaf. Anesthesiology 98：1503, 2003.
5) Seelig MG：History of cocaine as a local anesthetic. J Am Med Assoc 117：1284, 1941.
6) Koller C：Vorläufige Mittheilung über locale Anästhesierung am Auge. Klin Mbl Augenheilk 22 (Beilageheft)：60, 1884.
7) Becker HK：Carl Koller and cocaine. The Psychoanalytic Quarterly 32：309, 1963.

③ 産婦人科麻酔の歴史

❀❀❀❀❀❀❀❀❀❀

はじめに

　ほかの動物に比較して大脳が著しく発達した人類であるから，分娩時の強い疼痛も経験される．このような理由のため分娩時の疼痛の歴史は大変古い歴史を有することになる．そのあらましを欧米と本邦に分け，かつ各時代毎に略述する．

1．原始時代

　人々は分娩時の痛みを悪魔の仕業と信じ，それから逃れるため，いわゆるシャーマンや medicine man に頼んで祈ったり，お守りを作って悪魔を追い出してもらったり，産婦の腹をマッサージしたりして痛みの軽減に努めたという．これらの痕跡は現在世界各地の未開発民族の習俗の中に見い出される．
　古代エジプトのパピルスやバビロニアの粘土板，さらには旧約聖書などの記述から推察すると，各種の薬草も疼痛軽減に使用されたことは確実である．この時代ドイツのライン川流域ではケシが栽培されていた形跡があり，阿片の使用もされていたと思われる．しかもあくまでもいわゆる暗示療法ともいうべき精神的方法が主流であったと思われる．

2．ローマ時代から中世時代

分娩痛は人間の原罪のためとする考えはこの時代に支配的であった。Pain の語源であるラテン語の Poena は「罰と祈りによる解放」を意味したことから考えると，とくに信心深い産婦は痛みを積極的受容した姿勢がみられ，さらに分娩中の痛みを耐えることは女性の優雅とも考えられた。しかし一方では何とか痛みを取り去ろうとする努力も模索され，阿片やワイン，ビール，ブランデーなどが産婦の側におかれていたという。現代でいうところの一種の patient controlled analgesia ともいえる。

3．ルネサンスから18世紀

ルネサンスにおいて，化学，物理学，生理学，解剖学などの科学の分野で輝かしい進歩がみられたが，分娩時の痛みの除去，軽減の点では古代，中世代とほとんど変わらなかった。一部の地域では依然として魔女が痛みをもたらすとも考えられ，彼らを追い出せば痛みがなくなると信じられていた。また一部の地方では宗教的観点から，痛みの軽減を企てる者は異端視された。たとえば1591年にエジンバラのニーフェイム・マックアルヤンはアグネス・シンプソン夫人の2人の子供の分娩時に痛みを取り去ることを手助けしたという罪で生き埋めの刑に処された。ワインなど酒類も依然として使用されたが，記録によればオニサルビアを煎じた汁を飲んだり，煎じた葉を臍に貼ったりした。1800年の初めになっても，自分の毛髪と蟻の卵をパン粉に混ぜて作ったパンを食わすという疼痛緩和処方が米国の正式な医師によって処方されたりした。この頃の医師たちは分娩時の疼痛対策として痛みから気をそらすため催吐作用のある薬を投与したり，激しい運動をさせたり，断食させたり，瀉血などを行っていた。米国の有名な医師 Benjamine Rush は，「将来子宮運動に影響せず疼痛を減ずる薬物が発見されるであろう」という論文を書いた。

4．19世紀の前半—産科麻酔の黎明—

後にウイリアム・オスラーをして「人類に対する最大の贈り物」と評された全身麻酔の発見は逆に産科麻酔によって大いに発展したともいえる。アメリカのジョージアのクロフォード・ロングは1842年エーテル麻酔を外科手術に応用し，さらに分娩にもエーテル麻酔を応用したのであったが，

この事実を1849年まで発表しなかった。彼がエーテル麻酔を行った4年後の1846年歯科医のウイリアム・モートンはボストンのマサチューセッツ総合病院でエーテル麻酔の公開実験に成功して，そのニュースは瞬く間に全世界に伝播された。この情報を知って一早く分娩時にエーテル麻酔を用いたエジンバラのシンプソン教授に産科麻酔の創始者の栄光が与えられた。1847年1月19日のことであった。ボストンのモートンの実験から3カ月後，エーテル麻酔が英国に伝えられてから4週間後のことであった。シンプソンの産科麻酔の情報も迅速に世界各国へ伝えられて追試者が続出した。ロシアの外科医ピロゴフは経直腸的にエーテルを投与して分娩に応用した。

　一部の医師たちからは暖かく迎えられた産科麻酔であったが，多くの医師や宗教界からは猛烈な反対が起こった。聖書の中に「汝苦しみて子を生むべし」とあることに反するというのであった。これに対してシンプソン

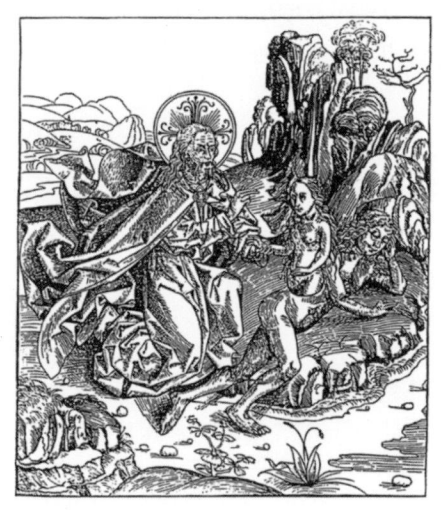

図1　1493年刊「ニュールンベルグ年代記」

　版画はミカエル・ボールゲミュート。創世紀の「神がアダムを眠らせてイブを作った」場面を示す。トーマス・キイズの「外科麻酔の歴史」の表紙にも使われている。

は同じく聖書の「創世紀」の神がアダムを眠らせてイブを作ったという記述（図1）を引用して反論した。この論争は1853年4月7日英国の麻酔科医ジョン・スノーがビクトリア女王の第八子レオポルド王子の出生時にクロロフォルム麻酔を行い，女王も大変満足したことで決着がついた。この"大事件"は産科麻酔に大反対であった編集長トーマス・ウェークレイの意向でランセット誌に掲載されなかった。しかし1857年4月18日のベアトリーチェ王女の出産の時にスノーが再びクロロフォルム麻酔を行った時には，ランセット誌もこれを報じ，医学界全体が産科麻酔を承認したことになった。

　米国における最初の産科麻酔は1847年4月7日ボストンのナサン・キープ医師によって行われ，患者はファニー・アップルトン・ロングフェロー，つまり有名な詩人ヘンリー・ワーズワース・ロングフェローの妻であった。その結果はロングフェロー夫人は意識を失うことなく，しかも除痛は満足すべきもので，その月のボストン内科・外科学雑誌に報告された。2年後にボストンで開催された米国医学会で産科麻酔がテーマの一つに取り上げられ，産科麻酔は"分娩時の疼痛軽減が対象となるばかりでなく，困難な分娩や鉗子分娩時にも応用すべきである"と結論され，市民権を得た形となった。これに刺激され産科麻酔はカナダ，オーストラリア，ニュージーランド，南アフリカで行われ始めた。しかしアメリカにおいても産科麻酔の普及は順風満帆とはいえず，たとえばフィラデルフィアのチャールズ・メイグス教授は反対の先頭に立ち，4時間の分娩で，子宮の収縮は50回，1回の収縮は30秒，つまり産婦は25分の痛みを我慢すればよく，これを取り去るのに麻酔薬を用いるという大きな危険を犯すことはないと反対した。

5．19世紀の後半

　全身麻酔が発見されて，ただちにそれは産科麻酔に応用されたが，それにも拘わらず，その後の発展は遅々としたものであった。いわゆる歴史でいうところの潜状期である。アレキサンダー・ウッドやプラバーツによる注射器と注射針の発明，カール・コラーによるコカインの麻酔作用の発見，リバプールの産科医スキンナーによる麻酔用マスクの発明，フレデリック・ヒューウィットによる亜酸化窒素（笑気）・酸素麻酔器の開発，アウグスト・ビーアによる脊髄くも膜下麻酔の発見などが主なもので，これらの発明，発見が20世紀前半の産科麻酔の発展に大きく貢献することになる。

6. 20世紀前半

　脊髄くも膜下麻酔法（脊麻）が発見されたのは1898年であったが，その2年後の1900年には，クリースとドロリスは脊麻を産科に初めて応用した。1908年にはシュラーは陰部神経ブロックを経腟分娩に応用し，翌年にはゲラートが傍頸管ブロックを行い，1931年にはアブーレルが傍脊椎ブロックを分娩に用いた。1935年にはグラフィグニーニョは腰部硬膜外ブロックを広く用いた。1945年にはバートンとレスニックはサドルブロックを産科麻酔に導入し，1949年にクレーランドが硬膜外ブロックのダブルカテーテル法を無痛分娩に用いた。

　このようにみると，現今無痛分娩に用いられているブロック法のすべては，1900年から1950年までの20世紀の前半に導入，完成されたものであることが理解されよう。この他特筆すべきは1902年オーストリアのフォン・スタインブッヘルは所謂 Dammerschlaf（twilight sleep）というモルヒネとスコポラミンを用いる方法を推奨して全世界に普及させた。1915年にはシカゴのウエブスターは亜酸化窒素（笑気）・酸素吸入法を始めたが，この方法は広く普及するに至らなかった。長時間医師が産婦の側にいなければならなかったためである。この期間に欧米で産科麻酔が進歩した蔭には麻酔科専門医の増加が指摘される。たとえば米国では，1920年代は200人，1935年には500人，1940年には1,000人，1945年には2,000人，1950年には3,400人と30年で17倍に麻酔科専門医が増加したという。

　このように技術的な面での進歩がみられたものの医学界全体に，麻酔薬を投与するのは医師の体面を傷つけるものであるとの風潮が根強く，必然的に麻酔は麻酔科学の知識のない看護助手，看護婦，学生たちが行うことが多かった。その結果は多くの致命的な合併症を生む結果となった。ボニカはこれを産科麻酔の暗黒時代と評している。

7. 20世紀後半

　20世紀の後半の最初には産科麻酔のルネサンスが訪れた。心ある麻酔科医，たとえばラルやヒングトン，スタイダー，ヘンダーソンは各々産科麻酔の教科書を出版し，またバージニア・アプガーはアプガースコアを提唱して新生児の評価法を確立した。1950年から1960年にかけて米国の各地に無痛分娩のサービス体制が作られ始めた。1957年にアメリカ麻酔科医会

とアメリカの産婦人科学会が合同して産科麻酔委員会を作ってほぼ今日における産科麻酔のサービスの基礎が作られた。1989年の調査によれば米国では全分娩の85％に何らかの無痛法が行われ，その中で経腟分娩の51％は持続硬膜外ブロック，陰部神経ブロックが27％，脊麻は3％，仙骨ブロック3％，ダブルカテーテル法は2％となっている。一方この年の日本の統計は全分娩数の10％に何らかの無痛法が用いられたにすぎなかったという。

8．本邦における産科麻酔の歩み

青森市の三内丸山遺跡に代表される最近の考古学的発見はすばらしいものがある。その中には豊穣を祈願した女性の土偶などは散見するが，産科麻酔を暗示する遺物はない。奈良，平安，鎌倉，室町時代を通じても分娩時の疼痛に薬物などを用いた形跡はみられない。室町時代になって女科，つまり今でいう産科が本道（内科）から分離独立した。足利幕府お抱えの医師であった安芸守定は，三代将軍義満が誕生した際，安産に功があった。以来彼は産科専門の医師となった。江戸時代に入ってもこの傾向は続き，賀川流の産科の祖賀川玄悦（1700～77）が出て大いに発展したが，分娩に鎮痛薬を応用した形跡は認められない。

江戸後期の華岡青洲も産科を得意としたが，開発した麻沸散を分娩時に応用した記録はない。

明治時代に入って，記録に現れる最初の産科麻酔の報告は1880年（明治13）に小池正直が平産つまり正常分娩に麻酔薬を用いるように推奨しているものである。1906年（明治39）には分娩に脊椎麻酔が応用された。陰部神経ブロックが最初に行われたのは1929年（昭和4）である。1936年（昭和11）には直腸麻酔が行われている。1933年（昭和8）頃から使われ始めたオンブレダン吸入器が産科にも応用され始めたし，静脈麻酔薬のエビパンソーダも使用され始め，脊麻も大いに普及したが，死亡例も散見し，その危険性も指摘されて，第二次世界大戦を終えた。

1950年（昭和25）に米国から医学使節団の一人としてロードアイランド病院のサクラッド博士が来日し，気管麻酔を中心とする新しい麻酔科学が導入された。もちろんそれまでに硬膜外麻酔も日本で行われていたが，持続硬膜外麻酔法もその後日本に紹介され，程なく産科領域にも応用された。1970年（昭和45）頃，メトキシフルレンが日本に導入され，サイプレン吸入器，アナルガイザーを用いた方法が産科に応用されたが，程なく腎機能

に対する副作用のため，使用されなくなった。亜酸化窒素（笑気）などの吸入麻酔薬は長時間の吸入で環境汚染を招くことから使用されなくなる傾向にあり，現在では硬膜外麻酔が主流を占めている。しかしわが国には「腹をいためた子」という言葉があるように，いまだ無痛分娩に対して産婦のみならず産科医にも偏見がない訳ではなく，併せて麻酔科医のマンパワーの不足がこの問題の解決を遅らせている。この意味において本邦はいまだ産科麻酔の発展途上国であるといっても誤りではない。

本稿を草するに際して多くの著書や論文を参考にしたが，主なものだけ下に示しておく。

文　献

1) Rushman GB, et al : A Short History of Anaesthesia—The First 150 Years—. London, Butterworth-Heinemann, 1996（松木明知監訳：麻酔の歴史―150年の軌跡―．東京，克誠堂出版，1998.
2) Robinson V : V over Pain—A History of Anesthesia—. London, Sigma, 1947.
3) Rene F-M : Trinmph over Pain（translated by Eden and Ceder Paul）. New York, The Literary Guild of America, 1938.
4) Ellis ES : Ancient Anodynes. London, William Heinemann, 1946.
5) Morris DB : The Culture of Pain. Berkeley, University of California Press, 1991.
6) Clark RB, Pitcock CD : From Fanny to Ferdinand—Consumerism in Pain control during the Birth Process—. in Fink BR（ed）: The History of Anesthesia—The Proceeding of Third International Symposium—. p. 106-110, Park Ridge, Wood Library-Museum, 1992.
7) Bonica JJ : The Management of Pain（2 nd edition）. Philadelphia, Lea and Febiger, 1990.
8) 宗田　一：図説日本医療文化史．京都，思文閣，1989.
9) 松木明知編：日本麻酔科学史資料(6), (7)―日本麻酔科学文献集(1), (2)―．東京，克誠堂出版，1992, 1993.
10) 坂倉啓夫編：無痛分娩．東京，診断と診療社，1968.
11) 西邑信男：硬膜外麻酔．東京，克誠堂出版，1973.

4 八甲田雪中行軍の被救助者はどんな麻酔法を受けたのか

❖❖❖❖❖❖❖❖❖

はじめに

1902年(明治35)1月下旬，第八師団歩兵第五連隊の第二大隊を中心とする将兵210名が八甲田連峰の北山麓を1泊2日の予定で雪中行軍を行った。しかし予想もしなかった烈風，大雪，酷寒のため一行は遭難し，非戦闘時としては多数の死者を出し，日本帝国陸軍史上未曾有の大事件となった[1]。新田次郎がこの事件を題材に1971年(昭和46)に小説「八甲田山死の彷徨」[2]を発表した。さらに弘前大学のウエスターホーベン[3]が英訳して米国で出版し，欧米にも宣伝された。

最近，救助活動に参加した一軍医による医学論文の草稿が発見され，麻酔科学的に見ても極めて興味ある見解が得られたので紹介する。

1. 八甲田雪中行軍について

陸軍の各部隊は来るべき対ロシア戦に備えて耐寒訓練を行ったが，第八師団の歩兵第五連隊もその例にもれなかった。

1902年(明治35)1月23日の朝6時30分に行軍隊は青森市筒井の駐屯地から20km離れた八甲田連峰の北の山麓に位置する田代(たしろ)新湯までの1泊2日の行軍を開始した。途中の小峠(ことうげ)までは行軍計画を作った神成大尉が1月18日に踏破済みであった。

23日午前11時30分頃から天候が激変し，烈風，大雪，そして酷寒に見

VI 麻酔薬開発と麻酔法の歩み

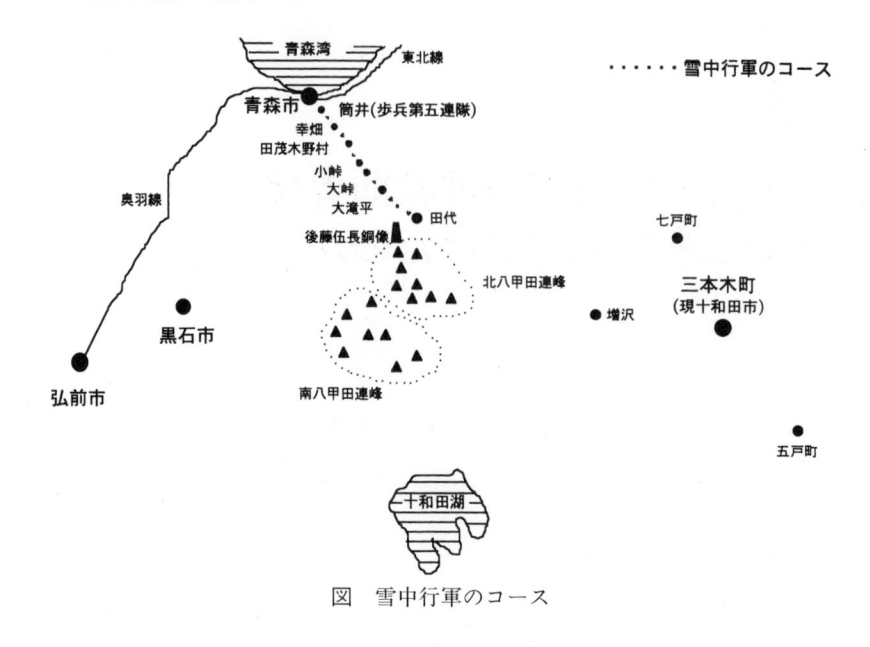

図　雪中行軍のコース

　舞われた。現在の気象用語でいうと強い低気圧に青森地方がすっぽり覆われた。大隊長の山口少佐はやむをえず，鳴沢（なるさわ）東方の高地で露営することに決定したが，烈風と豪雪のため炭火による暖房，炊事もままならず，ようやく24日の午前1時頃に半熟飯が各人に分配されたにすぎなかった。

　山口大隊長は露営地から青森の屯営に帰ることに決した。しかし−20°C以下に達したと思われる酷寒と暗夜に加えて，ますます激しくなる風雪のため，彼らは帰るべき方向を見失った。こうして彼らの"八甲田山死の彷徨"が始まったのである。

　25日夜10時になっても行軍隊についての何の情報も得られなかったため，津川謙光連隊長は一等軍医村上其一以下62名の救援隊を編成し，26日午前5時40分に屯営を出発させたが，悪天候のためいったん田茂木野村に戻って露営した。

　田茂木野村で露営した救助隊は27日午前6時に改めて田代新湯に向けて出発した。午前10時過ぎに大滝平付近で雪中に仮死状態で佇立している後藤房之助伍長を発見した。後藤伍長は村上軍医の懸命な処置により10分

後に蘇生した。後藤伍長は後に遭難事件を記念して建立された銅像のモデルとなった。

救援隊からの報告を得るため，大峠（おおとうげ―地名）で待機していた一隊に午前11時頃，後藤伍長の発見と事態の容易でないことが伝えられ，この情報は午後2時30分第五連隊本部へ伝達された。

こうして第五連隊の総力を挙げての救援活動が開始されたが，数メートルの積雪と烈風と酷寒の中で続けられた遺体の捜索は難航を極めた。193人目の最後の遺体が発見されたのは，事件発生以来約4カ月後の5月28日であった。

2．生存者の発見

最初の被発見者は1月27日午前10時過ぎに大滝平で雪中に佇立していた後藤房之助伍長であり，次いで1月31日午前9時に鳴沢（なるさわ）の炭小屋で三浦武雄伍長と阿部卯吉一等卒の2名が救助され，さらに1月31日大滝下流の谷底で山口鋠少佐，倉石一大尉，伊藤格明中尉，小原忠三郎伍長，高橋房治伍長，及川平助一等卒，山本徳次郎一等卒，後藤惣助一等卒，今野市次郎二等卒の9名が発見された。1日おいて2月2日には平沢（ひらさわ）の炭小屋で長谷川貞三特務曹長，阿部寿松一等卒，二等卒の小野寺佐平，佐々木正教の4名が，そして田代元湯（たしろもとゆ）で村松文哉伍長が救助された。

発見された17名は橇に乗せられて，救助活動の前線基地である哨所を経由して第五連隊本部に隣接している青森衛戍病院へ搬送された。数メートルを超える積雪のため，搬送には難渋を来した。例えば，山口少佐が大滝下流の谷底で発見されたのは1月31日午後3時頃であったが，谷底から引き上げるのに8時間余りを要し，第八哨所には2月1日の午前0時過ぎに，そしてそこから青森衛戍病院に搬送され，入院したのは2月1日の午後6時頃であった。

救助された17名のうち，比較的健康で独歩可能であったのは倉石一大尉，伊藤格明中尉，長谷川貞三特務曹長の3名で，ほかはいずれも四肢に重篤な凍傷を被っていた。大隊長の山口少佐，高橋房治，紺野市次郎の3名は入院後手術を受けることなくして死亡したので，手術を受けたのは11名であった。

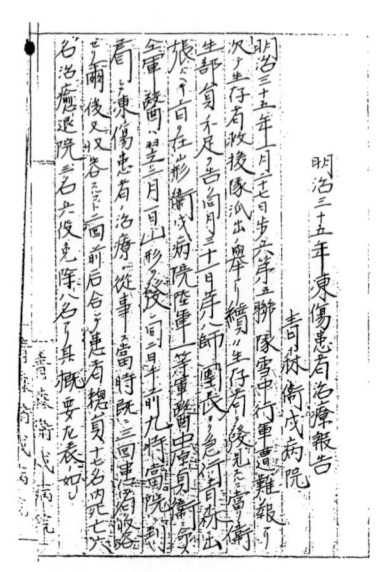

写真1　村上其一による「明治三十五年凍傷患者治療報告」の第1頁

3．生存者にどんな麻酔法が行われたのか

　従来の資料によっては，手術を受けた11名について，手術日と手術部位だけが知られており，誰が手術したのか，手術時間はどれ位であったか，またどんな麻酔法が行われたのか不詳であった．

　不詳の理由は，カルテが失われたためである．入院したからカルテが作られたはずであるが，肝心の山口少佐を含めて主として2月1日に入院した8名の患者のカルテがいつの間にか紛失した．陸軍の上層部の命令で意図的に処分された可能性が高いと著者は考えている．残り9名のカルテも遅くても第二次世界大戦終了直前までに処分されたが，幸いなことに昭和の初め頃までに，後に関東軍軍医部長となった出井淳三が必要な部分を抜書した抄録が陸上自衛隊衛生学校に遺されている．

　1992年(平成4)1月，青森市で開業されている村上正一博士の土蔵から「明治三十五年凍傷患者治療報告」と題する罫紙66枚に記された草稿が発見された(**写真1**)．筆跡から村上正一博士の伯父である村上其一の書いた

ものと判定されたが，村上其一は前述したように1月25日からの救助活動に尽力した青森衛戍病院の軍医村上其一である。村上其一は青森衛戍病院の名前で「明治三十五年凍傷患者治療報告」を書いて「陸軍軍医学会雑誌」に投稿した。しかし編集部は原稿の中，山口少佐も含めた各患者の病状を詳述している「各人ノ病歴」を削除して，差し障りのない「一般病歴」だけを「明治三十五年凍傷患者治療景況」[4]と改題して同誌に掲載したのである。陸軍上層部が何らかの意図をもって編集部に圧力をかけて「各人ノ病歴」を削除したと著者は推察している。村上正一博士によって発見された史料は，この村上其一の原稿の控えであった。

さて，この村上其一の記した草稿には麻酔法についても詳しく言及しており，それをまとめると表のようになる。

麻酔薬はクロロフォルムとエーテルの等量混合液であった。もちろんオープンドロップ法で吸入させたのである。しかし用いたマスクの種類については何の記述もない。クロロフォルム単独では導入が速やかであるが，一般状態の悪い患者にとっては副作用が起こりやすいので，安全性を考慮して等量のエーテルを混合して用いた[5]~[7]。その速効性のゆえにクロロフォルムは日本の外科医[4][5]のみならず，陸軍の外科医[8][9]の採用するところとなったが，その一方クロロフォルムの有する心毒性，肝毒性も徐々に指摘されつつあった。このような状況でクロロフォルムとエーテルの混合液が用いられたのである。手術時間が分かっているので，手術時間あたりの麻酔薬の投与量を計算すると，平均して $0.91\,\mathrm{ml \cdot min^{-1}}$ の投与量となる。おそらく1分間に1mlの速度で投与することを規準としたものであろうが，当時の壮年者に対するクロロフォルム単独時の標準的投与量 $1.5\,\mathrm{ml \cdot min^{-1}}$ から見れば，クロロフォルムの投与量は約30％少なくなっている。

一般状態の悪い患者ばかりであったので，手術時間を短縮するため，すべての症例で中原貞衛と小出威夫の両軍医が手分けして手術を行っている。例えば2月8日に手術を行った銅像の後藤房之助伍長の場合，両手の拇指は第一節中央で切断，他指については手拳中央部で切断し，さらに両下腿の中央で切断した。これを中原，小出の2人で1時間で行ったから，迅速であったことは間違いないし，患者の安全のためそのように短時間で行う必要があったと思われる。しかし術中の血圧や脈拍などの記載はいっさいない。触診によって脈拍を時折チェックしたことは容易に推測されるが，村上其一の論文にはそれに関しては何の言及も見られない。

表 手術患者11名の手術時間，使用麻酔薬量と術者名

患者氏名	手術部位	麻酔薬量		手術時間	術者
後藤房之助	上肢 下肢	麻酔薬（クロロフォルム・エーテル等分混合）（以下も同じ—松木註）35 ml		1時間	中原貞衛 小出威夫
三浦武雄	上肢 下肢	麻酔薬	40 ml	45分	記載なし 中原　小出
阿部卯吉	上肢 下肢	麻酔薬	55 ml	1時間2分	小出　中原
小原忠三郎	上肢 下肢（2回）	麻酔薬 麻酔薬	35 ml 50 ml	35分 50分	中原　小出 中原　小出
山本徳次郎	上肢（2回） 下肢	麻酔薬 麻酔薬	35 ml 40 ml	35分 45分	中原　小出 小出
及川平助	上肢 下肢	麻酔薬	40 ml	20分	小出 中原
後藤惣助	上肢（2回）	麻酔薬 麻酔薬	30 ml 23 ml	30分 29分	中原　小出 2回目記載なし
阿部寿松	上肢 下肢	麻酔薬	83 ml	1時間	中原　小出
佐々木正教	上肢 下肢	麻酔薬	40 ml	46分	中原 小出
小野寺佐平	上肢 下肢	麻酔薬	80 ml	1時間15分	中原 小出
村松文哉	上肢 下肢（2回）	麻酔薬 麻酔薬	50 ml 30 ml	1時間5分 28分	小出 村上其一　中原

　術後の創部痛のため塩酸モルヒネ10 mgを皮下注射している。術後に創部の化膿などもあったが，後藤房之助が全治退院したのは7月10日であった。他の手術患者もほぼ同様の経過をたどっている。

4. 19世紀末における帝国陸軍の麻酔法

　幕末にエーテル麻酔やクロロフォルム麻酔の情報がわが国に伝えられたが，実際に臨床の場で使用されたのは，杉田成卿が1855年（安政2）に火傷瘢痕の手術に際してエーテル麻酔を，伊東玄朴が1867年（文久元）に右足切断に対してクロロフォルム麻酔を行ったのが嚆矢とされている。土肥慶藏[8]は東京帝国大学のスクリバ〔ドイツの外科医。1881年（明治14）～1901年（明治34）まで東京帝国大学に勤務〕外科教室の麻酔統計を述べて，129名中クロロフォルム麻酔を121名（死亡1）に，エーテル麻酔1名（死亡0）に，エーテル・クロロフォルム麻酔を1名（死亡0）に，ブロームエチルを6名に投与したと報告した。そして米国でエーテルが専ら使用されているのは安全性のためであると紹介している。近藤次繁[9]も同様な報告を行っている。つまり当時はほとんどの症例でクロロフォルムが使用された。帝国陸軍の外科医たちも同様であった。例えば柴田[10]はドイツ外科学会から帝国陸軍軍医総監石黒忠悳に寄贈された1890年（明治23）のドイツ外科学会の抄録中の麻酔統計を紹介し，報告のあった24,625回の麻酔のうち，クロロフォルムは22,656回，エーテルは460回，エーテル・クロロフォルムは1,055回，エーテル・クロロフォルム・アルコールは417回行われ，呼吸停止（原文では窒息となっている—松木注）は各々71回（死亡6），5回（死亡0），4回（死亡0）であったという。このようなドイツの強い影響を受けて，日本の陸軍でもクロロフォルム麻酔が多用されるようになった。そして翌1893年（明治26），河野[8)~11)]は看護兵はクロロフォルム麻酔を覚えなければならないと発表しており，軍陣医療の中でクロロフォルム麻酔が普及していく様子が分かる。

5. 山口鋠少佐の最後

　新田次郎の小説[2]では山口少佐がピストルで自決したことになっているが，村上其一の草稿に，山口少佐の上肢は肘関節上方4センチメートルから末梢の凍傷がひどく，両手の指はすべて屈曲した状態であると記している（**写真2**）。これではピストルの引き金を引けるわけがない。陸軍当局は少佐が入院翌日の2月2日午後8時30分にいわゆる心臓麻痺で死亡したと正式に発表した。しかし著者は山口少佐は軍部によって「処分」されたと考えている。「処分」は秘密裡に行われるから，確たる証拠が残されてい

VI 麻酔薬開発と麻酔法の歩み

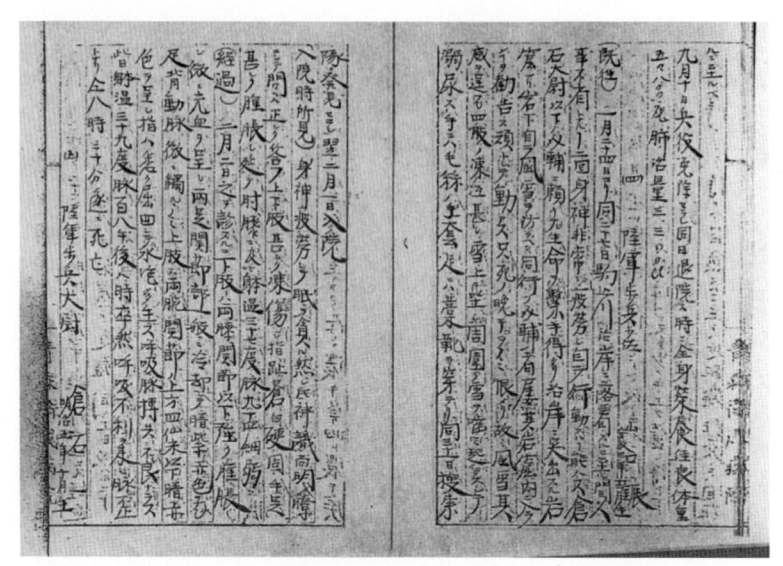

写真 2 「明治三十五年凍傷患者治療報告」中の山口少佐の部分。最後から3行目に「指ハ悉ク屈曲シテ水疱多生ス」とある。

ないのは当然である。しかし，それを示唆する多くの状況証拠がある。山形衛戍病院の軍医中原貞衛（**写真3**）が青森出張の命令を受けた1月31日という時期，立見師団長が2月1日青森に到着しているのに，2月2日午後7時まで所在不明であること，立見尚文第八師団長が2月2日の真夜中に児玉陸軍大臣に打った不可解な電報，宮本侍従武官の1月31日という青森出張決定の時期，2月2日朝の突然の山口少佐面会謝絶の命令，中原貞衛が第五連隊の報告書と争うように出版した私家版の「奥の吹雪」の内容，中原貞衛が事件を契機にそれまで行ってきた論文執筆活動の中止，責任は山口少佐にあるが，少佐が死亡した以上これ以上責任の追求はしないとする事故調査委員会の結論などを考慮すれば，陸軍上層部は山口少佐の死を望んでいたことは当然考えられ，そして「処分」を実行するために中原貞衛を山形衛戍病院から呼び寄せたと著者は推論する。そして，これももちろん推測であるが，中原は陸軍の上層部の命令で山口少佐に高濃度のクロロフォルムを吸入させ，その結果山口少佐の心臓は停止したと著者は考えている。発表された山口少佐の最後の症状はクロロフォルム吸入時の症状と

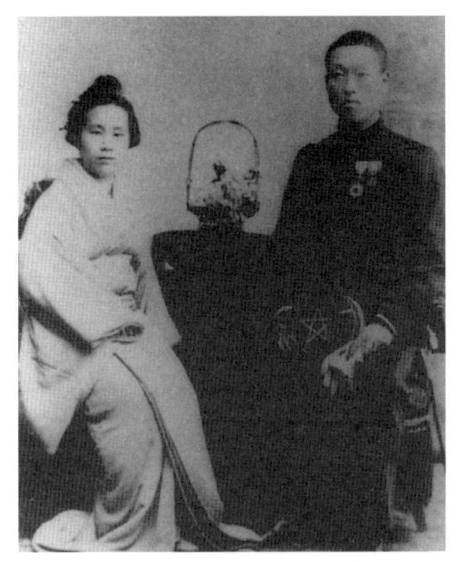

4 八甲田雪中行軍の被救助者はどんな麻酔法を受けたのか

写真 3 山形衛戍病院の軍医中原貞衛とその妻〔1901 年（明治 34）12 月頃の撮影〕

矛盾することはなく，証拠も残らない。中原は鎮静のため，佐々木正教に対して病室でクロロフォルムを吸入させているから，上述の著者の推測はありえないことではない。しかも私の推測を否定する証拠は何一つない。

引用文献

1) 歩兵第五連隊：遭難始末．青森，歩兵第五連隊，1902 年（明治 35）
2) 新田次郎：八甲田山死の彷徨．東京，新潮社，1971 年（昭和 46）
3) Jiro Nitta (translated by James Westerhoven : Death March on Mount Hakkoda—A Documentary Novel—. Berkeley, Stone Bridge Press, 1992
4) 青森衛戍病院：明治三十五年凍傷患者治療景況．陸軍軍医学雑誌 136：485-497，1903（明 36）
5) 著者（抄読者）欠：哥囉仿謨（クロロフォルム—松木注）ノ心臓侵襲作用ヲ予防スル為メニ亜篤魯比湟ヲ用ユル説．東京医事新誌 157：14-15，1881（明治 14）
6) 加藤三郎治（中原貞衛閲）：哥囉仿謨（クロロフォルム—松木注）麻酔後ノ

黄疸ニ就テ．中外医事新報 511：875-877，1901（明治 34）
7）松岡道治：哥囉仿謨（クロロフォルム—松木注）麻酔間ニ於ケル不快偶発症ノ療法注意．中外医事新報 438：826-827，1898（明治 31）
8）土肥慶藏：麻酔法．東京医学会雑誌 7：553-558，645-650，1893(明治 26)
9）近藤次繁：麻酔法ニ就テ（外科宿題）．東京医学会雑誌 12：433-439，505-517，656-661，748-758，1898（明治 31）
10）柴田勝夫：麻酔法統計論抄．陸軍軍医学会雑誌 53：26-29，1892(明治 25)
11）河野豊藏：看護長以下格魯兒仿謨（クロロフォルム—松木注）施用法実習ノ必要．陸軍軍医学会雑誌 66：32-33，1893（明治 26）

5 江戸時代における青森県の医療が全国に及ぼした影響
―とくに津軽の阿片を中心として―

1．なぜ医学史の研究をしているのか

　麻酔科の医師であるにもかかわらず，なぜ医学史の研究をしているのか，あるいは臨床の医師であるにもかかわらず，なぜ医学史の研究をしているのか，ということを少し説明いたします。

　医学史の研究の重要性について，ヒポクラテスは彼の著書の中で，先輩の書いた文献をよく読めば正しい医療ができ，誤った医療を避けることができると述べています。過去を学ぶことは現在をどのように生きるのかを学ぶことを意味します。また，医学史の研究は決して単なる「かびくさい」研究ではないのです。古いことを勉強していますと「かびくさい」と言われます。特に若い方からそのような言葉を頂戴いたします。しかし「古くなる」ということは，そのことが現在「生きている」証拠です。「生きて」いるから「古く」なるのです。「古いこと」は「ナンセンス」なことではないのです。現代に生きているから「古く」なるのです。そのことをぜひ理解してほしいのです。

　もう1つ私が医学史の研究を行っている理由は，自分の行っている医学，医療に対して病識を持つためです。医学史を研究していなければ，この病識を持つことができないと私は考えております。

　医療に関係している者として，医療事故は何としても予防しなければなりません。私の所属しております日本学術会議においても医療の安全，医

療の事故の防止ということを取り上げています。その背後にはいろいろな問題，つまり，それらを生み出す要因がありますが，私たち医療関係者が過去の事象を無視している，あるいは歴史を無視しているから，次から次へと同じような事故を繰り返しているのではないかと私は考えています。

　最近あらゆる施設で医療事故を予防するためには，インシデント・リポート，アクシデント・リポートを詳しく書いて，それを分析して対策を作らなければならないことが主張され，厚労省でも声を大にしてこのことを主張しています。過去に起きた事象，インシデントあるいはアクシデントにしても，これは過去に起きたことですが，それを研究しなければ事故の予防ができない，未来のことがわからないと言っているわけです。厚労省だけが主張しているのではなく，たとえばアメリカ・ハーバード大学のルシアン・リープのグループは，1990年代の初めから，過去のアクシデントの事例を研究しなければ，医療事故の予防はできないということを主張しています。

　2002年5月24日，日本学術会議の救急・麻酔・集中治療医学研究連絡委員会が主催して，東京で医療事故のシンポジウムを行いました。日本の検察畑での医療訴訟の第一人者であります飯田英男先生をシンポジストの1人としてお招きしました。飯田先生からは日本の医療関係者，特に医師が過去の事例から教訓を全く学んでおらず，同じ誤りを繰り返し犯しているという厳しいご批判をいただきました。やはり過去の事例に対しても，私たちがもっと注意しなければならないと考えています。

　インターンのとき麻酔による死亡事故を目撃したからこそ，私は麻酔科に入局したのであります。過去の事故から学ぶことがあるはずと考えて，日本の医学雑誌，月に1回発行されている雑誌を1冊と勘定いたしますと，約12万冊を調査しました。明治初年から昭和55年までの約100年間の雑誌です。その中から麻酔科学関係の論文約25,000を集めました。さらにその中から医療事故や重篤な合併症を採り上げ，それをもとにして「松木のセブンルール」を作りました。このルールさえ守れば事故の98％は防げます。これは日本麻酔科学会の準機関雑誌「麻酔」（Matsuki's Seven Rules. 麻酔 昭和58年；32巻11号1406-1408頁）にも発表していますので，詳しくはこれをご覧ください。さらに研究成果の一部は，拙著「日本における脊椎麻酔死」として発表しました。この題名は非常にショッキングなタイトルですが，脊髄くも膜下麻酔で患者さんの具合が悪くなると，医師側の

ミスが100％であると私は主張しています。各大学の医学部図書館に1冊寄贈してありますので、コピーでもして読んでいただければと思います。

　医学史の研究というのは、単なるかびくさい、過去についての研究ではなくて、現在の臨床に応用しなければならない大切なことです。そしてこのことを基礎にして患者さんにとって安心できる医療を医療者側が提供しなければならないのです。

2．牛痘種痘法の日本への伝播

　江戸時代以前の日本を時間、時代という視点から眺めてみますと、日本の文化、これは医事文化などすべての文化を含めてのことですが、1つの原則があります。それはいろいろな新しいインフォメーション、情報が日本の西の方、つまり九州から入ってきて、それが徐々に東方に、そして北方に伝播したことであります。これは「東漸北上の原則」と称することができると思います。コレラ、インフルエンザなどの疫病の流行はもちろんですが、ほぼすべての事物の伝播に当てはまります。奈良・平安時代から江戸時代までがそうです。

　第1には日本が東アジアの端に位置していることと、第2に中国大陸あるいは朝鮮半島の人たちが高い文化を持っていたためです。文化は高いところから低いほうに流れます。当然、中国あるいは朝鮮半島を経由して、いろいろの事物、インフォメーションが日本に入ってきました。日本に入ってきまして、まず京都に向かいます。さらに時代が下りますと、長崎から江戸に伝えられたことも多くなりました。そこから各地に伝播するわけであります。

　しかしこの事例に反する事象が、医事文化の中で2つあります。1つは牛痘種痘法、つまりジェンナーの発明した方法です。この種痘法の日本国内の草創期の普及状態を見ますと北から南の方に、あるいは東から西に伝播しています。ジェンナーの種痘法はシベリアを経由して松前に伝えられ、松前から秋田、津軽、そしてそのインフォメーションが京都に伝わりました。それからもう1つはケシの渡来の問題です。現在の知見では津軽が日本における最も古いケシの栽培地であり、そしてケシから阿片を生産していたのであります。これは後に関西に伝えられました。

　天然痘は、いわゆるバイオ・テロということで、最近非常に問題になっています。天然痘は私たちの想像以上に恐ろしい疫病であり、昔人口が増

えなかった理由の1つは天然痘が30年に1度ほど，大体ワン・ジェネレーションに1回大流行して，多くの人たちが死亡したからです。人口史の専門家も，人口が増えなかった理由がはっきりわかりませんでしたが，最終的結論は天然痘を含めた疫病の流行が大きな因子であることが判明しました。この狭い津軽地方だけでも，江戸時代に6回か7回，約30年か35年の間隔で大きな流行があります。津軽地方の人口は80万人ほどですが，いまから200年前には人口が25万人でした。1770-80年頃の天明の飢饉のときには，25万のうち8万人が餓死しました。幕末になってから人口が急に増えました。これは凶作に対する食糧の備えもあったと思いますが，天然痘などの疫病をコントロールできるようになったからだと思います。

　昔は天然痘に対して有効な手段はありませんでした。支那式の人痘法というのは天然痘のかさぶたを取って，それを粉末にして，まだ天然痘にかかっていない人の鼻の中に吹き込む方法です。あえて天然痘に感染させるわけですが，感染してもすべての人が死ぬわけではありません。助かる者は助かるわけです。死ぬ者は死ぬのです。中国の医学史の本には，「世界で最初の免疫療法を開発したのはわが人民である」と書かれていますが，この方法はインドから伝えられたようです。一方インドで行われた方法がイギリスの駐トルコのモンターギュ大使の夫人によってイギリスに伝えられました。このため「トルコ式人痘法」と呼ばれています。しかしこの方法は危険だからといって，エドワード・ジェンナーが1796年に牛痘種痘法を発見します。牛痘は非常に軽症ですし，これにかかると天然痘にはかかりません。

　このジェンナーの発見した牛痘種痘法が日本に伝えられたルートは3つあります。1つはバタビアからです。長崎の出島に蘭館がありましたが，蘭館の本部はバタビア，いまのジャカルタにあり，そこから牛痘の痘漿，いわゆる膿を輸入したのです。膿の輸入は何回も失敗するのですが，乾燥させて持ってくればよいということで，かさぶたの輸入が1849年にようやく成功します。第2のルートは琉球に伝えられました。これは英国から中国に行き，中国で牛痘を普及した医師，パーカーが琉球に伝えました。第3のルートは非常に奇異に思われるかもしれませんが，シベリアを経由して松前に伝えられたものです。

　この牛痘種痘法をシベリア経由で日本に伝えたのが中川五郎治という男です。この男は青森県下北郡川内村の出身です。本名は小針屋佐七といい

ますが，若いとき，1790年頃にエトロフ島に出稼ぎに行きました。エトロフ島に出稼ぎに行ったというと，中川五郎治が非常に貧しく，いま津軽から東京方面に出稼ぎに行くのと同じイメージを持たれるかもしれません。しかしエトロフ島は当時最も金の稼げる場所だったのです。高田屋嘉兵衛がエトロフ島航路を開発したので，非常に景気がよかったのです。

1807年，ロシアのフォストフが率いる軍艦2艘がエトロフに来航し，津軽藩や南部藩の陣屋を攻撃し，日本人9人を拉致しました。途中7人を釈放し中川五郎治と彼の同僚佐兵衛だけをシベリアに連れて帰りました。ロシア側は拉致した日本人を教育して，将来の日本との交渉の通訳にさせようとしました。中川五郎治はシベリアに約5年間滞在しました。露米商会というのがあり，そこで働いておりました。何も罪を犯したわけではないのですから，牢獄に入れられるということは全くなく，雑役夫として働き，その間にロシア語も覚えたようです。1812年にロシアのゴローニン船長と高田屋嘉兵衛の釈放の交換条件の交渉のどさくさに紛れて，彼は日本に帰ってきます。鎖国時代，外国に行った者は罪人です。五郎治はすぐさま江戸幕府に呼ばれて，時代劇で見るように唐丸かごに入れられて江戸に連れて行かれるわけです。厳しい取調べの後に彼は松前藩の預かりになって，1848年に死亡しました。

五郎治はシベリア滞在中，トレスキン・シベリア州知事の取調べのためイルクーツクに行きますが，その帰途オホーツクの医師に付き牛痘種痘法を習得し，ロシア語の種痘の本を2冊持って帰りました。彼が持ち帰ったものはすべて江戸幕府が取り上げましたが，このロシア語の種痘の本に非常に興味を持った男がいました。江戸幕府の訳官の馬場佐十郎という江戸時代きっての天才語学者と言われた男です。馬場はロシア語の本を日本語に訳します。原本は1803年にペテルブルグで出版されました。「スポソプ　イスパーウィッシャ　ソーエルセンノ　オツオス　オスペンノーザラゼ」とあり，「天然痘の害毒からうまく逃れる優れた方法」という本です。馬場は訳稿「遁花秘訣」をそのままにしておきましたが，若くして30歳で亡くなりました。馬場を尊敬した三河の医師利光仙庵が，この訳稿を改題して「魯西亜牛痘全書」として発行しました。1850年，当時は西洋翻訳書の出版が禁止されていましたが，この本が出版許可になったのは，馬場佐十郎が幕府の訳官であったからだと思います。この本は日本でわずか3部しか現存していません。私の本は虫食いがあり，非常にコンディションが悪いの

ですが，一生懸命研究をやっていると，こういう珍しい本も手に入るのです。

五郎治の持参したものは全部幕府に取り上げられました。その記録を詳細に見ますと，「種痘の書物2冊」とあります。1冊は先ほど紹介した本ですが，もう1冊の正体が全くわかりません。同じ本を2冊持ってきたのか，違う本を持ち帰ったのか，30年前からこの問題について研究してまいりました。そして昨年やっと結論に達しました。当時，彼がシベリアにいたときに発行された牛痘種痘関係の本をすべて勘案すると，もう1冊の本はドクター・フーンという人が1807年にモスクワで出版した本であることがわかりました。郡の医者あるいは村の医者に与える勧告書で，牛痘種痘は非常に秀れた方法であるから，普及するようにという入門書です。

馬場がより簡単なこの本をなぜ訳さなかったかという理由は直ちにわかりません。幕府の訳官で語学の天才だった佐十郎はドイツ語もある程度できたので，簡単な本を訳すことはプライドが許さなかったのかもしれません。中川五郎治のシベリア滞在中の期間を考えると，彼が持参した2冊の中の1冊はこの本しかないと思います。1冊の本を探し出すだけで30年もかかっていると言えば，松木もなんと暇なことをしているのかと思うかもしれません。しかし真実の追求には時間がかかるものです。

五郎治は非常に記憶のいい男でした。江戸幕府で取調べを受けた内容を記した「控」もありますし，シベリアでの経験のことを「異境雑話」として遺してもいます。もちろん五郎治自筆の稿本は紛失して，写本しか残されていないのですが，非常に面白い内容です。

五郎治は江戸幕府の取調べの後，松前に帰されて松前藩の預かりの身分になります。彼の弟子に白鳥雄蔵というのがいます。雄蔵は京都の医師日野鼎斎のもとで修行します。悪性のインフルエンザと思われますが，あるとき大病になります。そして彼が全快したときに，この日野鼎斎および一門の医者たちを呼んで全快祝いをしました。宴会が盛り上がり，雄蔵は上半身裸で踊りました。この白鳥雄蔵の右腕に種痘の跡があるのを鼎斎が見つけて驚きました。京都の医師たちは当時種痘の跡を見たことがないのです。話には聞いたことはあるけれども，見たことはなかったのです。当時，彼らの耳には牛痘種痘の情報が入っていたので，京都の医者たちは牛痘種痘法という最先端の医療，オランダや外国で行っている最先端の医療が，何年も前に，しかも文化果つるところの松前で行われていたということを

知って，大変な衝撃を受けたのであります。これは天保12，3年，1840年頃の話です。鼎斎をはじめ京都の医師たちは，大変なショックを受けて，江戸幕府に対して牛痘種痘のための痘苗をオランダから輸入することを陳情しました。白鳥雄蔵は秋田にも来て種痘しております。その弟子が津軽にも来ております。ですから中川五郎治によってシベリアから伝来した種痘法が，日本の牛痘種痘法の移入と普及に大きな促進的効果を与えたということは否めないと思います。

　この牛痘種痘法の問題は，日本における西欧文明化の移入と普及に大きな影響を与えたので，このことを考えなければ，日本の医学，科学がなぜ急速に西欧諸国のそれらに追いつくことができたかが理解できません。この牛痘種痘法が最大の要因です。従来の漢方医学では天然痘の予防には全く手も足も出なかったのですが，牛痘種痘法によって天然痘が予防可能であるということが明らかになったからです。牛痘種痘法が，西欧文明化，西洋医学の急速な普及の要因の1つであったということです。先年，米国でも，この100年間に日本はほかに例がないくらいの速さで欧米の水準に追いついたのはなぜであるかということが研究されました。その理由の1つは吉田松陰のあの少人数の教育法であると結論されました。私はこのほかに，もう1つ牛痘種痘法の普及が挙げられると思います。

　東京国立博物館の入場券発売所のすぐ裏にジェンナーの像があります。ジェンナーの牛痘種痘発見100年祭が1893年に東京で行われ，そのとき記念に造られたものです。私は1998年に第99回の日本医史学会を函館で主催しました。中川五郎治の没後150年に当たりましたので，それを記念して英国のジェンナー博物館のビーソン館長をお招きして，松前に中川五郎治の顕彰碑を造りました。自分で造ってまことに立派だと言うのは変ですが，ぜひ松前に行かれてご覧になってください。町を挙げてこの顕彰碑の建設に協力していただきました。台石は14トンほどの大きさです。

3．津軽におけるケシの栽培と阿片の生産

　整形外科の領域でも，悪性腫瘍は増えていると思います。手術などいかなる手を尽くしてもどうしても治らない場合があります。いわゆる疼痛の管理をする以外に手はないという患者さんが増えています。WHOでもこの窮状を見まして，鎮痛薬の投与に関するWHO方式というのを作りました。主にいわゆる麻薬を使う方法です。合成の麻薬もありますが，やはり

303

天然の麻薬モルヒネにまさるものはないようです。麻薬の代表であるモルヒネの使用量は，1977年度は日本全国でわずか8 kgでした。しかし年々WHO方式が普及し，日本でも末期の患者の疼痛や緩和医療が認識されてから，モルヒネの使用量はうなぎのぼりに増え，2000年度では1,000 kgを突破しました。疼痛に対する医療サイドの認識，理解度が高まったということに加えて，患者側からの疼痛を何とかしてくださいというニーズが強くなったからだと思います。しかしこの使用量はアメリカの5分の1，オーストラリアの7分の1くらいです。いずれにせよ日本でも疼痛というのは我慢すべきものではないということが徐々に理解されるようになっています。

モルヒネは日本で生産されているのではなくて，インドから原量の阿片を輸入して大きな製薬会社に生産を委託しています。輸入されたばかりの阿片は真っ黒でコールタールのようです。いわゆるケシ坊主に傷をつけると，そこから液が滲み出ます。それが阿片です。ケシはいろんな種類がありますが，麻薬がとれるのはパパベールム・ソムニフェールムとパパベールム・セティゲールムの2種です。パパベールムというのはラテン語ですが，語幹のパッパールはアッシリア語です。日本では竹のへらを使ってケシ坊主から滲み出した液体を採取したようです。

ルーブル美術館に紀元前7世紀のアッシリアの王様を描いた石膏のレリーフがありますが，その手に持っているのがケシです。このレリーフなどからケシの原産地は中近東あたりではないかと言われていました。トルコの首都のアンカラの少し西南にアフヨンという市があります。アラビア語とかトルコ系の言葉でケシのことをアフヨンと言いますが，アフヨン辺りでケシつまり阿片がとれていたので，ケシにアフヨンという名前がついたと言われています。

最近マリーンというハワイ大学の植物学の先生が，ケシについての著書を出しました。ドイツのライン川流域の遺跡の花粉を調べたところ，軒並みソムニフェールムの種類のケシが栽培されたことがわかりました。このことからマリーンは，ケシの原産地は中近東ではなくて，おそらくライン川流域で，その後時代が下るとともに南下してエジプト，ギリシャに伝えられたものだと主張しています。エジプトにテーベという都市があります。昔そこで麻薬を生産していたので，麻薬の1成分にテバインという名が付けられました。

5 江戸時代における青森県の医療が全国に及ぼした影響―とくに津軽の阿片を中心として―

さて，私は学生時代から地元の医学の歴史を調べていたのですが，日本産の阿片成分の研究をされた町口英三という薬学者の論文を見つけました。その論文の序文に，「本邦阿片の来歴に関しては前史の徴すべきなきをもって，これを審らかにせざるも，往古阿片の証拠たりし，津軽の名を考察するときは，奥州津軽地方は，本邦初期の渡来地たるべく，罌粟の培養も，またこの地において創始せられたるものなるべし。口碑の伝うるところによれば，いまを去る500年前，足利義満将軍時代なりという」とあります。町口が明治の末年から大正の初年にかけて調査したときには，ケシというのは足利義満将軍時代に津軽の地に渡来したという言い伝えがあったことがわかりました。しかし私が昭和40年頃，津軽地方のすべての町村の教育委員会に手紙を書いて，このような言い伝えが残っているかどうか調査したところ，残っているという回答はゼロでした。あっという間にこの言い伝えが消えてしまったわけであります。しかしこのことは非常に面白いと思って調べてみました。

では，昔全国的にケシは栽培されていなかったのかどうかを，江戸時代の各藩の薬園の記録を調べました。各藩にはたいてい薬園がありましたが，ケシの栽培をしたという記録はゼロでした。いま現在でも調べていますけれどもやはりゼロです。

ライン川附近か中近東かの原産の植物が，突如として津軽の地に現れたというのは非常に不可解なことで，何か深い訳があるのだと思います。日本の外来植物に関しては，いつ，どこに渡来したかについて詳しい記録が残っています。たとえばチョウセンアサガオは貞享年代の末に朝鮮から九州地方に渡来したことがわかっています。しかしどこを調べても全く記録のないのがケシです。なぜ記録がないのでしょうか。記録がないということはやはり突如どこからか，この津軽に渡来したということを示唆するものだと思います。津軽の古いことを調べてみようと思いましたが，なかなか適切な資料がありません。津軽藩が秀吉から所領安堵をもらったのが1593年です。しかし詳細な記録が残っているのは，寛文年間つまり1660年代以降です。それ以前の記録はありますが，まゆつばものであります。たとえば「東日流外三郡誌」という書物があります。「日本書紀」をしのぐ奇書だと言われていますが，昔に書かれたはずの「東日流外三郡誌」に，ダーウィンの進化論が載っています。この本は全くの偽書であります。

書かれていることが全部本当だというわけではありませんが，津軽藩の

日記が，いわゆる正史として残されています。この日記は月1冊になっていて，約200年間の4千数百冊が現存しています。これらを共同研究者の花田要一が主に解読して，10年ほど前に医学とか医事・医療に関する条項を抜き出しました。10年近い時間がかかっています。抄出したのはよいのですが，十分な解釈をしていませんので，その一部だけ紹介します。

この中で最初に阿片とか阿芙蓉という言葉が出てくるのは，貞享3年(1686)5月16日です。「阿芙蓉」とありますが，ケシの花を指すことも，またケシの花からとる阿片のことも意味します。ここでは阿片のことです。「御徒目付」10人ほどの役人が，中村道救，松山玄三という藩の医者の指導のもとで阿片の採取に従事しました。津軽藩ではケシ栽培の初期から，厳重な監督の下でケシから阿片を採っていたことがわかります。なぜ厳重な監視をしたのかはよくわかりません。もちろん当時は阿片の常習性とか，耽溺性とかは全く知られていない時代でした。

少し時代が下りますと「弘前町中にてとり候阿芙蓉，正味17匁3分これあり」とか，「阿芙蓉正味20匁9分。弘前寺社方 同正味38匁9分」と記録があります。1カ所の薬園でケシを栽培して阿片をとっていたのではなくて，少なくとも数カ所の薬園で阿片の採取を行っていたのですが，阿片の正確な収穫量はわかりません。阿片を単独で用いたのかというと，そうではありません。津軽一粒金丹を製造するためです。1722年のことになりますが，「松山道怡，和田玄良申し出候。当6月仰せ付けられ候，一粒金丹29剤半，御丸薬数4,050粒，右のとおり差し上げ候」と報告しています。松山と和田は藩の医者です。医者が金丹を作って藩当局に差し上げたということです。翌年も一粒金丹4,050粒を松山道怡封印にて差し上げたとあります。少なくとも毎年4,000粒くらい作っていたことがわかります。このことからもケシを栽培したのは阿片をとるため，一粒金丹をつくるためであったということがわかります。

この一粒金丹は医師であれば誰でも作ることができたのではなく，限られた医師だけでした。津軽藩の医師は地元と江戸の2グループに分かれていました。殿様は江戸にいるので，殿様の医者として江戸の津軽屋敷にも津軽藩の医者がいたのです。江戸屋敷の医者の中で2,3人，地元の医者の中でも2,3人の医者だけが特別に許可されて一粒金丹の製造を許されていたのです。

森鷗外の史伝で有名な澁江抽齋は津軽藩の江戸屋敷の医者でしたが，一

5 江戸時代における青森県の医療が全国に及ぼした影響―とくに津軽の阿片を中心として―

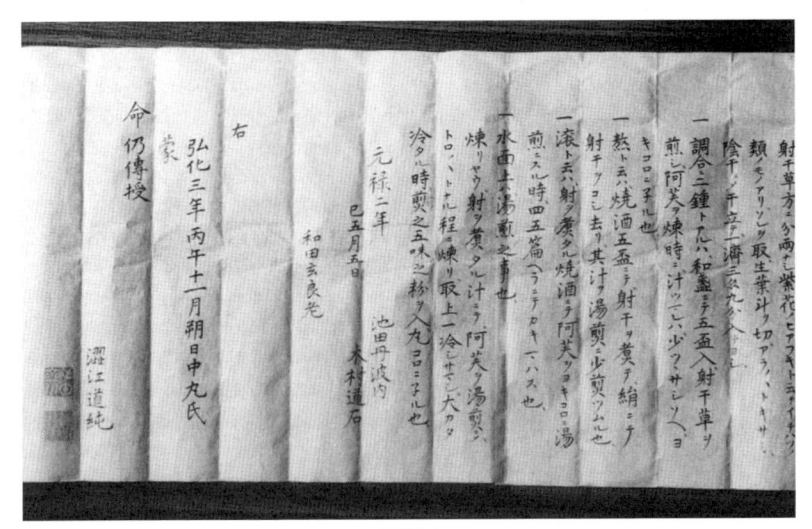

写真1

粒金丹の製造を許された医者の1人です。これは澁江抽齋の自筆で備前岡山の木村道石という医者から伝授された伝授書を写したもので，このように代々伝えていったと思われます（写真1）。一粒金丹の成分の1つは膃肭臍です。オットセイのペニスとホーデンです。それから阿芙蓉，これは阿片のことです。さらに龍脳，朱砂つまり水銀，原蚕蛾つまりカイコ，ジャコウです。以上6味が一粒金丹の成分で，適応は強壮，腹痛，下痢などあらゆる症状に使われました。

　どうして津軽の医者が岡山の医者に一粒金丹の製法を習ったのでしょうか。津軽では原料はあったのですが，薬をつくるノウハウがなかったためです。それで当時製薬では最も先進地であった岡山の医者に一粒金丹の製法を習ったのです。富山は製薬で有名ですが，富山には岡山から薬の製法が伝えられました。日本で製薬の先進地は岡山です。元来のこの処方は中国由来です。漢方で有名な矢数道明先生は，日本で現存する唯一の一粒金丹をお持ちです。津軽家から近衛家に献上されたものです。直径約5mmで，まことに立派な金丹です。

　津軽藩としてはどの程度一粒金丹を販売して収入があったのかわかりませんが，「津軽伝法一粒金丹」ということで東京の小石川・春日町の萬屋徳

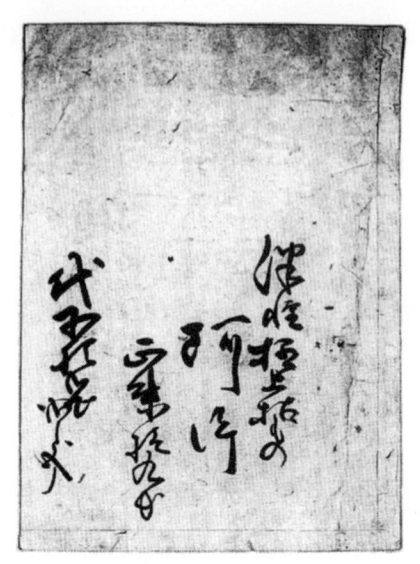

写真2　阿片の袋

兵衛が販売していました。津軽一粒金丹は非常に有名で，当時流行した芝居の台詞にも出てきます。このことからも非常に普及したことは間違いありません。

阿片は津軽一粒金丹の製造に用いられたばかりではなく，生の材料としても販売されたようであります。たまたま私が入手した阿片の袋に「津軽極上品扣　阿片正味29匁」とあります（**写真2**）。これはいつの時代のものか特定できませんが，やはりマーケットには出されていたと思います。長崎の出島が完成した初期の頃，阿片は輸入されていません。

華岡青洲の弟子の本間玄調は，長崎のシーボルトの下で学んだとき，シーボルトが阿片を過剰投与して，呼吸抑制のため患者が死亡したのを見ています。バタビアから輸入された阿片を用いたものと思われます。華岡青洲も阿片に関する知識を持っていたと思いますが，彼は使おうとしなかったようです。私は青洲に関する記録を多く見ていますが，阿片の使用に関しての記述は披見されません。

中国に阿片が入ったのは唐代と言われていますが，一粒金丹としては「医林集要」というトルファンの王璽という医者が書いた本の中に出てきます。

5　江戸時代における青森県の医療が全国に及ぼした影響―とくに津軽の阿片を中心として―

この本には阿片がアラビアから，今で言えばシルクロードを通って来たということが記述されています。

しかし現在漢方では阿片の入っている処方はありません。漢方では鎮痛薬として附子を使っているので，阿片を重要視しなかったと思います。

日本では1680年代以前にはケシ栽培の記録はありません。関西地方では阿片を「津軽」と呼んでいました。そして関西でケシの栽培が始まるのは天保8年以降です。津軽から伝播していったのです。津軽地方では足利義満の時代に天竺からケシが直接渡来したということです。一粒金丹を作るため1680年代以降大々的に栽培しております。このような事実をうまくつなぎ合わせて解釈しなければなりません。

これは私の推理でありますが，1412年にスマトラ・パレンバンの南蛮船が若狭の小浜に入港しました。この乗組員がケシの花を持って，あるいは種を持って小浜に来たとするのが私の推理です。津軽の北前船の船乗りが小浜で南蛮船と交流してケシの花をもらったと思うのです。この南蛮船は故障のため数カ月間滞在してパレンバンに帰って行きました。津軽の人たちは最初はケシから阿片がとれるとは思いませんので，鑑賞用にケシを栽培したと思われますが，1530年から50年にかけてケシから阿片がとれ，一粒金丹を作ることができるという情報が入ってきて，1680年代に津軽藩は大々的に一粒金丹を作り始めたのではないだろうかと推定しています。このように考えると，足利義満の時代に天竺から直接渡来したという言い伝えも何とかうまく理解できます。この南蛮船が来たのは足利義満が死んでから3年後のことです。天竺というのはインドのことですが，これは朝鮮と中国以外の第三国をも意味しましたので，パレンバンから来ても天竺から来たとしても何の矛盾もありません。このように考えないと，なぜ突然ケシが津軽に渡来したのかという説明がつきません。

このパレンバンの船は将軍家にお土産を持って来たのですが，土産の1つに象がありました。日本に渡来した最初の象です。福井県の小浜の博物館にこれに関する展示があります。このパレンバンの船乗りはほかにクジャクやその他の動物もお土産に持ってきました。なぜパレンバンから瀬戸内海を通らないで，日本海を経由して小浜，そして京都に行ったのかと不思議に思うかもしれません。瀬戸内海を通りますと海賊に土産物を盗まれてしまうからです。彼らは小浜に入って，小浜から琵琶湖を通って京都に上ったわけです。ちなみにこの象は初めの内は将軍家とか公家さんが非

常に珍しがったのですが，少し経ったら飽きてきて，餌代にも困りました。そのため朝鮮王にお土産としてくれてやったということです。

　ケシが渡来したのが1412年，津軽藩で栽培の最初の記録が1680年で，この間約二百数十年のブランクがあります。このブランクを埋めようとここ20年ほど研究しているのですがどうしても埋めることができません。たまたまボストン美術館にケシの絵があることを知りました。作者不明で宗達派の絵だというのですが，美術史の方に聞きますと1650年頃描かれたもので，想像で描いたものではなくて，実際のケシの花を見て描いたものだろうということです。宗達派の画家なので京都の近くでケシが栽培されていた傍証となるかもしれません。

　津軽で盛んであったケシの栽培は，1875年頃になるとあっという間に衰退してしまいます。1つには関西で阿片の生産量が上がってきたためです。暖かい地域のほうが阿片の収量が多いわけです。もう1つは輸送費のコストの問題があり，津軽でケシを栽培して阿片を作っても金にならないということで衰退してしまうわけです。

　青森県とは関係ないのですが，1995年大西洋で沈没した日本の潜水艦イ52号が一部引き揚げられました。旧帝国海軍がドイツに派遣した潜水艦ですが，当時ドイツ軍に占領されていたフランスのロリアン港へ向かう途中無電を傍受されて，米軍の爆撃によって沈んだものです。イ52号の積み荷の中に，貴金属などのほかに阿片2.8トンがありました。これらと引き換えにドイツからエンジンなど持ち帰る予定でした。旧日本軍は大々的に満州で阿片を生産していました。それを売りさばいて軍事費の一部を作り出していたわけです。阿片には，いつの時代でもこのような暗い場面がつきまといます。日本の阿片の歴史は調べれば調べるほど謎が深くなります。もし先生方の中で阿片あるいはケシの栽培に関する情報がありましたらお寄せいただければと思います。

VII

そのほか

1) 第2回麻酔科学史国際シンポジウム印象記

　第2回麻酔科学史国際シンポジウムが1987年7月20日から23日までの4日間，Boulton会長の下に伝統あるロンドンのRoyal College of Surgeonsで開催され，内外から約300名の研究者が集まった。

　20日夕刻の開会式にはRoyal College of Anaesthetistsの名誉総裁であるPrincess　Alexandraが出席され開会の宣言を行い，この席上John Snowの住居跡（54 Freth St）を示す記念プレートの除幕式も行われた。

　シンポジウムでは，麻酔法の発見と伝播，麻酔器，器具の発明と改良，人工換気，救急蘇生の進歩など4つの主題を中心に計130に及ぶ発表が行われた。この中のトピックスの1つは，エーテル麻酔のアメリカからイギリスへの伝播，そしてクロロフォルム麻酔のイギリスから世界各国への伝播の問題であったが，いずれの過程にもイギリスが深く関与しており，かつて七つの大海にユニオンジャックを翻した大英帝国を偲ばせるに十分であった。

　閉胸心マッサージの開拓者Judeも講演者の1人であったが，この方法は決して彼の創始にかかるものではなく，先駆する研究があったことを強調した。このことは各発表に共通することで，一見画期的と思われる研究でも，必ずそれに先駆する思想や業績が存することを如実に示すものである。

　著者がこのシンポジウムに参加した理由は演題の発表の他に2つあった。1つは著者の複刻したJohn Snowのエーテル麻酔の本を英国麻酔科医会に贈呈するためであった。中性紙を用いたこの複刻本を手にしたオックスフォード大のSir Robert Macintoshから"You are a great man to make this reproduction. This is quite better than the original"とお賞めの言葉を頂戴し，署名を求められたのには感激した。John Snowから麻酔を受けたことを記したある婦人の日記が重要な史料として，Royal College

313

of Anaesthetics の金庫に収められたことを考えれば，著者の所蔵する John Snow 自筆署名本がいかに貴重な本であるか御理解戴けよう．

　2番目の理由は，一般の学会とは少し異なった雰囲気の中で，今日の斯学における英国の高い水準を作り上げてこられた Macintosh をはじめとする多くの先駆者の講演を拝聴したいためでもあった．彼らは British pioneers という一連の講演の中で，現在の状態は一朝一夕に成立したものではなくして，幾多の困難や障害を乗り越えてできたものであることを強調していた．

　英国の麻酔科医が比較的高い社会的評価を受ける理由について，"Synopsis of Anaesthesia"の著者の1人である J Alfred Lee や "Scientific Foundations of Anaesthetics"の著者である Scurr は，科のいかんを問わず，同じ期間，同じレベルのトレーニングを受け，そしてそれに見合うインテリジェンスがあれば，同じ評価を受けるという英国の伝統があり，それに加えて専門医の資格取得まで7年間という長い年月と比較的難しい試験のためであろうと語ってくれたことは，歴史的背景や国情が異なるとはいえ，日本の麻酔科，麻酔科医の将来について多少の示唆を与えるものであろう．

　シンポジウムには討論会のほかに饗宴の意もある．連日行われた後者の意のシンポジウムはすばらしく，とくに21日夜は National Gallery of Arts でワインを味わいながら名画を鑑賞し，しかも気に入った絵を購入できるという英国ならではの企画であった．

　しかし，何にもまして得た貴重なことは，世界各国からの多くの先達や研究者と知己になったことである．

　今回，日本からは著者1人が参加したが，第3回のシンポジウムはエーテル麻酔の先駆者クロフォード・ロングの故郷ジョージアのアトランタで1992年3月に行われる．日本からも多くの参加を望むとの事務局からのメッセージをお伝えしておく．

Book Review "Notable Names in Anaesthesia" Edited by J. Roger Maltby

More monographs have been published on the history of anesthesia than on the history of any other specialty in medical science. I find the reason for this inexplicable, however, it supposedly emanated from the unfortunate and tragic contention among William Thomas G. Morton, Thomas Jackson, and Horace Wells over the priority of ether anesthesia in the very beginning of the history of anesthesiology. Since then the subject has interested medical historians as well as anesthesiologists. This is clearly substantiated by the fact that an international symposium on the history of anesthesia has been held every 4 years since the spring of 1982, when the first such meeting was held in Rotterdam. I have no knowledge of any other such international meeting held solely for the history of a medical subspecialty.

Notable Names in Anaesthesia, under the editorship of Dr. R. Maltby, has been published by the Royal Society of Medicine Press, London. Dr. Maltby is Professor of Anesthesia at the University of Calgary (Alberta, Canada) and Staff Anesthesiologist at the Foothills Medical Centre, Calgary. A leading historian in our specialty, Prof. Maltby states in the preface that "although this book is historical, it is not a history of anaesthesia. Its purpose is to bring to life the people behind the names—who they were ; when and where they worked ; why and how they invented equipment or scoring systems ; and why some are recognized as great leaders." In the book, brief biographies and academic histories of seventy-six notable figures closely associated with anesthesiology are given in alphabetical entries. Readers can enjoy reading interesting accounts of these individuals which cannot be found in any current textbooks. Twenty-seven authors contributed the seventy-six biographical sketches, fifty-seven of which are by Prof. Maltby. It is worthy of attention that among the notables included are some who are living today and have written their own biographies and accounts of their work for inclusion in the book. This was the unique idea of the editor, who enlisted Tony Aldrete (b. 1937), A. I. J. Brain (b. 1942), Robert A. Berman (1914-99), Phillip R. Bromage (b. 1920), John R. Lehane (b. 1945), Michael Denborough (b. 1929), Hans G. Epstein (b. 1909), Cecil Gray (b. 1913), Rao Mallampati (b. 1941), William Mapleson (b. 1926), Ronald Melzack (b. 1929), Wallace Ring (b. 1932), Leslie Rendell-Baker (b. 1917), John Severinghaus (b. 1922), and H. J. C. Swan (b. 1922). For Dr. Brain there is an interesting historical account of his development of the laryngeal mask airway. He mentions that he was born in Japan in 1942 and that he has a gift for linguistics and literature. Tuohy is a very familiar name for us as we use the epidural needle named after him in daily practice, but unfortunately we know little about him. In this book, the reader can find newly available information about Dr. Tuohy, who passed away in 1999.

The editor noted that the names of Frederic William Hewitt (prevention of anesthetic death), Charles Waterton (introduction of curare to Europe), and Richard Douglas Sanders (development of the non-kinking tube) will be familiar to British and North American anesthetists who are currently practicing or are in training, or who practiced in the second half of the twentieth century ; but they are quite unfamiliar to us, particularly to Asian anesthesiologists, and we should take their names to heart. Among the seventy-six names are those of Cecil Roe and Albert Woolley, who were neither physicians nor investigators, but anesthetic patients, the victims of spinal anesthesia administered in 1947 at Chesterfield, England. Prof. Maltby was a resident at the hospital there, and he has carried out a long investigation of the case. Because these accidents occurred, the number of spinal anesthetics decreased greatly in the United Kingdom. The names of these gentlemen had scarcely been known to us before ; however, we should keep them in mind with the intention of avoiding medical mishaps and malpractice. This book is valuable from the point of education for qualified anesthesiologists as well as for medical students and residents.

和文索引

あ

藍屋利兵衛　49,104,147
青地修　189
青山徹蔵　65
安芸守定　285
亜酸化窒素　25,268
足利義満将軍　305
東良平　216
亜的耳吸法試説　57,60,244
阿芙蓉　306
天野道之助　72
嵐山甫庵　45,46
有吉佐和子　148
アンドリュース　268

い

異境雑話　302
伊古田純道　54
伊佐敷道與　33,46,89
石黒忠悳　43
石原明　135
医心方　43
医聖華岡青洲　122
伊東玄朴　59
岩月賢一　70

う

ウイリス，ウイリアム　61
ウェークレイ，トーマス　283
ウエスターホーベン　287
ウェルズ，ホレース　40,113,268
ウッド，アレキサンダー　283
ウラニン色素　206,207

え

エーテル　23,265
エーテル遊び　40
江上波夫　159
エリスロキシリン　272

お

大槻菊男　65
大槻俊斎　42
大鶴正満　85
大西晴信　33
大嶺詮雄　89
緒方洪庵　249
荻野定夫　190,204
オスラー，ウィリアム　113
小針屋佐七　300
折鶴　72

か

海軍伝習所　58
解体新書　42
解離性麻酔薬　270
科学史　41
各務文献　54
賀川玄悦　285
ガスリー　267
華佗　151,154,237
カッツ，アルマンス　46
活物窮理　51,149
嘉手納宗徳　85
鎌田玄台　54
観察　168

索　引

き

気管麻酔法　28
菊地武弥　72
キシロカイン　273
魏姓家譜　82,88
気体研究所　40,172
北川乙次郎　35,188,216,270
北原哲夫　185
気道確保　8
木本誠二　72
九鳥散　53
牛痘種痘法　299
吸入麻酔法　7
胸腺リンパ体質　219
居家備用　57
局所麻酔　28
局所麻酔薬　272
局所麻痺法及び全身麻酔法　209
桐山太郎　202
金閣寺　199
筋弛緩薬　31,272
金城清松　83

く

日下部輝夫　185
グリーンブライヤー・ホテル　67
グリッフスホルム号　67
グリフィス　272
呉秀三　98
グロス，S.　62
クロロフォルム　25

け

警察予備隊　199
外科起癈　55
外科細塵　44
外科新明集　44
外科正宗　136,141
外科通術　43

外科百効　141
ケシ　159
ケシ栽培　45
ケタミン　269
ケタラール　269

こ

紅夷外科宗伝　48
黄会友　33,46
ゴーギャン　145
コカイン　272,275
後藤房之助伍長　291
コラー，カール　272
コルドス，ヴァレリウス　40,266,273
是枝安貞　91

さ

サールイス，J.　42
済生三方　247
済生備考　16,57,242
斎藤眞　35,188,195,200,217
催眠海綿　18
催眠術　257
サクラッド　285
佐藤三吉　73
佐藤八郎　84
沢村田之助　60
三内丸山遺跡　43

し

シーボルト　42,48,308
ジエチルエーテル　265
ジェンナー　299
ジェンナー博物館　303
塩田広重　72
地蔵寺　99
実験医史学　104
澁江抽齋　306
清水健太郎　63,72
ジャクソン，チャールズ　40,113

320

索　引

銃創瑣言　42
シュレジンガー，J.　42
笑気　268
静脈麻酔法　30
ジョンソン　272
シルクロード　45
神仙秘法　48,91
シンプソン，ジェームス・ヤング
　　41,282

す

スーベイラン　267
杉田成卿　16,33,42,57,242,247,254
スクリバ　293
スノー，ジョン　283
スマトラ　45

せ

西医学東漸史話　134
整骨新書　54
正骨範　53
整骨麻薬　44,53
脊柱管モデル　206
脊椎麻酔死　215
関場不二彦　134,246
切断要法　62
全栄乙　192,208
潜水艦イ52号　310
全脊椎麻酔　220

そ

草烏散　44,53
創世紀　283
続瘍科秘録　57

た

大麻　105
高志鳳翼　44
高田屋嘉兵衛　301
鷹取秀次　44

高野長英　57
高嶺徳明　33,45,46,79,237
高山禄郎　70
田代基徳　62
立見尚文第八師団長　294

ち

チェスターフィールド・ロイヤル・ホ
　　スピタル　215
朝鮮戦争　199
直腸麻酔　27

つ

通仙散　49
津軽　159
津軽一粒金丹　33,45,160,271,308
坪井信道　60
坪井信良　33,60

て

鄭雲赫　190,209
帝王切開　54
低比重液　211
デービー，ハンフリー　40,268
テトラドカンナビノール　157
天竺　309

と

東方見聞録　158
得与不得在其人　51,102
徳明会　85
利光仙庵　301
兎唇手術　33
戸田博　211
鳥羽・伏見の戦　61
土肥慶藏　293
豊田清修　85
トルコ式人痘法　300

321

索　引

な

内外合一　51, 149
内科秘録　57
永井円長　91
永江大助　35
中川五郎治　300
中川修亭　49
永富独嘯庵　49, 98
中原貞衛　294
中村敏寛　165
南蛮船　309

に

西岡五夫　256
日米連合医学教育者協議会　70, 199
新田次郎　287
二宮敬作　61
二宮彦可　53
日本学術会議　298
日本における脊椎麻酔死　213, 298
日本麻酔科学会　37
日本麻酔学会　37, 72
乳巖姓名録　49, 100, 105
乳巖治験録　51, 100, 105, 116, 132, 256

は

パールハーバー事件　269
橋田邦彦　197
橋本左内　51
八甲田雪中行軍　287
八甲田雪中行軍遭難事件　34
花井千蔵　33
華岡氏遺書目録　133, 143
華岡青洲　33, 42, 48, 122, 147, 151, 239, 271, 285
華岡青洲先生及其外科　98, 133
馬場佐十郎　301
パパベールム・セティゲールム　304
パパベールム・ソムニフェールム　304

林周一　164
パラセルスス　266
バルビツール　269
パレー，アンブローズ　48
ハロセン　267
蕃書調所　42, 54

ひ

ビーア，アウグスト　283
ビーゲロー，ヘンリー　40
東恩納寛惇　80
ヒックマン，ヘンリー　40
ヒポクラテス　146, 297
標榜科　37
広川正三　185
弘田親厚　61

ふ

福田保　72
福田方　44
扶氏経験遺訓　249
伏屋素狄　111
プラバーツ　283
プリーストリー，ジョセフ　39
フロイド　272
プロカイン　273
フロジストン　4
フロベウス　266
ブロンプトンカクテル　271

へ

ベドーズ，トーマス　39
ヘボン，ジェームズ　59
ペルカミンＳ　217
ベルナール，クロード　272
ヘロドトス　158

ほ

ボート　58
朴容郷　189, 207

322

索　引

朴蘭秀　188
星栄一　84
ホテル・ホームステッド　67
骨継治療重宝記　44
歩兵第五連隊　287
ポンペ，ファン・メーデルフォールト　34,58
本間玄調　54,56,308
本間棗軒　239,247

ま

前田和三郎　70,72
槇哲夫　70
眞境名安興　79
麻酔死　201
麻酔指導医　37
麻酔の日　260
麻酔法の麻字考　246
松岡肇　55
松村亨　202
麻沸散　49,97,106,151,154
麻沸湯　49
麻沸湯論　55
麻薬考　49,93
マリファナ　105
マンドラゴラ　18
漫遊雑記　49,98

み

三瀬諸淵　61
南圭三　122
宮本忍　164

む

武藤完雄　63,70,72
村尾源左衛門　46
村上其一　291

め

明治三十五年凍傷患者治療報告　290

も

モートン，トーマス・グリーン　40,113
森井久燉　73
森慶三　122
森重孝　84
森島守人　69
モルヒネ　26,270,304
諸橋鉄弥　189,207
モンターギュ　300

や

山口少佐　293
大和見立　48
山村秀夫　70,72

ゆ

有隣　44
ユトレヒト　58
ユニタリアン・サービス　70

よ

瘍科秘録　56,247
吉益南涯　48

り

リービッヒ　267
リープ，ルシアン　298
リドカイン　273
林玉仁　190,209

れ

歴史的研究　3

ろ

ローウェンスタイン　271
魯西亜牛痘全書　301
ロビンソン　58
ロング，クロフォード　40,113,281
ロングフェロー，ファニー・アップル

323

索　引

トン　283
ロングフェロー, ヘンリー・ワーズワース　283

わ

渡辺茂夫　190
綿貫喆　164
ワレン, ジョン　40

欧文索引

A

Abbott, Edward Gilbert　7
Adriani, J.　71
American discovery　174,267
ampoule breathing　226
Anderws, Edmund　26
Anesthesiology　16,252
anesthesiology　253
Angherius　31
Animal magnetism　21
Apgar Score　13
Apgar, Virginia　13
Avicenna, Ibn Sina　18

B

Bailey, Percival　67
Bailey's Etymologial Dictionary　253
balanced anesthesia　272
Barker, Arther　12
Beatrice 王女　12
Beddoes, Thomas　5,19,172
Bernard, Claude　10,31,175
Bier, August　12,22,216
Bigelow, Henry J.　21,23
Bogdan, Eugen　13
Bovet, Daniel　32
Boyle, Henry E. G.　22
Brain, A. I.　23,175
Brain, Archie　8
Brettauer　278
Burkhardt, Ludwig　31

C

Cathelin, Fernand　12,22
chloroformization　253
Clarke, William E.　21,23
Clover, Joseph　26
Colton, Gardner Q.　6,25
Cordus, Valerius　18
Corning, James Leonard　12,22,216
Curbelo　12

D

Dammerschlaf　284
Dandy, Walter　64
Davy, Humphry　5,21,25,172
De Castro, J.　22
Dioscorides Pedarius　15
dissociative anesthetics　270
Dogliotti, Achille　12
Dupuy, Marc　27

E

Einhorn, Alfred　11,29
Elsberg, Charles A.　174
Elsholtz, Johann S.　30
Enchiridion Medicum　249
Ether Dome　21,24
etherization　253

F

Fischer, Emil　31
Flourens, Marie J. P.　25
Freischel　277
Freud, Sigmund　11,29

325

索　引

Fujimori Mitsugu　186

G

Gordh, Torsten　11,30
Graham, James M.　225,230
Greener, Hannah　21
Griffith, Harold R.　10,31,175
Guy de Chaulliac　18

H

Halsted, William S.　22,29
Harvey, William　9
Hedo, J. G. Vicentery　27
Hewitt, Frederick　7,26,175
Hickman, Henry Hill　5,21,172,253
Hill, William　175
Holmes, Oliver W.　15,253
Hook, Robert　28
Horita Akira　179
Huguenard, P.　22
Hutter, Christopher　227
Hypnose　43,257

I

Ichiyanagi Kunio　185
Ikezono Etsutaro　185
Institute of Medicine　197
invisible cracks　227

J

Jackson, Charles T.　6,23
Jackson, Chevalier　175
Jackson, Dennis E.　22
Johnson, Enid　175

K

King, Harold　32
Kirstein, Alfred　175
Kitahara Tetsuo　181
Koller, Carl　11,22,29

Kuhn, Franz　28
Kurosu Yoshio　185

L

Laborit, H.　22
Larrey, Dominique　19
laughing gas　25
Lavoisier, Antoine L　4,19
Leopord 王子　12
Le Roy, J　28
Letheon　24
Lima, Pedro A　64
Lofgren, N　30
Long, Crawford W.　6,21,23
Lowenstein, Edward　23
Lundqvist　30
Lundy, John S.　10,22,31

M

MacEwen, William　28,174
Macintosh, Robert R.　8,28,215,225
Magill, Ivan W.　8,22,28,175
Major, Joham　30
Maltby, J. Roger　315
Matas, Rudolph　12,28
MATSUKI'S SEVEN RULES　198,
　199,298
McIntyre, A. R.　32
Meltzer, Samuel J.　174
Mesmer, Friedrich Anton　4,21
mineral acid　228
Moniz, Egas　64
Moreno y Maiz　29
Morton, William Thomas Green　6,
　21,173,253

N

neuroleptanalgesia　22
Niemann, Albert　29,275

索　引

O

O' Dwyer, Joseph P.　28
Ore, Pierre-Cyprien　9
Osler, William　173
Oxygen　4
Oyama Tsutomu　185

P

Pages, Fidel　12
Pain　281
Paracelsus　18
Paré, Ambroise　19
Physician's Day　6
Pigoroff, Nikolai Ivanovich　27
Pitkin, George　12,204
plateau wave　221
Pneumatic Institute　19
Poena　281
Pravaz, Chales G.　27
Priestley, Joseph　4,25

R

Roe, Cecil　224,230,316
Rokitansky　277
Roux, P. J.　27
Rowbotham, Edgar S.　8,28,175
Royal College of Anaesthetists　313
Rynd, Francis　27

S

Saklad, Meyer　35,70,179,199
Sarluis　243,254
Schleich, Karl L.　29
Schlesinger, J.　16,33,243,254
Scurr　314
Seelig, M. G.　276
Seifert　253
Sertüner, Friedrich Wilhelm Adam　26

Sicard, Jean Athanase　12,22
Simpson, James Young　7,12,21,25,174
Snow, John　12,25,28,313
spongia somnifere　18
Suckling, Charles W.　23
supine hypotensive syndrome　219
Sykes, W. Stanley　146,172

T

Tait, Frederick　12
Taylor, Issac　27
To Err is Human　197
Traina, Vincenzo　185
Trendelenburg, Friedrich　28,174
Tuffier, Theodore　12,216
twilight sleep　284

V

van Helmont, Jean Baptiste　4
Venable, James　21
Vesalius, Andreas　8,28,174
Victoria 女王　12
von Bayer, Adolf　9
von Mering, Joseph　31
von Wahrendorff, Georg　30

W

Wandering in South America　175
Warren, John C.　7,23
Washington, James A.　27
Waters, Ralph M.　25
Waterton, Charles　10,175
Weese, Helmut　10
Wells, Horace　6
Wöhler, Friedrich　29,275
Wood, Alexander　9,27
Woolley, Albert　224,316
Woolley and Roe 事件　224
Wren, Christopher　30

327

麻酔科学のルーツ

初出一覧

I 麻酔科学の歴史
  1 **麻酔科学の歴史―古代から現代まで―**
    麻酔科学スタンダードIII―基礎―．小川節郎ほか編．東京，克誠堂出版．2004．p 3-8
  2 **麻酔科学の歴史―近代から現代を中心に―**
    臨床麻酔科学全書（上）．花岡一雄ほか編．東京，真興交易（株）医書出版部．2002．p 2-17
  3 **日本麻酔科学前史―日本における江戸時代以前の麻酔科学史―**
    麻酔 53　臨時増刊号（社団法人日本麻酔科学会 50 年史）：2-16，2004
  4 **清水健太郎教授と日本麻酔科学会の創立**
    麻酔 53：201-209，2004

II 高嶺徳明の事績
  1 **高嶺徳明の事績に関する諸家の見解**
    麻酔 49：1169-1173，2000
  2 **高嶺徳明の事績に関する基本的史料の再検討**
    麻酔 49：1285-1289，2000

III 華岡青洲のことなど
  1 **華岡青洲に関する研究・最近の知見―麻沸散による全身麻酔下乳癌手術施行 200 周年を記念して―**
    日本医事新報 4174：41-44，2004
  2 **医史学研究の先取権を巡って―「華岡青洲の麻沸散」の実験的追試―**
    科学医学資料研究 30：119-127，2002
  3 **華岡青洲の「乳巖治験録」の新研究**
    麻酔 49：920-925，2000
    麻酔 49：1038-1043，2000

初出一覧

- 4 「乳巌治験録」は青洲の自筆ではない
  日本医事新報 4038：26-32，2001
- 5 華岡青洲のことなど―医学，医療における時間的概念の重要性について―
  室蘭医師会報 4：71-74，1991
- 6 華岡青洲
  Clinical Neuroscience 12：1438，1994
- 7 大麻とケシの文化史―「麻沸散」の謎―
  日経メディカル 臨時増刊：38-41，1996

IV 麻酔科学史とパイオニアたち

- 1 「麻酔」誌 1～50巻に見られる麻酔科学史の論考
  麻酔 50（記念号）：22-25，2001
- 2 "麻酔科学"の歴史―その意義とパイオニアたち―
  LiSA 8：86-88，2001
- 3 Anesthesiology 誌に最初に論文を執筆した日本人はだれか
  麻酔 49：806-812，2000
- 4 わが国における脊椎麻酔の先駆者・朴蘭秀の事績
  麻酔 39：1720-1723，1990
- 5 斎藤眞教授と脊椎麻酔
  麻酔 53(増刊)：S 70-S 80，2004
- 6 日本における脊椎麻酔死
  ペインクリニック 21：59-64，2000
- 7 50年振りに真相が明らかにされたイギリスの脊麻事件
  麻酔 49：686-692，2000

V 「麻酔」の語史について

- 1 「麻酔」の語史学的研究
  麻酔 32：1012-1017，1983
- 2 「麻酔」の語史学的研究―補遺―
  麻酔 39：1067-1069，1990
- 3 「麻酔」の語史
  麻酔 50：561-567，2001

VI 麻酔薬開発と麻酔法の歩み

1. **麻酔薬の発見と歴史的経緯**
   薬局 39：1395-1400，1988
2. **コカインの局所麻酔作用**
   Clinical Neuroscience 17：464-465，1999
3. **産婦人科麻酔の歴史**
   産婦人科治療 77：500-503，1998
4. **八甲田雪中行軍の被救助者はどんな麻酔法を受けたのか**
   麻酔 50：441-447，2001
5. **江戸時代における青森県の医療が全国に及ぼした影響**
   —とくに津軽の阿片を中心として—
   日本整形外科学会雑誌 77：310-317，2003

VII そのほか

1. **第2回麻酔科学史国際シンポジウム印象記**
   麻酔 37：231-232，1988
2. **Book Review "Notable Names in Anaesthesia"**
   Edited by J. Roger Maltby
   Journal of Anesthesia 17：75-76，2003

著者略歴
1970 年　弘前大学大学院卒業
1972 年　ミシガン大学医学部麻酔科留学
1974 年　弘前大学助教授（医学部麻酔科学講座）
1985 年　第 86 回日本医史学会会長
1989 年　弘前大学教授（医学部麻酔科学講座）
1992 年　第 34 回日本オリエント学会会長
1998 年　第 99 回日本医史学会会長
2000 年　Fellow of Royal College of Anaesthetists，日本学術会議会員（第 18 期）
2003 年　日本学術会議会員（第 19 期）
2004 年　弘前大学名誉教授（医学部）

著　書
麻酔科学関係：「周術期における BIS モニターの臨床応用」，「全静脈麻酔の臨床」，「完全静脈麻酔の臨床」，「手術直後の患者管理」，「臨床麻酔科学」，「麻酔科学のパイオニアたち―麻酔科学史研究序説―」，「内分泌外科の麻酔と術前・術後管理」，「医学の周辺」，「麻酔科の周辺」，「続麻酔科の周辺」，「麻酔科の側面」，「学と術の周辺」，「学と術の側面」，「麻酔科の本質」，「Endocrine response to anesthesia and intensive care」，「English Writing for Anaesthesiologists and Other Physicians.」，「Tracheal intubation」，「日本麻酔科学史資料 (1～19)」，「斎藤眞と脊椎麻酔」，「華岡青洲の新研究」，「華岡青洲と『乳巌治験録』」など 40 数冊

医学史関係：「津軽の医史（正，続）」，「津軽の文化誌（正，続）」，「津軽医事文化史料集成（正，続）」，「御国日記（上，下）」，「北海道の医史」，「北海道医事文化史料集成（上，下，続）」，「渋江抽斎の研究」，「直舎伝記抄」，「森鷗外『渋江抽斎』基礎資料」，「医学史雑考」，「医学史の散策」，「横切った流星」，「西欧医学の系譜」，「現代西洋医学の系譜」，「Sir William Osler 讃歌」，「中川五郎治書誌」，「日本牛痘種痘史文献目録」，「八甲田雪中行軍の医学的研究」，「八甲田雪中行軍の研究」，「雪中行軍山口少佐の最後」，「序跋集」など 50 数冊

麻酔科学のルーツ　　〈検印省略〉

2005 年 5 月 5 日　第 1 版発行

定価（本体 5,000 円＋税）

著　者　松　木　明　知
　　　　MATSUKI　AKITOMO
発行者　今　井　良
発行所　克誠堂出版株式会社
〒 113-0033　東京都文京区本郷 3-23-5-202
電話（03）3811-0995　振替 0018-0-196804 番

ISBN 4-7719-0289-5　C 3047　￥5000 E　　　印刷　三報社印刷株式会社
Printed in Japan © Akitomo Matsuki, 2005

・本書の複製権，翻訳権，上映権，譲渡権，公衆送信権（送信可能化権を含む）は克誠堂出版株式会社が保有します．

・JCLS　〈㈳日本著作出版権管理システム委託出版物〉
本書の無断複写は著作権法上での例外を除き禁じられています．複写される場合は，そのつど事前に㈳日本著作出版権管理システム（電話 03-3817-5670，FAX 03-3815-8199）の許諾を得てください．

内分泌外科の麻酔と術前・術後管理　　　　　　　　1986 年発行
　尾山　力　松木明知　編　　　　　　　　　　　　B 5 判　298 頁
　　　　　　　　　　　　　　　　　　　　　　　　本体 8,500 円＋税

完全静脈麻酔の臨床　　　　　　　　　　　　　　　1995 年発行
　―DFK による 5,000 例の臨床から―　　　　　　 B 5 判　174 頁
　松木明知　石原弘規　坂井哲博　編　　　　　　　本体 6,000 円＋税

全静脈麻酔の臨床　　　　　　　　　　　　　　　　1997 年発行
　―プロポフォールを中心とする―　　　　　　　　B 5 判　224 頁
　松木明知　石原弘規　編　　　　　　　　　　　　本体 6,000 円＋税

褐色細胞腫の麻酔―改訂第 2 版―　　　　　　　　　1999 年発行
　松木明知　石原弘規　廣田和美　編　　　　　　　B 5 判　164 頁
　　　　　　　　　　　　　　　　　　　　　　　　本体 6,000 円＋税

手術直後の患者管理―改訂第 2 版―（品切）　　　　2000 年発行
　松木明知　石原弘規　編　　　　　　　　　　　　B 5 判　322 頁
　　　　　　　　　　　　　　　　　　　　　　　　本体 9,000 円＋税

日本における脊椎麻酔死　改訂第 2 版　　　　　　 2001 年発行
　―安全な脊椎麻酔と事故の予防のために―　　　　A 5 判　204 頁
　松木明知　著　　　　　　　　　　　　　　　　　本体 3,000 円＋税

周術期における BIS モニターの臨床応用　　　　　 2002 年発行
　―改訂第 2 版―　　　　　　　　　　　　　　　　B 5 判　172 頁
　松木明知　石原弘規　坂井哲博　編　　　　　　　本体 5,200 円＋税

麻酔科学のパイオニアたち（品切）　　　　　　　　1983 年発行
　―麻酔科学史研究序説―　　　　　　　　　　　　A 5 判　314 頁
　松木明知　著　　　　　　　　　　　　　　　　　本体 5,000 円＋税

麻酔の歴史　改訂第2版 ―150年の軌跡― 　　松木明知　監訳	1999年発行 A5判　256頁 本体4,800円＋税
麻酔科の周辺（品切） 　　松木明知　著	1987年発行 A5判　212頁 本体3,500円＋税
続麻酔科の周辺 　　松木明知　著	1989年発行 A5判　220頁 本体3,500円＋税
麻酔科の側面 　　松木明知　著	1993年発行 A5判　226頁 本体3,800円＋税
学と術の周辺 　　松木明知　著	1996年発行 A5判　204頁 本体2,200円＋税
学と術の側面 　　松木明知　著	1999年発行 A5判　224頁 本体3,200円＋税
麻酔科の本質 　　松木明知　著	2002年発行 A5判　216頁 本体3,200円＋税
日本麻酔科学史資料 I ―戦後史― 　　藤田俊夫　松木明知　編	1987年発行 A5判　200頁 本体3,500円＋税

日本麻酔科学史資料 2
　―亞的耳吸法試説―
　　松木明知　編

1988 年発行
A 5 判　216 頁
本体 3,000 円＋税

日本麻酔科学史資料 3
　―Dr. Saklad と日本の麻酔科学―
　　藤田俊夫　松木明知　編

1989 年発行
A 5 判　210 頁
本体 3,500 円＋税

日本麻酔科学史資料 4
　―日本における脊椎麻酔・硬膜外麻酔の歴史―
　　松木明知　編

1990 年発行
A 5 判　264 頁
本体 3,500 円＋税

日本麻酔科学史資料 5
　―Sir Robert Macintosh と日本麻酔科学ほか―
　　松木明知　藤田俊夫　編

1991 年発行
A 5 判　136 頁
本体 3,000 円＋税

日本麻酔科学史資料 6
　―日本麻酔科学文献集(1)―
　　1873 年（明治 6 年）～1930 年（昭和 5 年）
　　松木明知　編

1992 年発行
A 5 判　226 頁
本体 3,000 円＋税

日本麻酔科学史資料 7
　―日本麻酔科学文献集(2)―
　　1931 年（昭和 6 年）～1945 年（昭和 20 年）
　　松木明知　編

1993 年発行
A 5 判　268 頁
本体 3,000 円＋税

日本麻酔科学史資料 8
―日本麻酔科学文献集(3)―
　脊椎麻酔，脊椎麻酔の合併症，硬膜外麻酔，
　硬膜外麻酔の合併症
　1946 年（昭和 21 年）～1975 年（昭和 50 年）
　松木明知　編

1995 年発行
Ａ 5 判　230 頁
本体 3,000 円＋税

日本麻酔科学史資料 9
―日本麻酔科学文献集(4)―
　麻酔の事故及び合併症，胸部外科の麻酔，悪性高熱
　1946 年（昭和 21 年）～1976 年（昭和 51 年）
　松木明知　編

1996 年発行
Ａ 5 判　232 頁
本体 3,000 円＋税

日本麻酔科学史資料 10
―日本麻酔科学文献集(5)―
　産婦人科，帝王切開
　1946 年（昭和 21 年）～1976 年（昭和 51 年）
　松木明知　編

1997 年発行
Ａ 5 判　278 頁
本体 3,000 円＋税

日本麻酔科学史資料 11
―日本麻酔科学文献集(6)―
　小児麻酔，老年麻酔
　1948 年（昭和 23 年）～1976 年（昭和 51 年）
　松木明知　編

1998 年発行
Ａ 5 判　202 頁
本体 3,000 円＋税

日本麻酔科学史資料 12
―日本麻酔科学文献集(7)―
　低体温麻酔，人工冬眠
　1953 年（昭和 28 年）～1976 年（昭和 51 年）
　松木明知　編

1999 年発行
Ａ 5 判　224 頁
本体 3,000 円＋税

日本麻酔科学史資料 13
―日本麻酔科学文献集(8)―
　静脈麻酔，ショック
　1947 年（昭和 22 年）〜1976 年（昭和 51 年）
　松木明知　編

2000 年発行
A 5 判　262 頁
本体 3,000 円＋税

日本麻酔科学史資料 14
―日本麻酔科学文献集(9)―
　疼痛，ペインクリニック，ブロック，針治療
　麻酔器，麻酔関連器具　人工呼吸器，人工呼吸
　1951 年（昭和 26 年）〜1977 年（昭和 52 年）
　松木明知　編

2000 年発行
A 5 判　280 頁
本体 3,000 円＋税

日本麻酔科学史資料 15
―日本麻酔科学文献集(10)―
　気管内麻酔，吸入麻酔一般，エーテル，クロロフォルム，
　笑気，サイクロプロペイン，ハロセン，メトキシフルレン，
　エンフルレン，トリクロールエチレン，その他
　1949 年（昭和 24 年）〜1976 年（昭和 51 年）
　松木明知　編

2000 年発行
A 5 判　288 頁
本体 3,000 円＋税

日本麻酔科学史資料 16
―日本麻酔科学文献集(11)―
　麻酔前投薬，術後管理・疼痛，
　麻酔と内分泌・内分泌外科，各科麻酔：(1)脳外科，
　(2)眼科，(3)耳鼻咽喉科，(4)整形外科，(5)泌尿器科，
　(6)皮膚科・形成外科
　1947 年（昭和 22 年）〜1976 年（昭和 51 年）
　松木明知　編

2001 年発行
A 5 判　304 頁
本体 3,000 円＋税

日本麻酔科学史資料 17
―日本麻酔科学文献集(12)―
　　筋弛緩薬一般，筋弛緩薬各論，電気麻酔，
　　大学病院などの臨床統計，展望，歴史，教育，印象記
　　1947 年（昭和 22 年）〜1977 年（昭和 52 年）
　　松木明知　編

2001 年発行
Ａ 5 判　343 頁
本体 3,000 円＋税

日本麻酔科学史資料 18
―日本麻酔科学文献集(13)―
　　中枢神経系，呼吸系，循環系，代謝系
　　腎機能，酸-塩基平衡，体液量・電解質
　　1943 年（昭和 18 年）〜1976 年（昭和 51 年）
　　松木明知　編

2002 年発行
Ａ 5 判　236 頁
本体 3,000 円＋税

日本麻酔科学史資料 19
―日本麻酔科学文献集(14)―
　　輸血，体外循環，低血圧，蘇生，集中治療，
　　災害時の麻酔，プアリスク，局所麻酔
　　1947 年（昭和 22 年）〜1976 年（昭和 51 年）
　　松木明知　編

2002 年発行
Ａ 5 判　212 頁
本体 3,000 円＋税